Kompendium der kurativen und präventiven Mesotherapie

Die Deutsche Nationalbibliothek verzeichnet diese Publikation in der Deutschen Nationalbibliografie; detaillierte bibliografische Daten sind im Internet über *http://dnb.d-nb.de* abrufbar.

Anschrift des Verlags:
KVM – Der Medizinverlag,
Dr. Kolster Verlags-GmbH
Ifenpfad 2–4, 12107 Berlin

Korrespondenz per E-Mail:
info@mesotherapie.org

KVM – Der Medizinverlag Dr. Kolster Verlags-GmbH, ein Unternehmen der Quintessenz-Verlagsgruppe

www.kvm-medizinverlag.de

1. Auflage 2021

Lektorat: Renate Mannaa, Berlin
Layout & Satz: David Kühn, Berlin
Grafiken: David Kühn, Berlin
Gesamtherstellung:
KVM – Der Medizinverlag, Berlin
Druck: GZH d.o.o. (www.gzh.hr), Zagreb
Printed in Croatia

ISBN: 978-3-86867-515-3

Wichtige Hinweise:
Wie jede Wissenschaft ist die Medizin ständigen Entwicklungen unterworfen. Forschung und klinische Erfahrung erweitern unsere Erkenntnisse. Soweit in diesem Werk Behandlungsempfehlungen gegeben werden, darf der Leser darauf vertrauen, dass Autoren, Herausgeber und Verlag große Sorgfalt darauf verwandt haben, dass diese Angabe dem Wissensstand bei Fertigstellung des Werkes entspricht.

Für Angaben über Anwendungsformen, -techniken und -häufigkeiten kann vom Verlag jedoch keine Gewähr übernommen werden. Jeder Benutzer ist angehalten, beim Verwenden von Präparaten durch sorgfältige Prüfung der Beipackzettel und gegebenenfalls nach Konsultation eines Spezialisten festzustellen, ob die dort gegebene Empfehlung für Dosierungen oder die Beachtung von Kontraindikationen gegenüber der Angabe in diesem Buch abweicht. Eine solche Prüfung ist besonders wichtig bei seltenen Indikationen, Lokalisationen oder selten verwendeten Präparaten oder solchen, die neu auf den Markt gebracht worden sind.
Jede Behandlung erfolgt auf eigene Gefahr und Verantwortung des Benutzers. Autoren und Verlag appellieren an jeden Benutzer, dem Verlag ihm etwa auffallende Ungenauigkeiten mitzuteilen.

Kompendium der kurativen und präventiven Mesotherapie

Injektionstechniken und Anwendungsempfehlungen für 240 Krankheitsbilder

Britta Knoll
Marco Hördt

KVM – Der Medizinverlag

Die Autoren

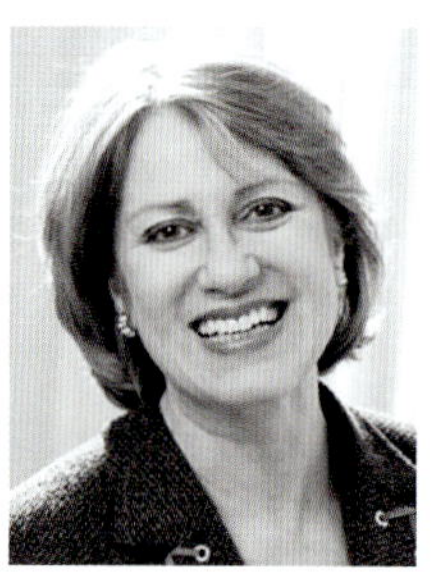

Dr. med. Britta Knoll, Fachärztin für Allgemeinmedizin und Naturheilverfahren, ist Autorin des international bekannten Standardwerks „Bildatlas der ästhetischen Mesotherapie“ und Präsidentin der Deutschen Gesellschaft für Mesotherapie. Ihre langjährigen Erfahrungen auf dem Gebiet der Mesotherapie umfassen neben ihrer Vortrags- und Ausbildungstätigkeit etliche zehntausend mesotherapeutische Behandlungen.

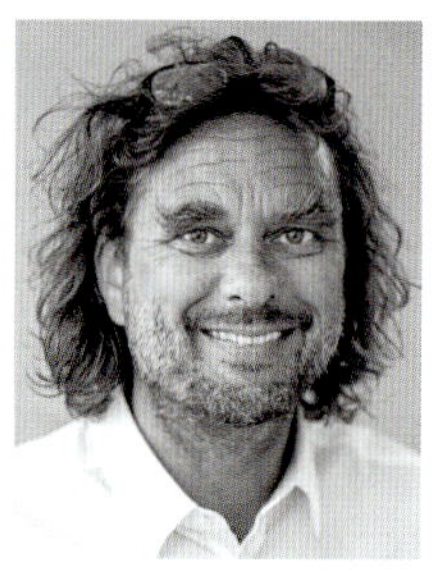

Dr. med. Marco Hördt, Facharzt für Innere Medizin, Ernährungsmedizin und Naturheilverfahren, unterhält eine Privatpraxis in Bielefeld und hat mehr als 25 Jahre Berufserfahrung in der Anwendung der Mesotherapie als Symbiose aus Schulmedizin und Naturheilkunde. Er steuert als Co-Autor das Bildmaterial mit hochwertigen und anschaulichen Injektionsschemata bei.

Vorwort

Seit ich Anfang der 1980er-Jahre von Dr. Michel Pistor in Paris mit der Verbreitung der Mesotherapie in Deutschland beauftragt wurde, hat sich in der Medizin vieles verändert und weiterentwickelt – das Wissen ist exponentiell gewachsen und viel leichter zugänglich. Was ist sich aber nicht geändert hat, ist der hohe Bedarf der Menschen, mit minimalinvasiven Maßnahmen in der Praxis konkrete medizinische Hilfe zu erfahren.

„Rezept vom Arzt, Medikament aus der Apotheke – sprich klassische Schulmedizin –, doch immer mehr Menschen glauben, in Deutschland sogar rund 50 %, dass ganzheitliche Verfahren eine gute Alternative zur Schulmedizin sind." *Moderation der Wissenschaftssendung „nano" vom 4.12.2019*

Was ich damals als junge Ärztin nicht erwartet hatte, ist die Tatsache, dass mich der missionarische Auftrag von Dr. Michel Pistor mein ganzes berufliches Leben lang beschäftigen würde. So wurde, neben der Patientenversorgung, die Lehre der Mesotherapie in Deutschland und weltweit in 20 Ländern zu einem Hauptanliegen. Die Deutsche Gesellschaft für Mesotherapie konnte ohne jegliche staatliche oder industrielle Unterstützung zur größten unabhängigen Fachgesellschaft in diesem Bereich mit über 1.000 Mitgliedern aufgebaut werden.

Bedanken möchte ich mich bei allen, oft langjährigen Unterstützern sowie bei meinem Mitautor Marco Hördt. Sie alle sind eine wertvolle Hilfe, damit diese so bedeutende traditionelle europäische Behandlungsmethode auch für zukünftige Generationen erhalten wird.

Jeder, der die Mesotherapie an sich selbst oder seinen Patienten eingesetzt hat, wird sehr schnell von den positiven Effekten überzeugt sein, die oft umso überraschender sind, weil man Derartiges in einer rein schulmedizinischen, leitlinienorientierten Behandlung sonst so nicht kennt oder erwartet. Bisher hat jede der in den letzten Jahren vermehrt publizierten Studien die Überlegenheit der Mesotherapie bei gleichzeitig hervorragender Verträglichkeit nachgewiesen. So ist zu hoffen, dass trotz der Dominanz des kommerziell geprägten Medizinsystems unsere Therapiefreiheit und die Möglichkeit, handwerklich-kreativ zum Nutzen unserer individuellen Patienten tätig zu werden, erhalten bleiben.

Ihnen allen, meinen Lesern, wünsche ich eine gewinnbringende und auch vergnügliche Lektüre und hoffe, dass die in diesem Buch enthaltenen Informationen für Ihre praktische Arbeit hilfreich sind. Auch freue ich mich auf Ihr Feedback und Ihre Erfahrungen bei der mesotherapeutischen Patientenbehandlung.

München im Januar 2021
Dr. Britta Knoll

Inhaltsverzeichnis

Abkürzungen

€	Euro
<	kleiner als
>	größer als
®	eingetragenes Warenzeichen
Abb.	Abbildung
Amp.	Ampulle
Aufl.	Auflage
bds.	beidseits
BPS	Benignes Prostatasyndrom
BTX	Botulinumtoxin
bzgl.	bezüglich
bzw.	beziehungsweise
ca.	circa
CGRP	Calcitonin Gene-Related Peptide
cm	Zentimeter
CMD	Kraniomandibuläre Dysfunktion
CO_2	Kohlenstoffdioxid
COPD	Chronic Obstructive Pulmonary Disease
CPSP	Chronic Postsurgical Pain
CRPS	Chronic Regional Pain Syndrome
CT	Computertomografie
d. h.	das heißt
DGM	Deutsche Gesellschaft für Mesotherapie e. V.
DKFZ	Deutsches Krebsforschungszentrum
DMSO	Dimethylsulfoxid
Drg.	Dragee
ECPR	Eye Complex Poli Revitalizing
et al.	et alii, und andere
EZT	Epidermale Ziehtechnik
g	Gramm
ggf.	gegebenenfalls
GOÄ	Gebührenordnung für Ärzte
H^+	positiv geladenes Sauerstoffion
H_2O	Wassermolekül
HA	Hyaluron(säure)
HCO_3^-	Hydrogencarbonat
HCPR	Hair Complex Poli Revitalizing
HNO	Hals-Nasen-Ohren
Hrsg.	Herausgeber
HSV	Herpes-simplex-Virusinfektion
HWS	Halswirbelsäule
I	Infiltration
I. E.	internationale Einheit
i. d. R.	in der Regel
i.m.	intramuskulär
i.v.	intravenös
IGeL	Individuelle Gesundheitsleistungen
Kps.	Kapsel
LWS	Lendenwirbelsäule
mg	Milligramm
ml	Milliliter
mm	Millimeter
MRSA	Methicillin resistenter Staphylococcus aureus
MRT	Magnetresonanztomografie
MP	Mesoperfusion
MTX	Methotrexat
Na	Natrium
NaCl	Natriumchlorid
Na-EDTA	Natrium-Ethylendiamintetraacetat
NCPR	Nutritive Complex Poli Revitalizing
NSAR	Nichtsteroidale Antirheumatika
o. J.	ohne Jahr
O_3	Ozon
OP	Operation
P	Papel, Intradermale Nappage
PPC/DC	Polyenylphosphatidylcholin/ Desoxycholsäure
PRP	Platelet Rich Plasma, Plättchenreiches Plasma
Q	Quaddel
QF	Querfinger
RCPR	Refine Complex Poli Revitalizing
RSI-Syndrom	Repetitive Strain Injury Syndrome
S.	Seite
s.	siehe
s. a.	siehe auch
s.c.	subkutan
SFM	Société Française de Mésothérapie
SRD	Sympathische Reflexdystrophie
Tab.	Tabelle
Tbl.	Tablette
TENS	Transkutane elektrische Nervenstimulation
tgl.	täglich
Tr.	Tropfen
™	Trade Mark
u. a.	und andere
u. U.	unter Umständen
u. v. m.	und vieles mehr
UTW	Ultra thin wall
v. a.	vor allem
WCPR	Whitening Complex Poli Revitalizing
z. B.	zum Beispiel
z. T.	zum Teil

Kompendium der kurativen
und präventiven Mesotherapie

Grundlagen

1 Einleitung

Wir haben dieses kompakte Format gewählt, um jungen Ärzten und Therapeuten die Einarbeitung und Umsetzung der Mesotherapie im medizinischen Alltag zu erleichtern. Die alphabetische Ordnung nach Indikationen verschafft eine schnelle Orientierung und die angegebenen Rezepturen entsprechen dem neuesten Stand.

Nach 30 Jahren in der Patientenversorgung bleibt es natürlich nicht aus, dass unsere persönlichen Erfahrungen mit dieser Methode einfließen, das bedeutet z. B. im Bereich der Medikation den gemeinsamen Einsatz verschiedener Wirkstoffe aus der Allopathie und der Naturheilkunde. Auch was die Applikation angeht, handelt es sich um eine Synthese aus Neuraltherapie, Akupunktur und Pharmakologie. Zielorgane der multiplen (Mikro-) Injektionen sind immer die Haut und das subkutane Bindegewebe. Die Behandlungsdevise ist nach wie vor das Pistorsche Prinzip „wenig, selten, am richtigen Ort“. Stark gewandelt haben sich im Laufe der Jahre allerdings die Auswahl und Mengen der verwendeten arzneilichen Wirkstoffe sowie der ergänzende Einsatz von Medizinprodukten (Hyaluron), kosmetischen Cocktails, Eigenblutpräparationen (plättchenreiches Plasma, PRP) und medizinischen Gasen. Der Schwerpunkt dieses Buches liegt fachübergreifend bei den kurativen Indikationen; für die Anwendung im Bereich der medizinischen Ästhetik verweisen wir auf den „Bildatlas der ästhetischen Mesotherapie“, der in 2. Auflage ebenfalls im KVM-Verlag erschienen ist.

› Aktuelle Besonderheiten beim Einsatz von Parenteralia

› **Off-Label-Anwendung:** Das Produkt wird abweichend von der eigentlichen Zulassung (Beipackzettel!) eingesetzt – und zwar sowohl bezüglich der Indikation als auch der Darreichung. In der Mesotherapie werden allopathische Wirkstofflösungen i. d. R. 10-fach verdünnt, je nach Konzentration des Ausgangsprodukts, um es, ausgehend von einer systemischen Dosis, in eine lokal verträgliche Form zu bringen. Betroffen sind alle Ampullen mit der Bezeichnung i.v. oder i.m., sofern es sich nicht um homöopathische Komplexmittel handelt.

› **Zeitweise Versorgungsengpässe:** Im Lauf der Jahre mussten die mesotherapeutischen Arzneien und Mischungen ständig weiterentwickelt werden, da die bewährten Substanzen z. T. nicht mehr zur Verfügung standen. Inzwischen gehören Lieferengpässe in vielen Bereichen der Arzneimittelversorgung zum Alltag, und es ist die Aufgabe der behandelnden Ärzte, sich dieser Situation flexibel anzupassen.

› **Daher bitte beachten:** Wir geben in diesem Buch immer „Beispiele von Lösungsmischungen“ an. Es ist aber jederzeit möglich, die Bausteine individuell anzupassen oder auszutauschen, z. B. Lidocain statt Procain, Procain 2 % statt 1 % (mit der halben Menge bzw. höherer Verdünnung). Wenn es nicht anders geht, können die (wenigen) verschreibungspflichtigen Arzneimittel aus den Rezepturen weggelassen und rein naturheilkundliche Mittel verabreicht werden.

1.1 MESOTHERAPIE IN KURZFORM

1.1.1 Mesotherapeutische Techniken (Tab. 1)

Kürzel	*Technik*	*Symbol*
EZT	**Epidermale Ziehtechnik** *(manuell)* **Epidermale Nappage** *(manuell und Injektor)*	....
Q	**Quaddel** *(manuell, Einzelstichtechnik, intraepidermal)*	●
P	**Papel** *(manuell, Einzelstichtechnik)* **Intradermale Nappage** *(manuell und Injektor)*	* *****
I	**Infiltration** *(manuell und Injektor, tief dermal bis subkutan)*	○
MP	**Mesoperfusion** *(manuell und Injektor, subkutan)*	○

Tab. 1 Im Praxisteil verwendete Kürzel und Symbole der Injektionsschemata (s. a. Kap. 2.5, S. 9 f.).

1.1.2 Vorgehensweise in der Praxis

Die ganzheitliche Behandlung ist immer multimodal. An erster Stelle steht das Wort (Diagnosefindung, Aufklärung und Beratung), an zweiter die Hand (Untersuchung und Behandlung) und an dritter Stelle kommen die unterstützenden Maßnahmen.

1. **Anamnese:** Art und Modalitäten der Beschwerden, bestehende Allergien, Krankheiten und Medikation, bereits erfolgte Diagnostik und Vorbehandlungen.
2. **Untersuchung/Befunderhebung:** Inspektion, Allgemein- und Ernährungszustand, Schwangerschaft, Funktionseinschränkungen, Gewebekonsistenz, Hautinfektion/Herpes/Entzündungszeichen? Durchblutungsstörungen? Triggerpunkte/Gelosen/Muskeltonus? Systemisch oder lokal?
3. **Therapieplanung und Umsetzung:** Im kurativen Bereich genügt eine kurze Aufklärung.
   - Was ist Mesotherapie? Warum ist das die Methode der Wahl?
   - Vorteile: Entlastung des Organismus, Einsparung oraler (Dauer-)Medikation, geringe Risiken und Nebenwirkungen. Hämatome oder leichte Kratzspuren sind am ehesten nach der ersten Sitzung möglich, v. a. bei „gestresstem" Haut-/Bindegewebe.
   - Den Worst Case stellt, wie bei allen Injektionen, eine Infektion dar. Deshalb ist besonders bei Risikopatienten, z. B. mit metabolischem Syndrom, Immunsuppression, Stadien III und IV der peripheren arteriellen Verschlusskrankheit, reduziertem Allgemein-/Ernährungs- und Kräftezustand, den entsprechenden Hygienemaßnahmen besondere Beachtung zu schenken.
   - Ist eine systemische Unterstützung (Medikation, Ernährung, Nahrungsergänzungsmittel, Phytotherapie, Homöopathie oder Physiotherapie) notwendig? Um eine ganzheitliche Behandlung zu gewährleisten und die lokal gezielte Mesotherapie zu ergänzen, werden jeweils passende Zusatzmaßnahmen empfohlen.
   - Wie viele Sitzungen in welchen Abständen sind erforderlich? Ab wann ist mit einer Besserung zu rechnen? In der Regel beginnt man mit einem Abstand von einer Woche. Für eine langanhaltende Wirkung sind meist drei Sitzungen erforderlich. Je nach Schweregrad und Chronizität kann auch eine längerfristige Erhaltungstherapie vorgeschlagen werden, z. B. 1-mal/Quartal oder 2-mal jährlich.
   - Ebenso hat eine wirtschaftliche Aufklärung zu erfolgen, z. B. welche Leistungen von den jeweiligen Versicherungen übernommen werden und welche nicht. Welche Kosten sind zu tragen? Die Bezahlmodalitäten sind zu klären.

2 Grundlagen der Mesotherapie

In diesem Abschnitt sollen die notwendigen Grundlagenkenntnisse zur Ausübung der Mesotherapie in knapper Form vermittelt werden. Da es sich in erster Linie um eine sehr praktisch orientierte, minimalinvasive Therapiemethode handelt, sind Kursbesuche mit Übungen und zur regelmäßigen Vertiefung des Wissens unbedingt anzuraten. Die DGM (Deutsche Gesellschaft für Mesotherapie e. V.) bietet kontinuierlich qualifizierte Weiterbildungsveranstaltungen an.
Nach drei Kursen und einem Jahr Erfahrung mit der Methode kann eine Diplomprüfung (schriftlich, mündlich und praktisch) abgelegt werden. Diese belegt die Qualifikation und dient als behördlicher Nachweis der Berechtigung zur Ausübung der Mesotherapie.

› Geschichte der Mesotherapie

1952 Schlüsselerlebnis von Dr. Michel Pistor mit dem „tauben“ Schuster von Bray-Lu
1958 Erste Veröffentlichung von Pistor, Definition „Mesotherapie“
1964 Gründung der Société Française de Mésothérapie (SFM)
1976 Erster Internationaler Mesotherapie-Kongress
1978 Erste Doktorarbeit über Mesotherapie in Frankreich
1983 Gründung der Deutschen Gesellschaft für Mesotherapie
1987 Anerkennung der Mesotherapie durch die Académie de Médicine
1998 Erster außereuropäischer Kongress in São Paulo
2000 Anerkennung durch die französischen Krankenkassen, Erstattung in der Schmerztherapie
2003 Dr. Michel Pistor †

Seit 2003 Universitäre Ausbildung in Frankreich mit dem Abschluss „Diplôme Interuniversitaire (DIU) de Mésothérapie“. Die Methode hat sich inzwischen weltweit verbreitet und wird täglich tausendfach angewandt.

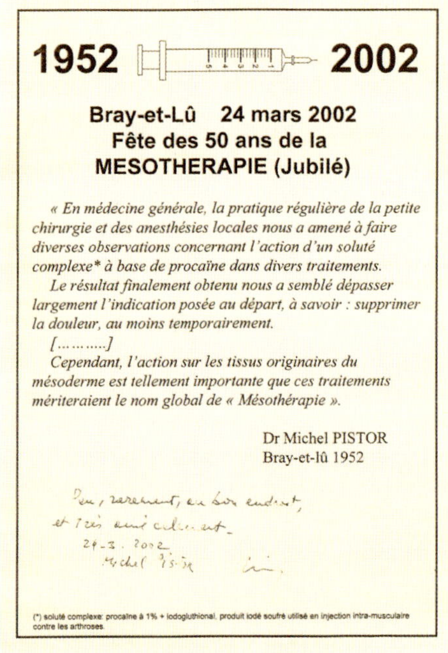

1952 — **2002**

Bray-et-Lû 24 mars 2002
Fête des 50 ans de la MESOTHERAPIE (Jubilé)

« En médecine générale, la pratique régulière de la petite chirurgie et des anesthésies locales nous a amené à faire diverses observations concernant l'action d'un soluté complexe à base de procaïne dans divers traitements.*
Le résultat finalement obtenu nous a semblé dépasser largement l'indication posée au départ, à savoir : supprimer la douleur, au moins temporairement.
[……….]
Cependant, l'action sur les tissus originaires du mésoderme est tellement importante que ces traitements mériteraient le nom global de « Mésothérapie ».

Dr Michel PISTOR
Bray-et-lû 1952

24-3. 2002

(*) soluté complexe: procaïne à 1% + iodogluthional, produit iodé soufré utilisé en injection intra-musculaire contre les arthroses.

Abb. 1 Originaldokument zur Feier „50 Jahre Mesotherapie 1952–2002“ in Frankreich mit einer persönlichen Widmung von Dr. Michel Pistor.

2.1 RATIONALE DER MESOTHERAPIE

Die Mesotherapie funktioniert nach dem Prinzip „wenig–selten–am richtigen Ort", d. h., es wird dort gezielt behandelt, wo der Bedarf oder das Problem lokalisiert ist. Zielorgan ist die Haut, die sowohl selbst behandelt werden kann, als auch als Mittler für eine direkte und individuell adaptierte Arzneimittelapplikation dient. Sie ist das größte menschliche Organ. Die komplexen Eigenschaften der Haut und die diversifizierten Injektionstechniken erlauben sowohl eine schnelle als auch eine lang anhaltende Wirkung. Die Verteilung der Wirkstoffe beruht auf Diffusionsprozessen, die Verträglichkeit wird durch eine adäquate Verdünnung gewährleistet.

Der entscheidende Vorteil ist die Vermeidung systemischer Belastungen und Nebenwirkungen durch die übliche orale, hochdosierte Arzneimittelgabe, vor allem bei chronischen Erkrankungen wie Arthritiden (nichtsteroidale Antirheumatika, NSAR) oder Dermatosen (Kortikosteroide). Abgesehen von einer Ausnahme (Keloide) werden Kortikosteroide in der Mesotherapie überhaupt nicht eingesetzt.

Die Mesotherapie ist also eine sehr schonende Behandlungsart, die die gute Wirksamkeit bewährter Medikamente mit einer gegen null tendierenden Nebenwirkungsquote verbindet.

Dies ist insbesondere für multimorbide, ältere oder Risikopatienten interessant. Aber auch pharmakritischen und naturheilkundlich orientierten Patienten kann hiermit ein Angebot gemacht werden. In der Prävention bietet z. B. die Mikrovakzination eine effektive und wenig aufwendige Möglichkeit, den Volkskrankheiten aus dem immunologischen Bereich (Allergien und respiratorische Infekte) zu begegnen. Es gibt keine Compliance-Probleme oder Medikamentenabhängigkeit, und die Verbrauchskosten sind niedrig.

Das Indikationsspektrum deckt einen großen Teil der alltäglichen Symptomatiken in der Allgemeinmedizin, aber auch in vielen Fachgebieten ab. Sehr häufig sind es Beschwerden, die das Gebiet der Orthopädie betreffen, aktuell z. B. das als Mausarm oder RSI-Syndrom (Repetitive Strain Injury Syndrome) bekannte Beschwerdebild, das in Australien und den USA bereits als Berufskrankheit Nummer 1 gilt. Es ist, ebenso wie chronische Nackenschmerzen (Nerd Neck), eine Überlastungsfolge von PC-Arbeit oder wird durch ständigen Handygebrauch ausgelöst und unterhalten. Wichtig ist in diesem Zusammenhang die Erfassung funktioneller Ketten, d. h., öfter ist die (Mit-)Behandlung am Ursprungsort der Beschwerden notwendig, z. B. der Halswirbelsäule (HWS) bei Arm-Schulter-Beschwerden oder der Lendenwirbelsäule (LWS) bei ausstrahlenden (pseudo-)radikulären Schmerzen. Nicht zu vergessen ist die Tatsache, dass ein großer Prozentsatz der „unspezifischen" Rückenschmerzen muskulär bedingt ist und den sehr häufigen Einsatz eines lokal wirksamen Muskelrelaxans begründet. Auch hierzulande sind Erkrankungen des Bewegungsapparats als häufigster Grund für Krankschreibungen erfasst.

2.2 DEFINITION DER MESOTHERAPIE

Die Mesotherapie ist eine eigenständige Therapieform, die aus Komponenten der Neuraltherapie, Akupunktur und Arzneimitteltherapie zusammengesetzt ist. Der Name leitet sich aus der griechischen Vorsilbe „Meso" ab, was „Mittel-" oder „Zwischen-" bedeutet. Pistor wollte damit einen Bezug zum embryonalen Mesoderm herstellen, dem mittleren Keimblatt, das für die Entwicklung der Haut und des Bindegewebes zuständig ist.

Es werden Medikamentenmischungen in äußerst geringer Dosierung möglichst nahe am Ort der Erkrankung mittels multipler Mikroinjektionen in die Haut eingebracht. Das entstehende Hautdepot sichert einen schnellen und anhaltenden Therapieeffekt. Die Behandlungsintervalle sind entsprechend lang und richten sich u. a. nach dem subjektiven Empfinden des Patienten. Die Wirkstoffe können allopathisch und/oder naturheilkundlich sein. Sie werden entsprechend der vorherrschenden Pathophysiologie des jeweiligen Krankheitsbildes ausgewählt und steril in einer wässrigen Injektionslösung kombiniert. Resorptionsprobleme bzw. Fragen der Bioverfügbarkeit spielen keine Rolle, der enterohepatische Kreislauf wird umgangen.

Man kann von einer Brücke zwischen Schulmedizin und Naturheilkunde sprechen, nach dem Motto „wenig–selten–am richtigen Ort“. Jeder Anwender kann seine individuellen Kenntnisse und Erfahrungen einfließen lassen. Auch eine Kombination mit anderen Therapien ist jederzeit möglich. Die Mesotherapie erfüllt alle Forderungen einer modernen Ganzheitsmedizin:

- Nihil nocere (nicht schaden)!
- Schnelle und nachhaltige Wirkung
- Heilung anstreben (wenn möglich), keine reine Symptomunterdrückung
- Der Anspruch sollte sein, insbesondere die Chronifizierung von Erkrankungen durch präventive oder frühzeitige Maßnahmen zu vermeiden bzw. orale Dauermedikation, vor allem im Alter, zu reduzieren.
- Regulation und Regeneration in einer Anwendung kombinieren
- Sinnvolle und synergistische Effekte für eine individuelle Problemlösung nutzen
- Günstiges Kosten-Nutzen- und Nutzen-Risiko-Verhältnis

Behandlung	Wirkprinzipien
Akupunktur	• Nadeleffekt • Physikalisch-energetisch
Arzneimittel	• Pharmakologische Wirkung • Low-Dose-Prinzip • Häufig Off-Label-Verabreichung
Neural-therapie	• Vektor und Träger: Procain • Matrixtherapie • Segmenttherapie (Headsche Zonen)

Tab. 2 Verwandte Behandlungsmethoden der Mesotherapie.

Verwandte Methoden der Mesotherapie finden sich bei der Akupunktur, der Arzneimittelgabe und der Neuraltherapie (Tab. 2).

2.3 MESOTHERAPIE UND GEWEBEPATHOLOGIE

Häufigste Ursachen der Beschwerden im zunehmenden Alter sind chronisch manifeste, aber auch latente Entzündungsprozesse und Störungen der Mikrozirkulation. Über die Haut können wir, dank der entsprechenden Medikation, die lokalen Defizite und Fehlsteuerungen positiv beeinflussen. Der anatomische Aufbau der Haut und des Bindegewebes mit den darin enthaltenen Strukturen und Zellverbänden erklärt die differenzierten physiologischen Eigenschaften, von deren reibungslosem Zusammenspiel letztendlich unsere Gesundheit abhängt. Die Anatomie der Haut mit den ihr zugeordneten vier physiologischen Einheiten und ihre Verbindung mit dem Gesamtorganismus begründen die Vielfalt der mesotherapeutischen Indikationen (Tab. 3).

Haut	Physiologische Einheiten
Kapillare Gefäße, arteriell-venös-lymphatisch	**Mikrozirkulation:** Mikronährstoff- und Sauerstoffversorgung
Extrazellulärer Raum, Sol-Gel-Zustände	**Matrix:** Diffusion, molekulare Austauschfläche
Sensible Nerven: **propriozeptiv, nozizeptiv** **Vegetative Nerven:** **cholinerg, adrenerg**	**Neurovegetative Einheit**
Lymphozyten, Makrophagen, Plasmazellen, Langerhans-Zellen (= dendritische Zellen)	**Immunologische Einheit**

Tab. 3 Anatomie der Haut und die Regel der vier physiologischen Einheiten.

Pistor sprach in seinen letzten Jahren oft von einer „Meso-Medizin“ und verwies damit auf die komplexen kybernetischen Regelkreise der Natur, die auch für die menschliche Befindlichkeit von größter Wichtigkeit sind (Abb. 2). Das erklärt die manchmal beobachteten „positiven“ Nebenwirkungen der Mesotherapie, wenn z. B. Patienten berichten, dass lästige Symptome verschwunden seien, die dem Arzt gar nicht bekannt waren und für die die erfolgte Behandlung gar nicht vorgesehen war.

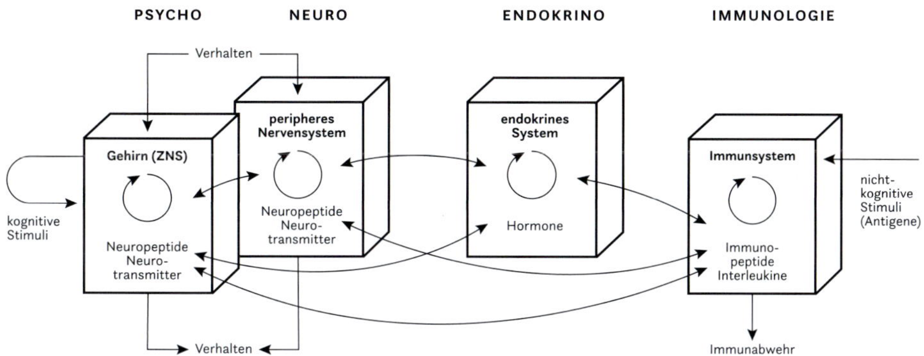

Abb. 2 Kybernetisches Modell der psycho-neuro-endokrino-immunologischen Regulation (aus: Zenker 1991).

2.4 HAUTSCHICHTEN UND MESOTECHNIK

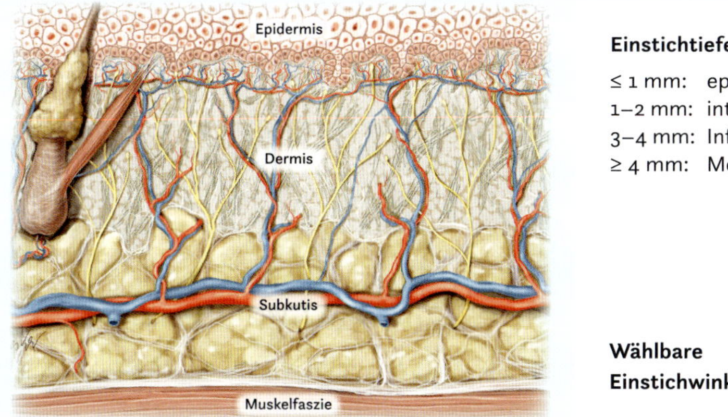

Einstichtiefe

≤ 1 mm: epidermale Mesotherapie, Quaddel
1–2 mm: intradermale Mesotherapie, Papel
3–4 mm: Infiltration
≥ 4 mm: Mesoperfusion

subkutan
intradermal
epidermal

Wählbare Einstichwinkel

Abb. 3 Anatomie der Haut, Einstichtiefen und -winkel.

- **Epidermis:** Dicke 0,2 mm. Erneuert sich innerhalb eines Monats vollständig! Sie besteht selbst aus fünf Schichten, die oberste verhornt und verklebt, darüber liegt eine Fett-Wasser-Schutzschicht mit permanenter bakterieller Besiedlung und leicht saurem pH-Wert
- **Dermis (elastische Lederhaut):** unterhalb der Basalmembran, mit der regenerativen Zellschicht, Fibroblasten, Keratinozyten, zahlreichen Blutgefäßen, Immunzellen, Nervenendigungen, Hautmuskelzellen, Haarwurzeln, Fasernetzwerk aus Kollagen, Elastin
- **Subkutis:** Fett-Bindegewebe-Schicht verschiedener Dicke mit größeren Blutgefäßen, Nerven und Sinneszellen
- **1 x 1 cm Haut enthält** 600.000 Zellen (davon 150.000 Pigmentzellen), 4 m Nerven, 1 m Gefäße

2.5 MESOTHERAPEUTISCHE INJEKTIONSTECHNIKEN, -VOLUMINA UND EINSTICHTIEFEN

Es werden kurze, feine Kanülen verwendet, mit deren Hilfe Wirkstoffe direkt in die Haut injiziert werden. Es geht um die Kombination der physikalischen und physiologischen Auswirkungen der Nadelstiche (Überwindung der Hautbarriere, Setzen eines immunogenen Reizes, Auslösung der Wundheilungskaskade, reaktive Hyperämie, spezifische Akupunkturwirkungen) mit der lokal konzentrierten, pharmakologischen und biologischen Wirkung ausgewählter hydrophiler Low-Dose-Wirkstoffe, die die regenerativen und kurativen Prozesse zusätzlich unterstützen. Es kommt zu einer Verbesserung des Zellmetabolismus und einer nachhaltigen Zellregeneration. Das konnte durch die Grundlagenforschung in vitro an humanen Zellkulturen nach Inkubation mit einem üblichen Biorevitalizer (NCTF® 135/NCPR) nachgewiesen werden (Brenner et al. 2012).
Je nach zu behandelnder Problematik stehen passende verschreibungspflichtige wie auch frei verkäufliche Einzel- und Komplexmittel zur Verfügung. Das ermöglicht eine Individualisierung der Behandlung, d. h., je besser die technische Ausführung und die Auswahl der Injektionslösung zur jeweiligen Pathophysiologie passen, desto besser und schneller ist der klinische Erfolg. Der additive „Booster"-Effekt macht es möglich, mit vergleichsweise wenigen Sitzungen hervorragende Ergebnisse zu erzielen, oft mit langanhaltender Wirkung und i. d. R. ohne Downtime.
Die Injektionen erfolgen mit hochwertigen Spritzen (1 ml, 3 ml, 5 ml oder 10 ml) von Hand oder mit einem speziellen elektronischen Injektionsgerät, z. B. Pistor 5 oder Eliance, bei dem der Injektionsmodus, die Einstichgeschwindigkeit und -tiefe variabel eingestellt werden können. Das ermöglicht ein sehr präzises und für die Patienten besonders schmerzarmes Arbeiten.
Die Kanülen sind sehr dünn und kurz (0,23 oder 0,26 x 4 mm). Sie sind aus gehärtetem Stahl und weisen einen speziellen Schliff auf, der atraumatische Multiinjektionen möglich macht.

Der Behandler kann auf unterschiedliche Injektionstechniken zurückgreifen, die je nach Behandlungsindikation variieren. So wird beispielsweise für eine großflächige Abdeckung mit der epidermalen Ziehtechnik nicht einzeln in die Haut eingestochen, sondern bei konstantem Stempeldruck wird vorsichtig mit der Kanüle über die Haut gezogen und die Wirkstoffkombination Tröpfchen für Tröpfchen gleichmäßig aufgebracht. Die Nadelspitze wirkt dabei wie ein Skalpell. Die hautaffinen Wirkstoffe werden aktiv resorbiert und haften besonders lang in der epidermalen Hautschicht. Die vergleichbare Technik mit apparativer Unterstützung heißt epidermale Nappage (analog zur Tätowiertechnik!). Sie ist wenig schmerzhaft und unblutig. Die Grenze zwischen Epidermis und Dermis ist durch die Basalmembran gekennzeichnet. Sie wird bei der intradermalen Nappage durchbrochen, d. h., hier kommt es zu Mikroblutungen und Schmerzen, die von Patient zu Patient, aber auch von Region zu Region als unterschiedlich stark wahrgenommen werden. Im Gesicht wird das vorherige Auftragen einer Betäubungscreme empfohlen.
Alternativ oder ergänzend lassen sich mit der Einzelstichtechnik intrakutane Quaddeln oder dermale Papeln als oberflächliche Wirkstoffdepots und Wirkungsverstärker setzen, z. B. an besonderen Druck- oder Akupunkturpunkten. Tief dermal bis subkutan lassen sich größere Volumina als Infiltrationen verabreichen, die schnell in tiefere Bereiche diffundieren, z. B. bei der Behandlung großer Gelenke oder degenerativer Wirbelsäulenerkrankungen. Die Einstichtiefen variieren bei den genannten Injektionstechniken zwischen 0,2 und 6 mm.

Mesotherapie – Der Film

Akupunkturatlas mit Schema der Organprojektionen auf die Hautoberfläche

› Mesotherapeutische Injektionstechniken (s. a. Tab. 1, S. 3)

Mesoperfusion (MP), Abb. 4: manuell oder assistiert zur Versorgung großer Bereiche, z. B. bei Knie- oder Hüftgelenksarthrose, Spinalstenose, rebellischen Schmerzen, Verbrennungen; Einzelstichvolumen 0,5–1 ml. Verwendete Kanüle: Microlance® 0,4 x 13 mm; Risiko: Aufgrund der hier verwendeten größeren Volumina (> 5 ml) kommt es zur systemischen Resorption der enthaltenen Wirkstoffe und damit u. U. auch zu systemischen Nebenwirkungen in Abhängigkeit von der Wirkstoff-Gesamtmenge.

Serielle Technik (P), Abb. 5: intradermal bis subkutan; manuell oder assistiert; Einzelstichvolumen < 0,1 ml; in Reihen zur flächigen Abdeckung und Wirkungsverstärkung bzw. an spezielle Zielpunkte (Akupunkturpunkte, Triggerpunkte, Gelosen, periläsionär); schnelle Anflutung der Wirkstoffe; i. d. R. als „gemischte Technik" kombiniert mit einer epidermalen Applikation, wegen der länger anhaltenden Wirkung. Verwendete Kanüle: Mesorelle® 0,26 x 4 mm.

Infiltrationen (I), Abb. 6: tief intradermal bis subkutan; manuell oder assistiert; Einzelstichvolumen 0,1–0,5 ml. Verwendete Kanüle: Mesorelle® 0,26 x 4 mm oder Microlance® 0,3 x 13 mm.

Quaddeln und Papeln (Q, P), Abb. 7 und 8: intraepidermale bzw. intradermale Einzelinjektionen mit Volumen < 0,05 ml; geringer Dehnungsschmerz. Verwendete Kanüle: Mesorelle® 0,23 x 4 mm; Risiko: Quaddeln (mit Weißeffekt!) und Papeln können länger sichtbar sein (1–2 Tage).

Nappage-Technik: epidermal (EZT) oder intradermal (P); manuell oder assistiert; lineare Einzeltröpfchen; leichter Einstichschmerz; winzige Blutungen (auch zeitverzögert) möglich. Verwendete Kanüle: Mesorelle® 0,23 oder 0,26 x 4 mm; Risiko: Hämatome möglich, wenn oberflächliche Venen verletzt werden.

Infiltration mit Gerät

Infiltration manuell

Epidermale Nappage – Hand

Epidermale Nappage – Gerät

› Mesotherapeutische Injektionstechniken (Fortsetzung)

Epidermale Ziehtechnik (EZT), Abb. 9: manuell, schmerzfrei, unblutig; flächige Abdeckung; kleine oberflächlich liegende Tröpfchen, die schnell resorbiert werden; parallele Nadelführung zur Hautoberfläche mit sehr (!) geringem Druck auf der Nadelspitze; Hautspannung durch Zug mit der freien Hand herstellen. Verwendete Kanüle: Microlance® 0,3 x 13 mm; Risiko: Kratzspuren.

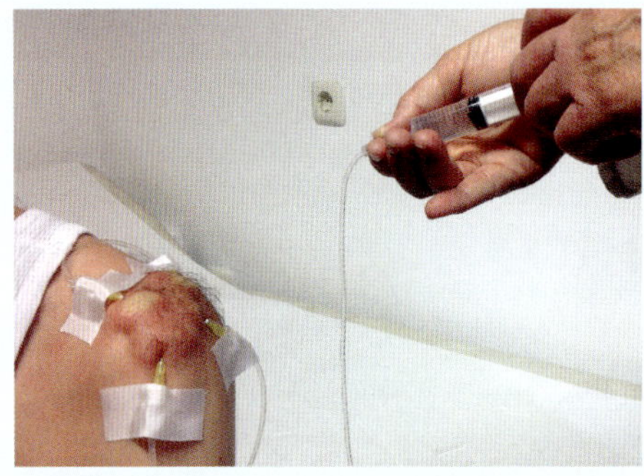

Abb. 4 Mesoperfusion bei chronischem Schulterschmerz.

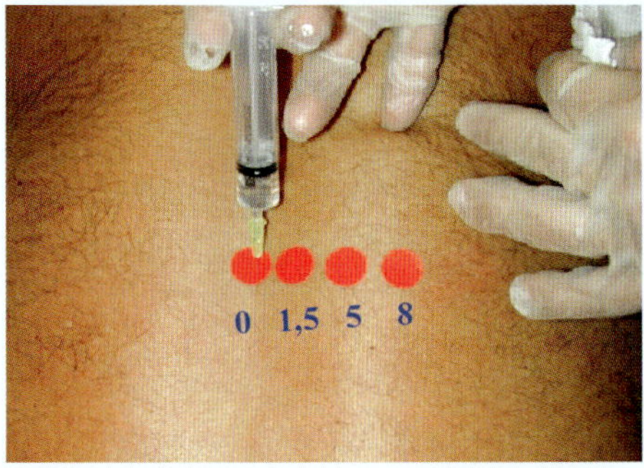

Abb. 5 Punktuell systematisierte Mesotherapie bei Wirbelsäulenpathologie (rechtsseitig).

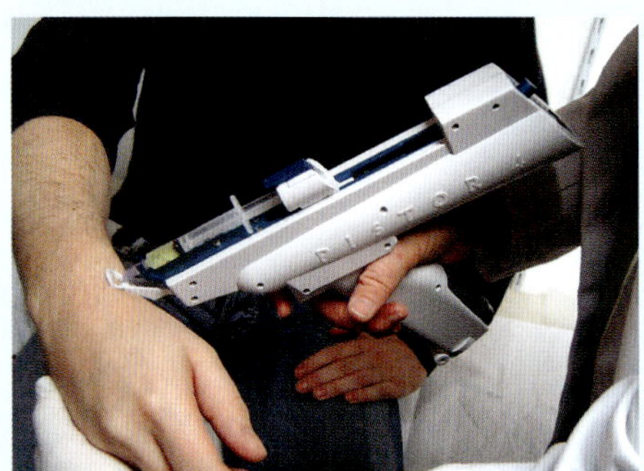

Abb. 6 Behandlung einer akuten Tendinitis.

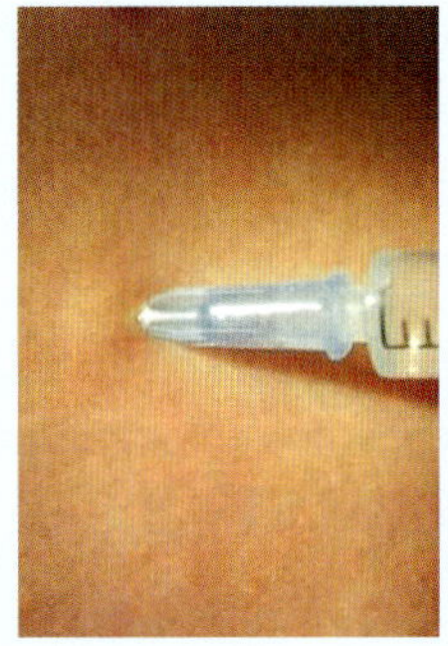

Abb. 7 Papel.

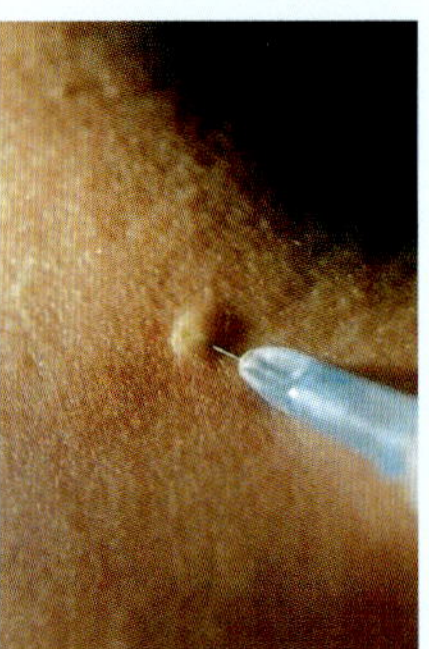

Abb. 8 Quaddel.

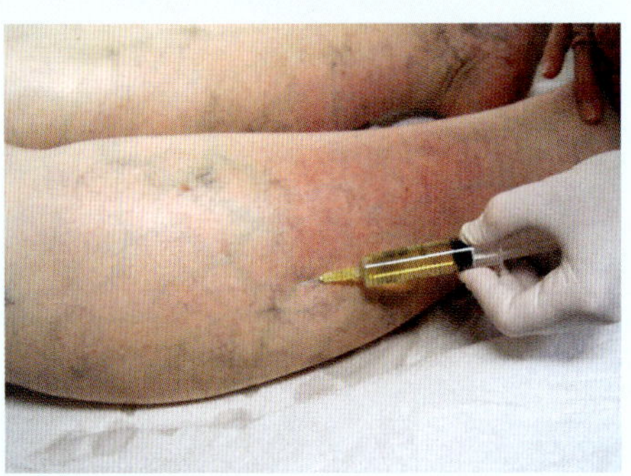

Abb. 9 Behandlung einer venolymphatischen Insuffizienz (Stauungsekzem) mit epidermaler Ziehtechnik. Die Haut saugt die Flüssigkeitströpfchen auf wie ein Schwamm.

2.6 MESOTHERAPEUTISCHE BEHANDLUNGSERGEBNISSE

2.6.1 Immunmodulation mit Mikrovakzination bei rezidivierenden Infekten

Studie mit 1.200 Fällen (Baba 1998):
- sehr gut (0–1 Infekt/Jahr, kein Antibiotikum): 72 %
- gut (1–2 Infekte/Jahr, 1-mal Antibiotikum) 25 %
- mäßig (3–4 Infekte/Jahr, öfter Antibiotika) 3 %

Gesamtergebnis: 93 % deutliche Besserung!

Die Ergebnisse wurden 2017 durch eine neue Praxisstudie bestätigt: nachgewiesene Wirksamkeit bei Infekten und Heuschnupfen (Stosius 2017)!

2.6.2 Raucherentwöhnung („Rauchfrei-Spritze")

Auswertung von 6.000 Fällen (Walter 2002): Nichtraucher
- nach 1 Tag: 100 %
- nach 8 Tagen: 90 %
- nach 1 Jahr: 70 %
- Langzeitergebnis nach 5/10/20 Jahren > 50 %

2.6.3 Akute und chronische Sportverletzungen

Studie mit 138 Fällen (Ordiz et al., Universität Oviedo, o. J.):
- Heilung: 71 %
- deutliche Besserung: 16 %
- leichte Besserung: 8,2 %
- keine Veränderung: 3,8 %

Gesamtergebnis: 87,5 % deutlich gebessert, keine Nebenwirkungen, gute Compliance

2.6.4 Haarausfall

DGM-Studie 2017 mit 79 Fällen (Hundgeburth & Knoll 2018): deutlich verbessertes Haarwachstum durch Mesotherapie (vs. Minoxidil)

Erfolg bei sehr guter Verträglichkeit: > 80 %

2.6.5 Fazit

Jede bisher durchgeführte klinische Studie hat die Überlegenheit bzw. zumindest die Gleichwertigkeit der Mesotherapie im Vergleich zu herkömmlichen, leitlinienkonformen Behandlungen nachweisen können (weitere publizierte Studien s. Literatur im Anhang, S. 210 ff.)

2.7 BENÖTIGTES MATERIAL

Für die sichere Ausführung der Mesotherapie sind einige wenige Materialien vorzuhalten:

- **Mesotherapie-Kanülen** (s. Nadelinformation, S. 196) wobei die QUALITÄT entscheidend ist!
- **Einwegspritzen** (dreiteilig, Gummiarmierung, silikonfrei, leichtgängig, mit Dezimalskala): 1 – 3 – 5 – 10 ml
- **Desinfektionsmittel:** Octenisept® Wund-Desinfektion Spray
- **Elektronisches Mesotherapiegerät:** Pistor 5/Eliance (+ Hautabstandshalter)
- **CO_2-Gas-Gerät:** Carboxy-Injektor (Schmerztherapie + Ästhetik)
- **Externa:** Anästhesiesalbe (rezeptpflichtig, s. Anhang), Henry Schein Sport Cooling Spray, Post-Treatment-Creme, z. B. noreva Postopyl® oder Exfoliac®
- **Atemschutzmasken:** Seit der COVID-19-Pandemie für Patient und Behandler

Auf das Material spezialisiert ist z. B. der Onlineshop www.mesotherapie-shop.de

2.8 MEDIKAMENTE UND WIRKSTOFFE DER MESOTHERAPIE

Die injizierten Arzneien durchqueren Gewebe und Zellmembranen mittels folgender phamakokinetischer Prozesse:

- **Passive Diffusion** (hohe → niedrige Konzentration)
- **Aktiver Transport,** z. B. bei Vitaminen, Aminosäuren
- **Pinozytose,** z. B. kleinmolekulare Proteine
- **Lymphatische Absorption,** z. B. großmolekulare Proteine

Die Absorption des Wirkstoffs ist abhängig von der Löslichkeit, dem pH-Wert, der Viskosität, lipophilen oder hydrophilen Eigenschaften sowie der Molekularstruktur. Die Hautverträglichkeit und die angemessene Verdünnung verschreibungspflichtiger allopathischer Arzneimittel (1:10 bei hochkonzentrierten Produkten, erkennbar an der Ampullenkennzeichnung i.v. oder i.m.) muss gewährleistet sein. Die unterschiedliche Gewebeanreicherung und Wirkdauer am Beispiel von Ketoprofen bei systemischer und lokaler Applikation gehen aus Tabelle 4 hervor.

Zeit	*Haut*		*Muskel*		*Gelenk*	
Stunden	**Meso**	**i.m.**	**Meso**	**i.m.**	**Meso**	**i.m.**
0,5	124,9	4,8	1,5	33,3	25,8	18,6
1	42,3	Spur	3	Spur	19,3	0,3
2	15,6	Spur	23,8	Spur	10,8	Spur
4	10,9	Spur	19,3	Spur	8,3	Spur
7	Spur	---	100,6	Spur	6,2	Spur
10	Spur	---	102,2	Spur	7	Spur
24	---	---	14,9	---	0,8	---

Tab. 4 Vergleich der Medikamentenanreicherung im Gewebe nach lokaler und systemischer Applikation am Beispiel Ketoprofen (nach: Mammucari et al. 2012, Tab. 1).

2.8.1 Klassische Präparate und Wirkstoffe (Frankreich)

Präparate	*Wirkstoff*	*Wirkung*
Dicynone®*	**Etamsylat**	Vasoaktiv, antiödematös
Miorel®*	**Thiocolchicosid**	Muskelrelaxans (glatte und gestreifte Muskulatur!)
Maginjectable*	**Magnesium-Pidolat** *(für intradermale Anwendung)*	Stressabbauend, energetisch, muskelentspannend
Conjonctyl®* (= Toskani Silicor)	**Organischer Siliceakomplex**	Universeller Verdünner und Bindegeweberegenerator
NCTF® 135 (= Toskani NCPR)	**> 50 Vitalstoffe** *(Vitamine, Aminosäuren, Mineralien, Antioxidantien, Hyaluron)*	Biorevitalizer

** Bestelladresse in Frankreich:*
Pharmacie du Cygne, 2 rue Sainte Croix, FR-57200 Sarreguemines, Tel. 0033-3-87982163, pharmacie.cygne@yahoo.fr

2.8.2 Klassische Präparate und Wirkstoffe (Deutschland)

Präparate (Auswahl)	*Wirkstoff*	*Anwendung/Wirkung*
Hewedolor-Procain 2 % **Meaverin® 0,5 – 1 – 2%ig** **Lidocain Röwo 0,5 %** **Lidocain-Presselin® 1 %** **Heweneural 1 %**	**Procain** **Mepivacain** **Lidocain**	Lokalanästhetika sind nicht nur schmerzlindernd, sondern haben auch antiinflammatorische, antiallergische (Blockade der Freisetzung von Histamin), membranstabilisierende sowie kapillarabdichtende Eigenschaften. Sie dienen als Trägerlösungen der Mesomischungen.
Piroxicam-ratiopharm® 20 mg **Gabrilen® N**	**Piroxicam** **Ketoprofen**	Antirheumatikum, Akutmittel, antiinflammatorisch
Calcitonin Rotexmedica 50/100 I.E. Injektionslsg.	**Calcitonin** *(sensibles Oligopeptid)*	Im Kühlschrank aufzubewahren, geöffnet nicht länger als 1 Tag haltbar! Nach Pistor ein universelles Regenerationsmittel, speziell bei Arthrosen und degenerativen Prozessen, Morbus Sudeck, Osteoporose, Knochenmarködemen, Insertionstendinitiden u. v. m. Bekannter Wirkmechanismus: Hemmung der osteoklastischen Knochenresorption. Nachgewiesen sind jedoch auch ein antiproliferativer Effekt bzgl. fibröser Strukturen (Grundlagenforschung DGM/DKFZ) sowie ein signifikanter analgetischer Effekt (Zou et al. 2018). So konnten bei chronischen lumbalen Rückenschmerzen 50 % der Patienten unter Calcitonin eine klinisch relevante Schmerzreduktion nach 4 Wochen (unter Diclofenac nur 23 %) erreichen und 44 % eine Verbesserung der MRT-Befunde (unter Diclofenac nur 21 %). Fazit: signifikante Überlegenheit der Calcitonin-Gruppe. Calcitonin wirkte doppelt so gut wie Diclofenac, und nach 3 Monaten konnten weitere Verbesserungen in der Calcitonin-Gruppe festgestellt werden. Einzige Nebenwirkung von Calcitonin: Auch in der Low-Dose-Verabreichung kommt es gelegentlich zu einem Flush und leichter Übelkeit bei Respondern.
Pentoxifyllin-ratiopharm® 300 mg/15 ml Konzentrat	**Pentoxifyllin**	Vasoaktiv, antiinflammatorisch, immunmodulierend, antifibrotisch, leicht lipolytisch. **Pflanzliches Ersatzmittel:** Toskani Rutinel – vasoaktiv (arteriell, venös und lymphatisch), antiödematös
	Buflomedil *(derzeit außer Handel)*	hyperämisierend, Vasodilatator. **Ersatz: Carboxytherapie (CO_2)**

2.8.3 Andere Allopathika (verschreibungspflichtig)

Wirkstoff	*Anwendung/Wirkung*
Diazepam (Diazepam-ratiopharm®)	1 Tropfen auf 2 ml bei starker psychischer Überlagerung (Stress), Sedativum
Amitriptylin (Saroten®)	0,5 ml auf 2 ml bei depressiver Überlagerung und als Co-Analgetikum bei chronischen (neuropathischen) Schmerzen
Theophyllin/Euphyllin	bei Asthma oder auch Cellulite, antiinflammatorisch, leicht lipolytisch, bronchodilatierend

Andere Allopathika (Fortsetzung)

Wirkstoff	*Anwendung / Wirkung*
Botulinumtoxin A (BTX-A) (kurativ), verschiedene Anbieter	Bekannt ist der Wirkmechanismus der reversiblen Hemmung der präsynaptischen Freisetzung von Acetylcholin an der neuromuskulären Endplatte. Weniger bekannt, aber durch aktuelle Forschungsergebnisse nachgewiesen (Durham & Cady 2011), ist die direkte analgetische Wirkung durch Senkung von: • Entzündungsmediatoren (Substanz P, Glutamat, Calcitonin Gene-Related Peptide [CGRP]), • proinflammatorischen Zytokinen (Interleukin-1), Prostaglandinen (COX-2), G-Proteinen, • neurogener Inflammation, • Natriumkanälen, Muskelspindelafferenzen, sympathischen Übertragungsmechanismen. Die Wirksamkeit von intradermalen Injektionen von Low-Dose-BTX in Mesotechnik bei der Post-Zoster-Neuralgie ist belegt (Halb et al. 2017): • signifikante Schmerzlinderung (Reduktion nach Visueller Analogskala > 50 % bei 87 % der Patienten), • langanhaltender Effekt (oft > 3 Monate). Für die diabetische Polyneuropathie ist eine signifikante Verbesserung der mechanischen und taktilen Wahrnehmungsschwellen nachgewiesen (Attal et al. 2016).
Injektionssuspension inaktivierter Keime spezifizierter Enterobakterien (StroVac®)	Totimpfstoff mit Breitbandwirkung (5 verschiedene Keime) zur Mikrovakzination, im Kühlschrank aufzubewahren. Herstellung und Anwendung der Mesolösung: • Pulver mit beiliegendem Lösungsmittel auflösen und dann mit 10 ml NaCl 0,9 % verdünnen, • jeweils 0,3 ml in 1-ml-Spritzen aufziehen, Mesorelle® 0,26 x 4 mm aufstecken, • bei Bedarf einfrieren, • zur Anwendung kurz auftauen, intrakutan spritzen als Quaddeln, • sowohl zur Infektprophylaxe als auch bei Heuschnupfen, chronischer Sinusitis, Zystitis, Salpingitis usw., • nicht geeignet zur Akutbehandlung bei fieberhaften Infekten!

› Immunmodulation mit Mikrovakzination

Die Effektivität der präventiven Mikro- oder auch Mesovakzination (Mini-Impfung) beruht auf den immunologischen Eigenschaften der Haut. Die intradermale Impfung macht sich die überragende Kompetenz der dendritischen Zellen speziell in der Epidermis für Antigenprozessierung und Antigenpräsentation zunutze, um mit einem Minimum an Antigen ein Maximum an protektiver Immunantwort hervorzurufen. So kann eine einzige reife dendritische Zelle bis zu 3.000 native T-Zellen stimulieren. In einer Studie zur intradermalen Impfung gegen Tollwut (Stemberger o. J.) konnte nachgewiesen werden, dass bereits 1/10 der Dosis zum gleichen Antikörpertiter führt wie die volle Impfdosis i.m. In StroVac® sind 10 inaktivierte Erregerstämme (z. B. Enterokokken/Klebsiella/Proteus) enthalten. Insbesondere Antigene von Klebsiella

pneumoniae werden aufgrund ihrer umfassenden immunogenen Eigenschaften sowohl auf der humoralen als auch auf der zellulären Ebene aktuell erforscht (Rollenske et al. 2018).
Die Anwendung erfolgt „off-label" speziell zur Prävention und Behandlung von Heuschnupfen und rezidivierenden, auch chronischen Infektionen des respiratorischen sowie des urogenitalen Bereichs. Sie dient außerdem zur Umstimmungsbehandlung, z. B. bei Akne, Neurodermitis, Psoriasis, Urtikaria, Alopecia areata. Es werden zwei Behandlungen mit vier Wochen Abstand durchgeführt, dann zur Erhaltung des Langzeiteffekts eine Sitzung alle sechs Monate. Damit kann bereits im Alter von zwei Jahren begonnen werden, um z. B. die Kinder und ihre Familien vor den häufigen respiratorischen Infekten zu schützen. Die gezielte Modulation der mukosalen und lymphatischen Systeme im HNO-Bereich bewirkt zugleich einen Schutz vor Viren und Bakterien, verhindert aber offensichtlich auch allergische Prozesse, die beim Heuschnupfen bzw. beim Asthma zum Tragen kommen.

2.8.4 Naturheilpräparate

Produktgruppe	*Wirkstoffe/Anwendung/Wirkung*
Homöopathische Komplexmittel	Es gibt in Deutschland ein großes Angebot an injizierbaren homöopathischen Komplexmitteln, die indikationsbezogen in der Mesotherapie eingesetzt werden, z. B. der Firmen Infirmarius, Loges, Pascoe, Wiedemann, Hevert, Wala, Weleda, Cefak, North und Heel. Von zahlreichen Herstellern gibt es ausgearbeitete Fachinformationen mit entsprechenden Anwendungshinweisen, wofür die Mittel verwendet werden können. Das erleichtert das Arbeiten insofern, dass nicht unbedingt tiefergehende Kenntnisse der klassischen (Einzelmittel-)Homöopathie erforderlich sind – so wie zur Nutzung einzelner Akupunkturpunkte nicht unbedingt eine komplette Akupunkturausbildung erforderlich ist. Liegen allerdings entsprechende Kenntnisse vor, können sie sicher nutzbringend eingebracht werden. Je höher die Kompetenz des Behandlers in der Auswahl der Präparate und lokalen Applikation, desto besser werden die klinischen Ergebnisse sein. Jeder, der diese Produkte einsetzt, wird schnell von deren Wirksamkeit überzeugt sein. In Frankreich wurde in einigen Mesostudien sogar die Gleichwertigkeit der Therapieergebnisse mit homöopathischen Mitteln im Vergleich zu den „schulmedizinischen" Präparaten nachgewiesen (historische Quellen aus den „Bulletins de la SFM").
Phytotherapeutika	Artischocke, Steinklee, Echinacea, Mistel, Phosphatidylcholin/DC (aus der Sojabohne), Silicea, Fucus, Hedera, Centella asiatica, Coffea, Ginkgo
Organpräparate	Organopeptide, insbesondere Thymuspeptide, z. B. bei Haarausfall
Medizinprodukte	Hyaluronsäure-Gel (unvernetzt), z. B. Hyaluron 2 % von Toskani, immer gemischt mit NCPR 50:50 zur gegenseitigen Stabilisierung (Schutz vor Oxidation und Angriff der Hyaluronidase und zur verbesserten Haltbarkeit im Gewebe) oder Teosyal® PureSense Redensity [I] von Teoxane (Fertigprodukt). Hyaluronsäure (HA) ist ein essenzieller Bestandteil der extrazellulären Matrix und zuständig für die Hydratation der Gewebe. HA kommt nicht nur in der medizinischen Ästhetik zur Verbesserung der Hautqualität ... *(Fortsetzung nächste Seite)*

Naturheilpräparate (Fortsetzung)

Produktgruppe	*Wirkstoffe/Anwendung/Wirkung*
	(Mesolift) zum Einsatz, sondern auch kurativ, z. B. bei degenerativen Wirbelsäulen- und Gelenkerkrankungen, Sportverletzungen, Wundheilungsstörungen und Hauterkrankungen. Durch die starke Wasserbindung entsteht ein „Heilmilieu", das die Regeneration auf der molekularbiologischen und zellulären Ebene wirksam unterstützt. Unvernetzte HA liegt i. d. R. in verschiedenen Molekülgrößen entsprechend der Länge der Zuckerketten vor.
Mineralstoffe	Magnesium, Selen, Zink, einzelne B-Vitamine, z. B. von Hevert
Vitaminpräparate	NCTF® 135/NCPR, B-Vitamine (B1 zur Raucherentwöhnung u. Mückenabwehr*, B6 bei Migräne), Vitamin-B-Komplex, z. B. milgamma® N Injektionslösung oder Toskani Thrinamide, Vitamin C, Vitamin E, Dexpanthenol, Biotin Toskani Vitamin-Komplex BCEA, L-Carnitin, Coenzym Q10. ** Auch Anti-Mücken-Meso: epidermale Ziehtechnik an allen exponierten Stellen mit 10 ml Procain 0,5 % + 0,5 ml Vitamin-B-Komplex*

2.8.5 Regeln bei der Herstellung von individuellen Wirkstoffmischungen

Für die Herstellung von individuellen Wirkstoffmischungen gelten folgende Regeln:

- Maximal drei **allopathische** Substanzen in **Low-Dose**-Konzentration, d. h. entsprechend stark verdünnt zur Anwendung in der Haut, meist 0,1 ml Substanz auf 1 ml Gesamtmenge
- Die Mischungen werden für jeden Patienten unmittelbar vor der Behandlung hergestellt
- Keine Lagerung bei Zimmertemperatur, keine Wiederverwendung
- Notwendige Eigenschaften der Mischungen: wasserlöslich, pH-Wert äquivalent, hautverträglich, niedrig viskös
- Mengen schwanken zwischen 0,2–50 ml (Mesoperfusion)
- Homöopathika, Conjonctyl® (= Toskani Silicor), NCTF® 135/NCPR und Lokalanästhetika können auch unverdünnt eingesetzt werden.

2.8.6 Medikamentenmischungen für Orthopädie und Schmerztherapie

Medikamentenmischungen I		*Menge*
Grundmischung akut	**Lidocain/Procain 1 %**	**2,0 ml**
	Piroxicam	**0,5 ml**
Adjuvante Zusätze	**Traumeel®, Goldampullen Bock** *oder* **Allya®-Injektopas**	**1,0 ml**
Grundmischung chronisch	**Lidocain/Procain 1 %**	**2,0 ml**
	Calcitonin Rotexmedica 100 I.E.	**0,2 ml**
	Pentoxifyllin, Rutinel *oder* **Dicynone®**	**0,5 ml**
Adjuvante Zusätze	**Infi Para H/L Injektion, Dolo Injektopas®, Infi-Vitamin-B15-Injektion**	**1,0 ml**
Intermittierend	**Carboxytherapie, PRP**	

Medikamentenmischungen II		Menge
Misch- oder Übergangsformen	**Lidocain/Procain 1 %**	**2,0 ml**
	Piroxicam	**0,2 ml**
	Calcitonin Rotexmedica 100 I.E.	**0,2 ml**
	Rutinel *oder* **Pentoxifyllin**	**0,5 ml**
Adjuvante Zusätze	**Allya®-Injektopas, Dulcamara Komplex North®** *oder*	**1,0 ml**
	unvernetztes Hyaluron + Polyrevitalizer (= HA-NCPR-Mix)	**0,3 ml**

Medikamentenmischungen III		Menge
Muskuläre Symptomatik + Sehnen(ansätze)	**Grundmischung akut** *oder* **chronisch**	**1,5 ml**
	Muskelrelaxans (Miorel®)	**0,3 ml**
Adjuvante Zusätze	**Maginjectable** *oder* **Spascupreel®, Aletris Komplex North® + Cicuta Komplex North®**	**0,5 ml**
Neuralgische Schmerzen* (z. B. Polyneuropathie, Post-Zoster-Neuralgie, Trigeminusneuralgie, Lumboischialgie, atypischer Gesichtsschmerz)	**Grundmischung chronisch**	**2,0 ml**
	Vitamin-B-Komplex (z. B. milgamma® N Injektionslösung *oder* **Toskani Thrinamide)**	**0,2 ml**
	Dolo Injektopas® *oder* **Gelsemium comp. Hevert Injekt**	**0,5 ml**
Orale (Zusatz-)Medikation	**Duloxetin Tbl., Keltican® forte Kapseln**	

** Hier werden komplexe Mischungen benötigt, u. U. kommt auch eine kurative Mesobotoxbehandlung infrage.*

2.9 GRENZEN UND KONTRAINDIKATIONEN DER MESOTHERAPIE

- **Schlechter Allgemeinzustand**, z. B. bei konsumierenden Erkrankungen
- **Schwangerschaft** (relative Kontraindikation bzw. für bestimmte Medikamente oder Behandlung am Bauch)
- **Schwere Infektions-, Herz-Kreislauf-, Stoffwechsel, Tumor- oder Hauterkrankungen**
- **Allergien, Medikamentenunverträglichkeit, Myasthenia gravis**
- **Spritzenangst**
- **Kinder unter zwei Jahren**
- **Nicht erfolgversprechende Indikationen**, z. B. hochaktive Autoimmunkrankheiten
- **Immunsuppression** nach Chemotherapie oder Organtransplantation (Leukos < 1.000)
- **Ausbleibender Behandlungserfolg** (z. B. nach 5–6 Sitzungen)

2.10 NEBENWIRKUNGEN DER MESOTHERAPIE

- **Gelegentlich Hämatome**
- **Kratzspuren** (bei nicht korrekter Injektionstechnik)
- **Roter oder weißer Dermographismus** (vegetative Zeichen)
- **Allergie oder Medikamentenunverträglichkeit** (anamnestisch auszuschließen)
- **Infektionen** (nicht bei strikter Beachtung der Hygieneregeln)
- **Hautnekrosen** (nicht bei strikter Beachtung der Verdünnungsregeln)
- **Pigmentstörungen** (vor allem, wenn Sonne/Solarium nicht gemieden werden)

Cave: **generell keine Verwendung von Kortison** (Gefahr von Gewebenekrosen oder -atrophien)

Mesotherapie in der Schwangerschaft

2.11 ROTE FLAGGEN BEI RÜCKENSCHMERZEN

Durch strukturierte Anamnese und körperliche Untersuchung sind zunächst rückenferne Schmerzursachen auszuschließen. Rückenbedingte Erkrankungen mit sofortigem Handlungsbedarf (apparative Abklärungsdiagnostik, Facharztüberweisung) sind:

- **Frakturen**
- **Tumoren**
- **Infektionen der Wirbelsäule**
- **Konus-Kauda-Syndrom, fortschreitendes neurologisches Defizit**

2.12 BESONDERHEITEN DER MIGRÄNEBEHANDLUNG

- **Mesotherapie im Schmerzbereich,** Schläfen, okzipital, Carotisprojektion, Baihui-Punkt. Mischung: Procain 1 %, Gelsemium comp. Hevert injekt oder Gelsemium Komplex North®, Rutinel oder Pentoxifyllin, Piroxicam, Miorel®, B-Vitamine (Toskani Thrinamide)
- **Carboxytherapie**
- **Oral:** Vitamin B2 (Riboflavin) 100 mg/tgl. zur Prophylaxe bzw. 1 x 400 mg zur Anfallskupierung, Magnesium, Melatonin 3 mg (nicht retardiert!)
- **Nasenspray zur Anfallskupierung:** Individualanfertigung mit Procain 1 %
- **Kurativ Botulinumtoxin** (Stirn + Glabella), z. B. bei Versagen der Standardmedikation (z. B. Maxalt® lingua) oder Unverträglichkeit der Präventivmedikamente (z. B. Betablocker)

2.13 BEHANDLUNG PSYCHOSOMATISCHER ERKRANKUNGEN

In der Allgemeinpraxis kann von einem mehr als 60%igen Anteil von Erkrankungen mit einem psychosomatischen Hintergrund ausgegangen werden. Die Abbildung 10 veranschaulicht die Injektionspunkte und das Schema der mesotherapeutischen Injektionen bei psychosomatischen Erkrankungen. Da das Akupunkturschema (Abb. 11) z. T. mit dem Mesoschema (Abb. 10) identisch ist, können zunächst als Grundprogramm die Mesoinjektionen gemacht und zusätzlich gezielte Infiltrationen in einige passende Akupunkturpunkte gesetzt werden.

- **Mesoinjektionen** bei: Depressionen, Erschöpfungssyndromen, Burnout, Stressfolgen, Schlafstörungen usw., aber auch als Begleitbehandlung beim klimakterischen Syndrom oder bei chronischen Schmerzzuständen
- **Mesowirkstoffe:** 1 Tropfen (!) Diazepam, Maginjectable, Infidys®-Injektion oder dystoLoges® Inj., Vitamin-B-Komplex (Toskani Thrinamide)
- **Spezielle Burnout-Mesotherapie** mit Tonico-Injeel® N, Cerebrum suis-Injeel®, Neuro-Injeel® + Spascupreel®
- **Allgemeines Injektionsschema** bei psychosomatischen Erkrankungen

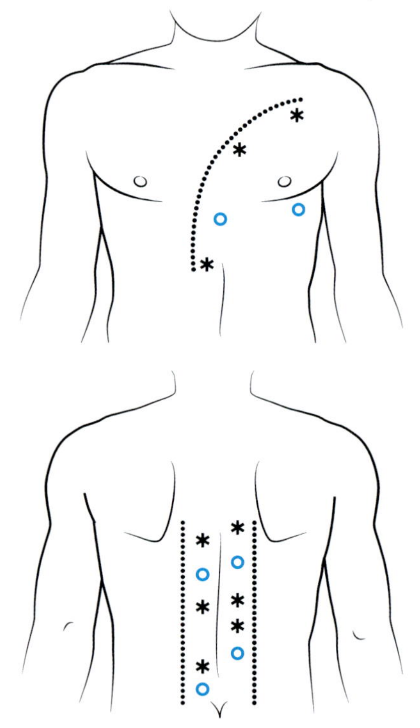

Abb. 10 Behandlungsschema bei psychosomatischen Erkrankungen.

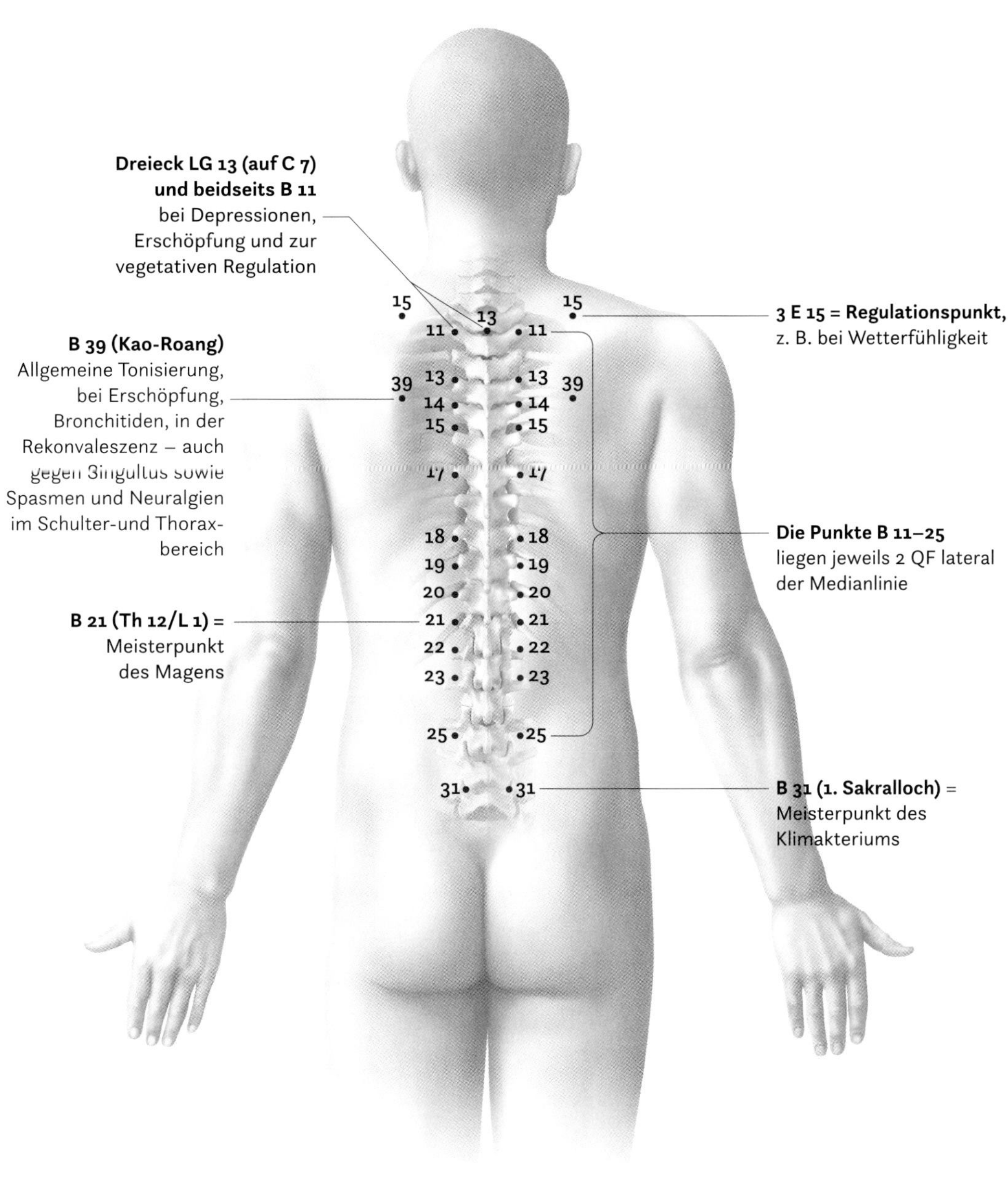

Abb. 11 Wichtige Akupunkturpunkte am Rücken.

2.14 ABRECHNUNG

- Keinerlei Kostenübernahme durch die gesetzliche Krankenversicherung
- Der Behandler muss keine Mehrwertsteuer kalkulieren, wenn es sich überwiegend um die Behandlung von Krankheiten (kurative Intention) handelt. (Das ist anders in der medizinischen Ästhetik und bei Indikationen wie z. B. der Raucherentwöhnung. Dann wird er bei Überschreiten der Kleinunternehmergrenze umsatzsteuerpflichtig.)
- Privatpatienten (Selbstzahler/IGeL) werden nach GOÄ abgerechnet.
- Leistungen der Mesotherapie: GOÄ-Ziffern 252 (auch mehrfach), 266, 267 oder 268, 209. Der Steigerungsfaktor kann von 2,3- bis 3,4-fach gewählt werden (je nach Aufwand und Schweregrad), bei Überschreitung des Regelsatzes mit Begründung.
- Pauschal € 1,– Materialkosten
- Medikamentenkosten (ganze Ampullen)
- Abdingungsvereinbarung bei Steigerungssatz über 3,5 erforderlich
- Kosten für Beratung/Untersuchung
- Offiziell dürfen keine Pauschalen verwendet werden!
- Patientenaufklärung und -einwilligung, Honorarvereinbarung und eventuelle Abdingungsvereinbarung sind vor Behandlungsbeginn vom Patienten zu unterschreiben (Details und Vorlagen: Knoll, Bildatlas der ästhetischen Mesotherapie, 2. Aufl. 2017).

2.15 KURATIVE CARBOXYTHERAPIE

Bei der kurativen Carboxytherapie handelt es sich um eine Anwendung nach dem Reiz-Reaktions-Modell. Das medizinische CO_2-Gas wird zu therapeutischen Zwecken in die Haut bzw. das subkutane Bindegewebe eingebracht. Es dient insbesondere der Schmerzbehandlung. Die Lokal- und Segmentbehandlung über Dermatome ermöglicht eine Tiefenwirkung im Sinne der Reflextherapien. Die Behandlung ist einfach durchführbar und nebenwirkungsfrei. Durch die Bildung eines kurzfristigen Gasödems tritt bei der Insufflation ein leichter Dehnungsschmerz auf. Das Gas wird innerhalb weniger Minuten resorbiert.

2.15.1 Wirkmechanismus

Der Wirkmechanismus beruht auf der Reaktion von CO_2 mit den wässrigen Komponenten im Gewebe und der Bildung von Kohlensäure: $CO_2 + H_2O \rightarrow H^+ + HCO_3^-$. Dadurch sinkt der pH-Wert im Gewebe und simuliert eine Hypoxie. Der Körper reagiert am Wirkort mit einer Vasodilatation, bei Wiederholung sogar mit einer Neoangiogenese. Durch den Bohr-Effekt erfolgt eine vermehrte Sauerstoffabgabe über das Hämoglobin. Das führt wiederum zu einer besseren lokalen Sauerstoffversorgung und einer Anregung des Zellstoffwechsels.

Weitere therapeutische Wirkungen sind Gewebesentsäuerung, Entschlackung und Drainage sowie eine leichte Adipozytolyse. Bei intradermaler Applikation verbessert sich die Hautqualität dank der Regeneration der Kollagenstrukturen insgesamt und der erhöhten Neubildung von Hautkollagenen. Insbesondere ist die Therapie geeignet für schlecht durchblutete Bereiche, z. B. bei Rauchern oder Diabetikern. Schmerzen werden durch eine direkte Blockade von Schmerzrezeptoren gelindert.

2.15.2 Anwendung

Empfohlen wird das Dolormed Koffergerät DIN EN ISO 17664, 2004: CE 0494, welches universell einsetzbar ist: in der Schmerzbehandlung, Allgemeinmedizin, Dermatologie sowie in der medizinischen Ästhetik (Abb. 12). Es ist zu beziehen über *www.mesotherapie-shop.de*.

Da das Gerät aus deutscher Produktion stammt, besteht ein Gaslieferservice für steriles medizinisches CO_2. Eine Füllung reicht jedoch sehr lange, für ca. 6.000 Behandlungen! Der Gasfluss wird über die gewählte Nadeldicke und die Dauer des Drucks auf den Auslösehebel gesteuert. Die Injektionsdauer beträgt 1–5 Sekunden. Kanülen werden je nach Indikation und Lokalisation gewählt, z. B. Microlance® 0,3/0,4 x 13 mm oder Mesotherapie-Kanülen 4 mm (0,3–0,29–0,26–

0,23). Sie werden einfach (fest) aufgesteckt. Wichtig: Erst durchspülen, um die Luft aus dem System zu entfernen, dann in die Haut einstechen und „Gas geben"!

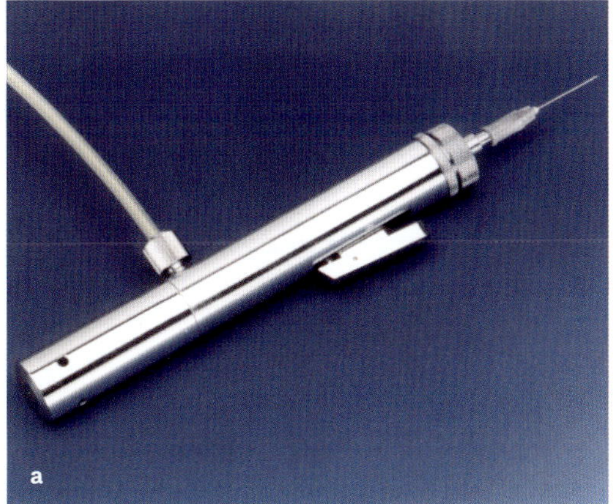

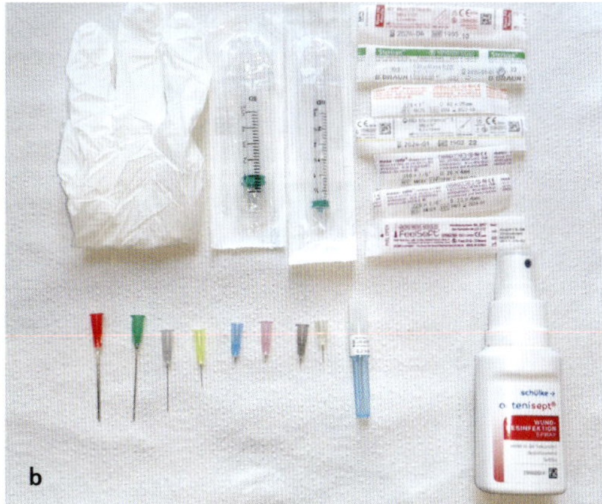

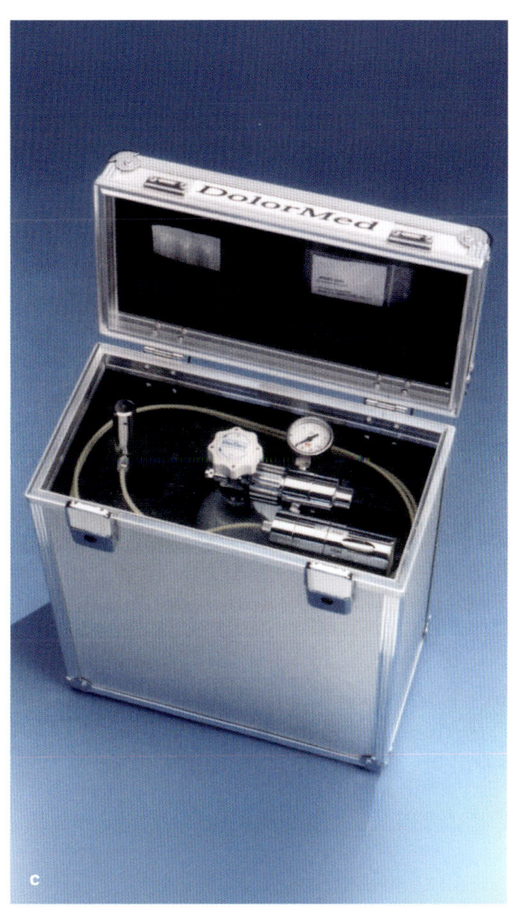

Abb. 12 Für die Carboxytherapie benötigtes Material: Handstück mit Auslösehebel (a), Nadelauswahl (b), Dolormed Koffergerät DIN EN ISO 17664, 2004: CE 0494 (c).

Carboxytherapie – Bauch

Carboxytherapie – Oberschenkel

Carboxytherapie – Augen

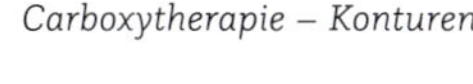

Carboxytherapie – Konturen

2.15.3 Nebenwirkungen und Kontraindikationen

Kontraindikationen sind nicht beschrieben. Die Gefahr einer Gasembolie besteht nicht. Das Gas wird rasch resorbiert und abgeatmet. Systemische Nebenwirkungen (Bradykardie, Allergie, Hypotonie) treten nicht auf. Die Behandlung dauert nur wenige Minuten und der Patient ist danach voll belastbar und auch fahrtauglich. Lokale Nebenwirkungen sind lediglich leichter Schmerz, Brennen und eine kurzfristige Hautrötung. Das Gasödem verschwindet nach ca. fünf Minuten. Kleine Hämatome können entstehen, vor allem bei subkutaner Injektion. In seltenen Fällen kann es zu länger anhaltenden Schwellungen kommen.

2.15.4 Behandlungsindikationen in der Allgemeinmedizin und Schmerztherapie

- Lokalisierte, insbesondere chronische Schmerzzustände im Bereich des Bewegungsapparats
- Kopfschmerzen
- Lokale Durchblutungsstörungen, z. B. venöse Insuffizienz
- Narben und Striae
- Wundheilungsstörungen
- Gut geeignet auch zur OP-Vorbereitung bei Risikopatienten

2.15.5 Behandlungsprotokoll und Kosten

Insgesamt sind je nach Schweregrad der Veränderungen 2–10 Behandlungen notwendig. Zwischen den Sitzungen sind 14-tägige Intervalle einzuhalten. Eine Kombination mit klassischer Mesotherapie ist jederzeit möglich und empfohlen!

- Keinerlei Kostenübernahme durch die gesetzliche Krankenversicherung
- Privatpatienten (Selbstzahler/IGeL) nach GOÄ
- Kosten pro Einzelbehandlung/Region: € 20–40,–
- Leistungen nach GOÄ-Ziffern 252, 303* (auch mehrfach), 266 oder 267
- + pauschal € 1,– Materialkosten

** GOÄ-Ziffer 303: Punktion einer Drüse, eines Schleimbeutels, Ganglions, Seroms, Hygroms, Hämatoms oder Abzesses oder oberflächiger Körperteile (Steigerungssatz 2,3-fach: € 10,72; 3,5-fach: € 16,31)*

› Bitte stets beachten!

1. **Jede Injektion ist juristisch eine „vorsätzliche gefährliche Körperverletzung" und wird erst durch die Aufklärung und Zustimmung des Patienten und die Lege-artis-Ausführung zur „Therapie".**
2. **Die schwerwiegendste Komplikation ist eine Infektion, daher Reinigung und Desinfektion bei allen Injektionen!**
3. **Die Haut kann nicht keimfrei gemacht werden!**
4. **Durch Anspannen der Haut können Einstichschmerz, Verletzungen bzw. Hautstanzzylinder vermindert werden.**
5. **Die Wirkungsstärke der Lokalanästhesie entspricht nicht der Menge des Lokalanästhetikums, sondern der Genauigkeit der Injektion.**

Tue weniger und erreiche mehr!
— *Vedische Weisheit*

Kompendium der kurativen und präventiven Mesotherapie

Praxis

Akne (juvenil und adult)

Follikulitis

Technik	*Beispiel von Lösungsmischungen*	*Menge*
EZT, P, I	**Purifying Cocktail**	**0,5 ml**
	Asiacen (Efeu, Centella, Fucus)	**0,5 ml**
	Silicor (Silicea)	**0,5 ml**
	Cudenox (Retinol)	**0,2 ml**
	Hyaluron-Revitalizer z. B. NCPR + HA MW 2 % *oder*	**0,3 ml**
	Teosyal® PureSense Redensity [I]	

Bemerkungen:
Die Ziehtechnik von Hand sollte im Gesicht bzw. bei ästhetischen Indikationen nur wirklich erfahrenen Therapeuten vorbehalten sein, da es häufig zu unerwünschten Kratzspuren kommen kann. Pusteln dürfen nicht angestochen werden.

Vor der Behandlung sollte ggf. eine Anästhesiecreme aufgetragen werden und einwirken. Zuerst wird eine flächige Abdeckung mit epidermaler Nappage im gesamten betroffenen Bereich mit dem Injektor vorgenommen. Die oberflächlich aufliegenden Tröpfchen ziehen innerhalb weniger Minuten komplett in die Haut ein und bleiben dort lange wirksam. Es kommt nur zu minimalen Blutungen, sog. Needle-Point Bleedings. Keine Downtime! Abschließend werden Infiltrationen in die am stärksten betroffenen Bereiche gesetzt. Im Anschluss wird für fünf Minuten eine beruhigende Maske (z. B. Balea Aqua Tuchmaske) aufgelegt. Sonnenexposition ist zu vermeiden bzw. eine Creme mit hohem Lichtschutzfaktor zu verwenden! Wenn nötig, wird auf dem Rücken oder dem Dekolleté ca. zwei Wochen später die Behandlung wiederholt.

Es ist sehr vorteilhaft, die Mesotherapie mit einem kurzen Mesopeel zu beginnen bzw. zeitversetzt mit einer regelmäßigen kosmetischen Ausreinigung zu kombinieren. Eine passende dermatokosmetische Hautpflege ist ebenso zu empfehlen wie eine ergänzende Gabe von Zink (z. B. Unizink® 50, 2 x 2 Tbl./tgl.) und die Vermeidung evtl. auslösender oder verstärkender Faktoren (Medikamente, mechanische Manipulationen). Auch die Mikrovakzination zur antibakteriellen Immunstimulation ist sinnvoll (s. S. 132). (Zu Mesopeel und der speziellen Behandlung der Rosazea s. Knoll 2017, S. 142 f.).

Häufigkeit:
Im Schnitt eine Sitzung pro Monat über drei Monate – falls mehrere Bereiche betroffen sind, auch öfter.

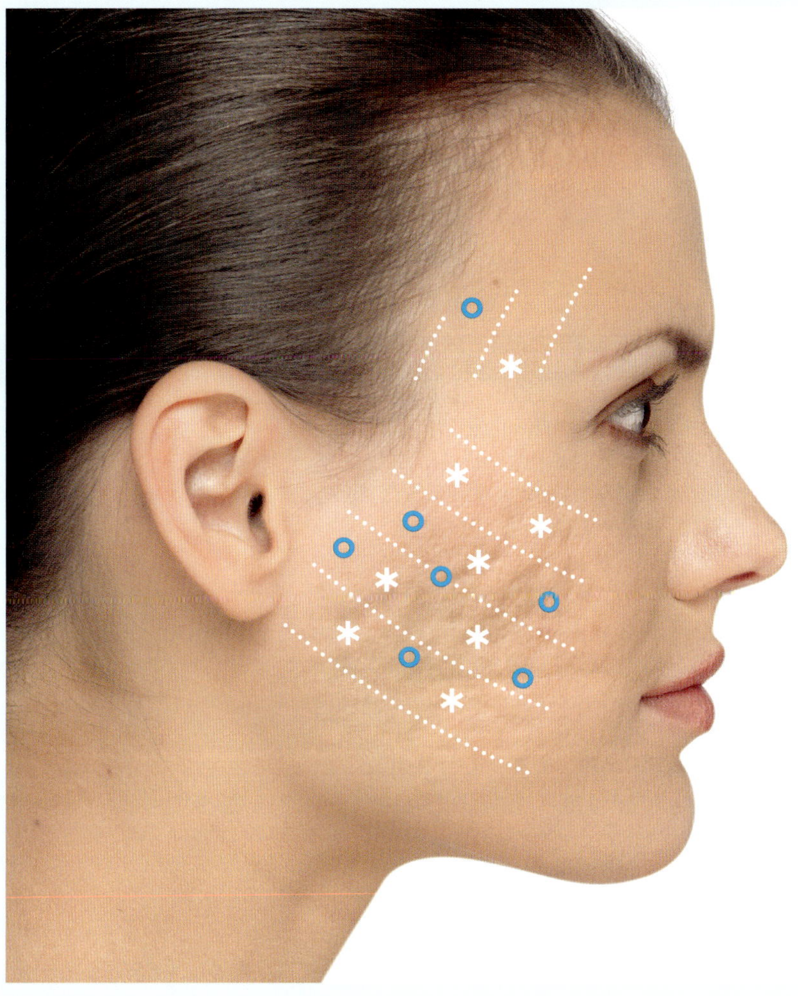

- Epidermale Ziehtechnik (EZT)
- Papel (P)
- Infiltration (I)

Akroparästhesie der Hände

Raynaud-Syndrom

Technik	Beispiel von Lösungsmischungen	Menge
EZT, I	**Procain 2 %**	**0,5 ml**
	Pentoxifyllin	**0,5 ml**
	Miorel® *oder* **Maginjectable**	**0,3 ml**
	Infi-Secale-Injektion	**0,5 ml**

Bemerkungen:
Es werden kleine und langsame Infiltrationen jeweils in die Haut über den Pulsen gesetzt. Sowohl der Handrücken als auch palmar wird behandelt. Da Stiche an den sehr empfindlichen Händen nur schlecht toleriert werden, kommen schwerpunktmäßig die schmerzlosen epidermalen Techniken zum Einsatz.

Für die Einzelstiche ist ein Nadelwechsel auf eine dünne Nadel nötig (z. B. TSK The Invisible Needle™ oder zumindest Mesorelle®-Kanülen 0,23 x 4 mm). Die Invisible Needle™ ist die dünnste Nadel auf dem Markt mit einem Durchmesser von nur 0,2 mm. Sie ist aber nur für den manuellen Gebrauch (9 mm lang, verbiegt leicht) geeignet und benötigt eine Fixierung, d. h., es muss eine Luer-Lock-Spritze verwendet werden. Oral kann mit Secale cornutum D6 unterstützt werden – anfangs 3 x 3 Globuli/tgl., dann bei Bedarf.

Häufigkeit:
Je nach Bedarf monatsweise.

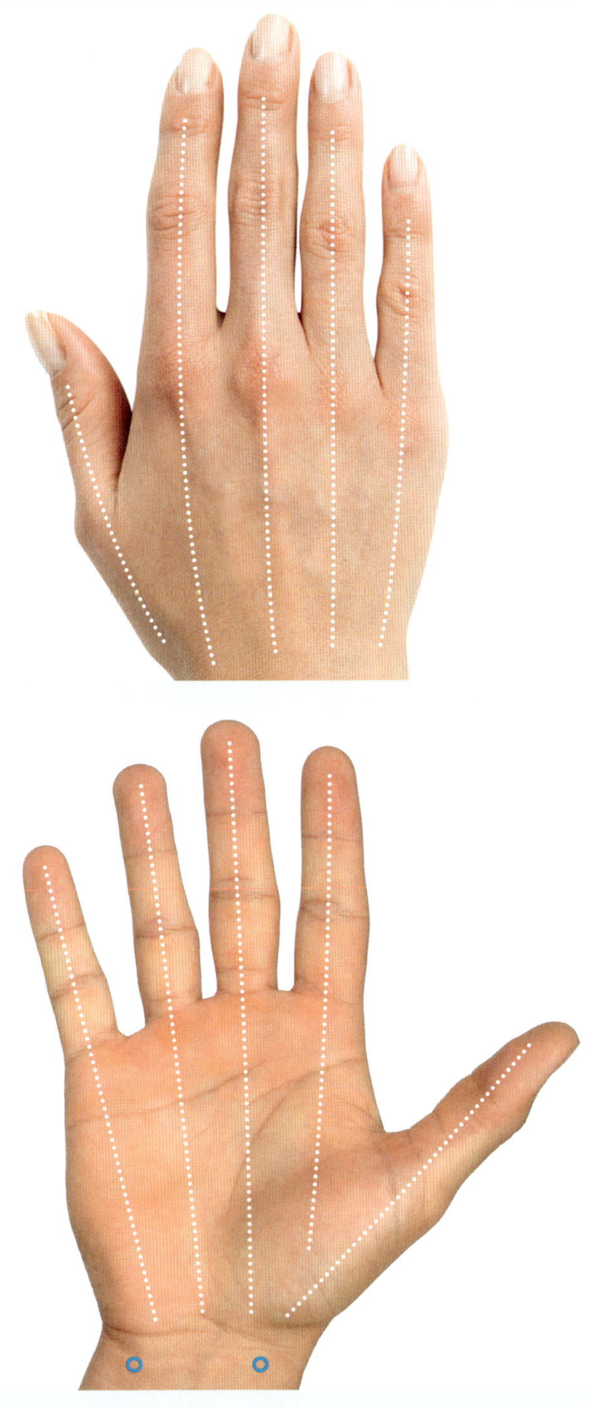

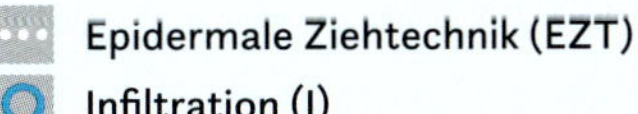
Epidermale Ziehtechnik (EZT)
Infiltration (I)

Akrozyanose

(s. a. Mesodrain S. 128)

Technik	Beispiel von Lösungsmischungen	Menge
EZT, P, I	**Procain 1 %** **venoLoges® Injektionslösung** **Infi-Vitamin-B15-Injektion N** **Pentoxifyllin**	**2,0 ml** **1,0 ml** **1,0 ml** **2,0 ml**

Bemerkungen:
Patienten, die bei der Anamnese über ein Schweregefühl der Beine – vor allem am Abend – klagen, verspüren nach der Behandlung eine sofortige Besserung der Symptome und manchmal eine Erwärmung der Extremitäten. Dies ist eine der spektakulären Behandlungen in der Mesotherapie.

Häufigkeit:
Eine Sitzung pro Monat für die ersten zwei Monate, dann quartalweise.

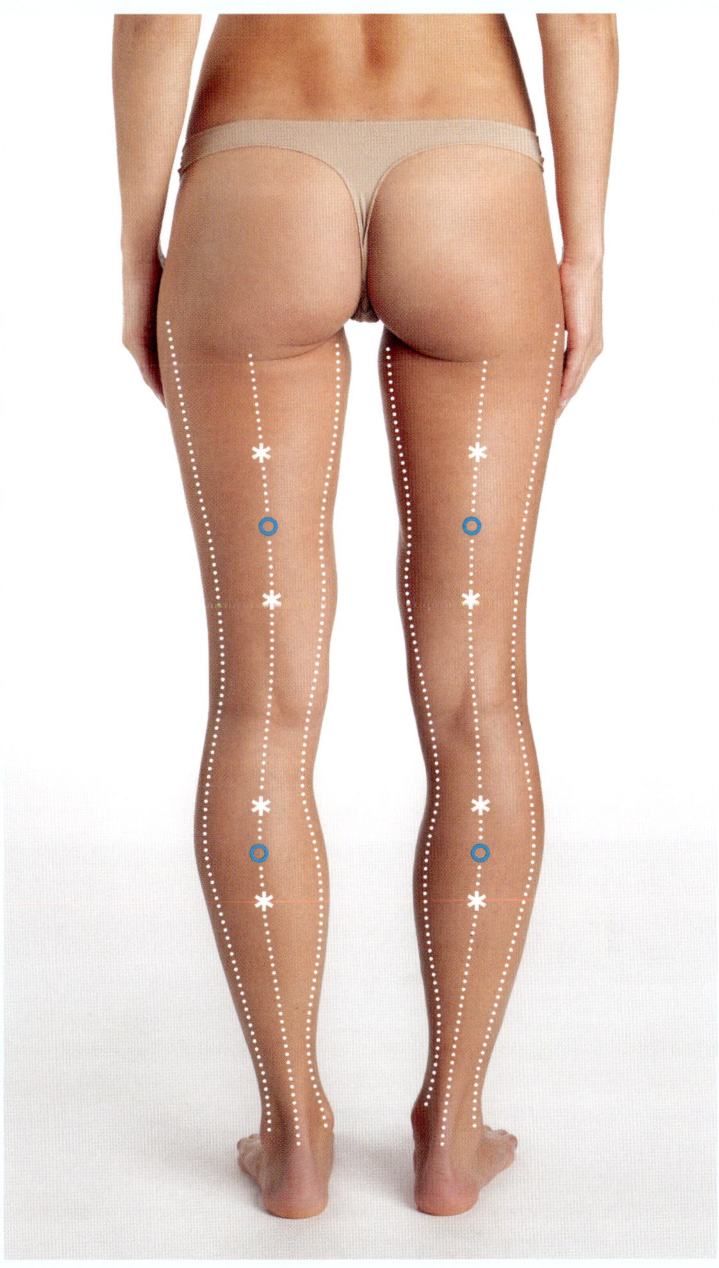

Epidermale Ziehtechnik (EZT)
Papel (P)
Infiltration (I)

Alopecia androgenetica (Mann/Frau)

Haarausfall, telogenes Effluvium
Meso-Hair-Behandlung

(s. a. Alopecia areata S. 32)

Technik	*Beispiel von Lösungsmischungen*	*Menge*
EZT, I	**Procain 2 %** **Hair Cocktail Plus** Bei schweren Formen: **+ Thymusextrakt** Bei fibröser Kopfhaut: **+ Pentoxifyllin**	**0,2–0,3 ml** **2,0–3,0 ml** **0,3 ml** **0,3 ml**
	Alternativ: **PRP (ohne Procain!)** *oder* **Fertigcocktail HCPR mit u.a. synthetischen Wachstumsfaktoren**	**2,0–3,0 ml**

Bemerkungen:
Pro Sitzung werden 2–6 ml appliziert, je nach Ausdehnung und Schweregrad. Hair Cocktail Plus ist aufgrund des Gehalts an Antiandrogenen in der Schwangerschaft kontraindiziert, aber ansonsten der Standardcocktail bei dieser Indikation. Die Behandlung ist bei Männern und Frauen jeden Alters erfolgreich (70–80 %), und, wie in unserer DGM-Studie nachgewiesen, unschädlich und vom Effekt her der viel aufwendigeren PRP-Behandlung vergleichbar (Hundgeburth & Knoll 2018). Voraussetzung sind lediglich noch existierende Haarwurzeln, d. h. bei Glatzenbildung ist kein Erfolg mehr zu erwarten.

Unverständlicherweise gilt in der Schulmedizin immer noch Minoxidil als Standard und beim Mann das systemisch wirksame und daher häufig abgelehnte Antiandrogen Propecia®. Da der Patient/die Patientin sich hiermit täglich selbst behandeln muss, stellt das schulmedizinische Konzept eine deutliche psychische Zusatzbelastung dar. Nur bei längeren Behandlungsunterbrechungen oder bei ausdrücklichem Wunsch nach zusätzlichen Eigenmaßnahmen kann die Anti-hair loss lotion von Toskani empfohlen und 1-mal tgl. einmassiert werden.

Da es sich beim erblichen Haarausfall um keine Krankheit handelt, auch wenn der psychische Druck noch so groß ist, übernimmt eine Krankenversicherung nur selten die Kosten. Darüber sollte gleich am Anfang aufgeklärt werden.

Unbedingt an die Fotodokumentation vom Ausgangszustand denken!

Häufigkeit:
Anfangs eine Sitzung pro Woche (6-mal), bei HCPR alle zwei Wochen (6-mal) und bei PRP einmal monatlich (3-mal, dann alle 3–6 Monate). Zur Erhaltung ist eine mesotherapeutische Sitzung monatlich angezeigt, denn in den meisten Fällen ist aufgrund der genetischen Belastung (Ausprägung der Hormonrezeptoren an den Haarwurzeln) eine langjährige Meso-Hair-Behandlung notwendig.

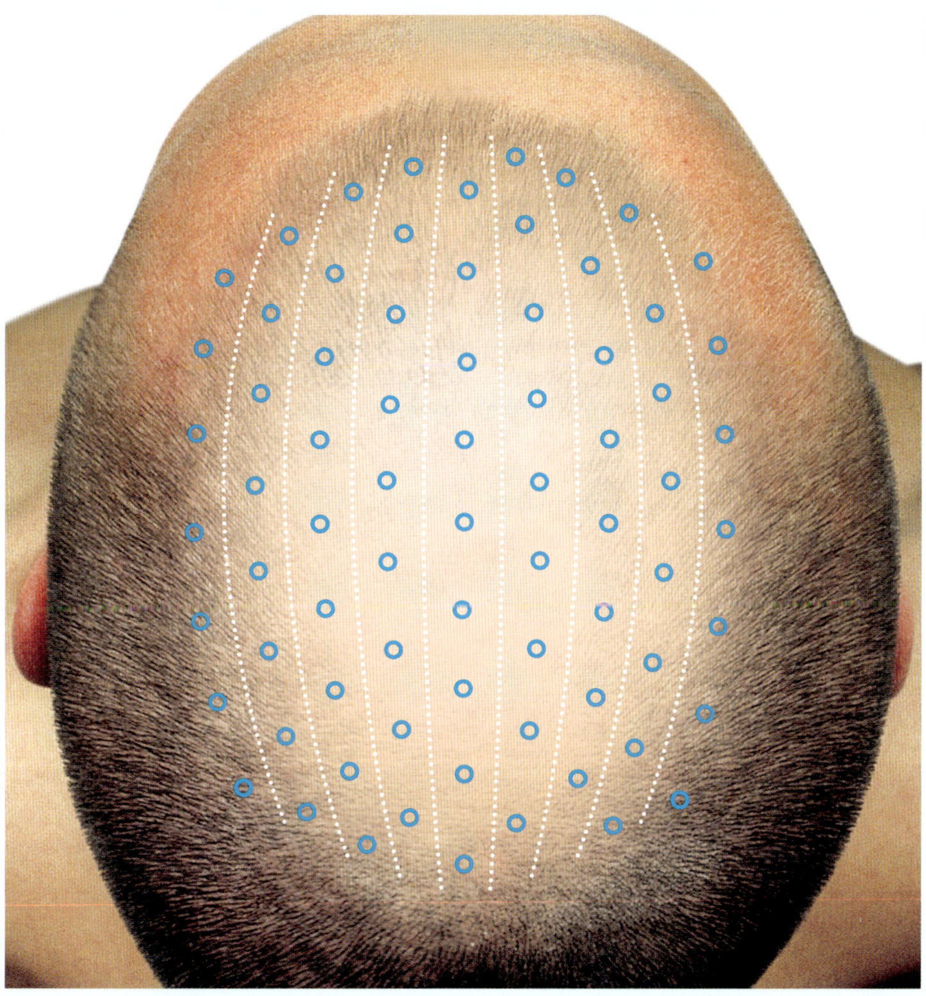

Epidermale Ziehtechnik (EZT)
Infiltration (I)

Alopecia areata

(s. a. Alopecia androgenetica S. 30)

Technik	Beispiel von Lösungsmischungen	Menge
1. Sitzung P	**Triam Injekt® 40 mg** *oder* **Volon® A 40** **Procain 2 %**	**0,5 ml** **1,0 ml**
2. Sitzung EZT, P	**Procain 2 %** **HCPR** *oder* **Hair Cocktail Plus**	**0,3 ml** **3,0 ml**
Weitere Sitzungen P	**PRP** *(Platelet Rich Plasma, s. Knoll 2017, S. 154 ff):* > Diese spezielle Eigenblutbehandlung ist stets möglich, auch von Anfang an. Es wird mit Patientenserum behandelt, das durch Zentrifugieren und Aufbereiten mit Thrombozyten angereichert ist. Diese setzen kontinuierlich körpereigene Wachstumsfaktoren frei, die die in der Ruhephase befindlichen Haarfollikel zu erneutem Wachstum anregen. PRP darf auf keinen Fall mit HCPR gleichzeitig appliziert werden (immunologische Unverträglichkeitsreaktionen wären möglich!).	**3,0 ml**

Bemerkungen:
Die Behandlung erfolgt intraläsionär. Die angegebenen Mengen beziehen sich auf einen ausgedehnten Befund.

Da es sich um eine Autoimmunerkrankung handelt, wird ausnahmsweise und nur in schweren Fällen ein Glukokortikoid in Mesotechnik verabreicht. Es kommt sonst nur noch beim Keloid lokal zum Einsatz. Die Gefahr bei lokalen Kortisoninjektionen in Haut und Bindegewebe liegt bei anderen Indikationen im Risiko der Gewebeatrophie oder gar Nekrosenbildung. Alternativ kann auch eine Mikrovakzination vorgenommen werden (1–2 ml der Verdünnung in Quaddeltechnik im betroffenen Bereich).
Je ausgedehnter die kreisrunden Zonen sind, desto aktiver ist das autoimmune Geschehen, desto schwieriger und langwieriger ist die Behandlung. Begleitsymptome sind häufig der Verlust von Augenbrauen oder anderer Körperbehaarung. Im Prinzip handelt es sich um ein reversibles Geschehen, d. h., der Haarausfall zerstört i. d. R. nicht die Haarwurzel. Ausnahmen mit irreversiblem Haarverlust sind die seltenen Formen der frontal fibrosierenden Follikulitis oder die Pseudopelade Brocq (Alopecia atrophicans), bei denen bisher keine Behandlung erfolgversprechend ist. In solchen Extremfällen wie auch bei der Alopecia (sub)totalis wird eine Perückenversorgung von den Krankenkassen übernommen. Systemisch unterstützend sind regelmäßige Horvi-Injektionen i.m. (Horvitrigon forte und Horvi C 300 abwechselnd, 1-mal/Woche). Wichtig ist auch die psychische Unterstützung bei dem hier vorherrschenden hohen Leidensdruck! Oft ist ein langfristiger Behandlungszeitraum notwendig.

Häufigkeit:
Eine Sitzung pro Monat, bei PRP auch in zweimonatigem Turnus.

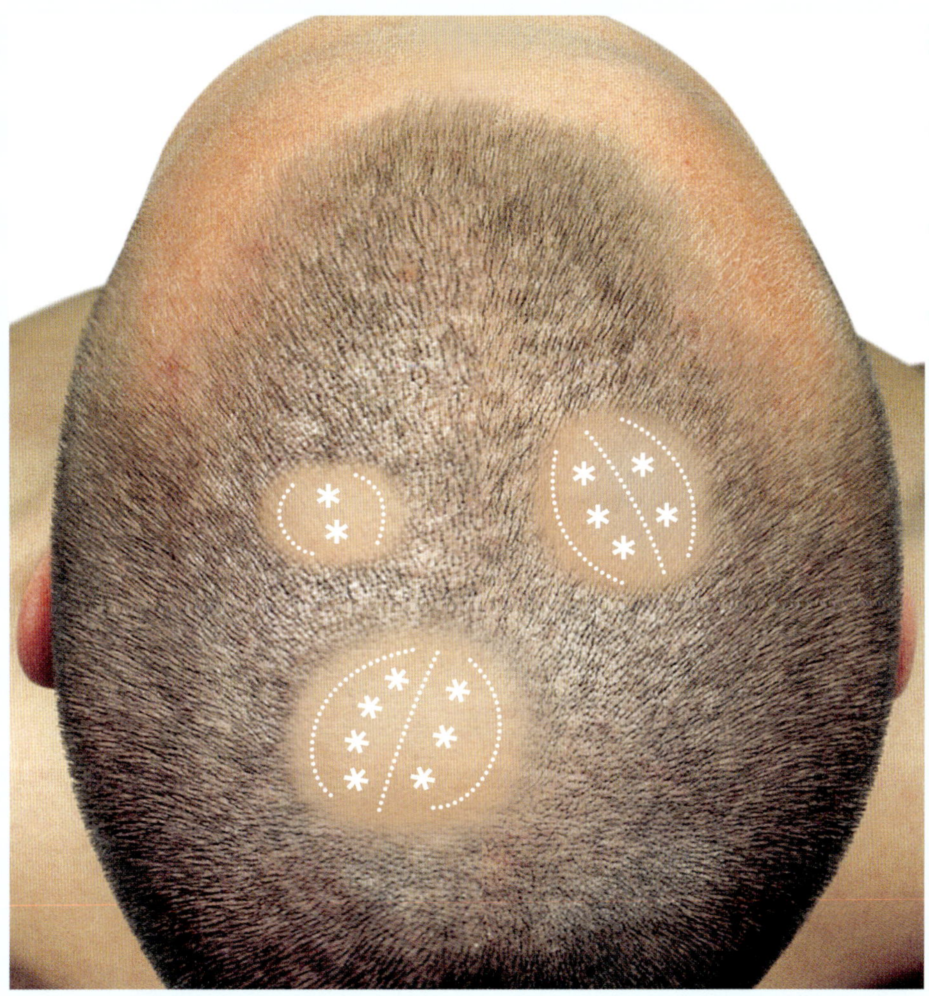

Epidermale Ziehtechnik (EZT)
Papel (P)

Altersbeschwerden

Geriatrische Multimorbidität (Arthrose, Diabetes, Durchblutungsstörungen, Osteoporose u. a.)

(s. Alterssichtigkeit S. 62, Hautalterung S. 130, Schwerhörigkeit S. 174)

Technik	*Beispiel von Lösungsmischungen*	*Menge*
EZT, P, I	**Procain 2 %**	**1,0 ml**
	Wiedemann Homöokomplex® R + T (Mann) bzw. R + O (Frau) je	**1,0 ml**
	Infi-Vitamin-B15-Injektion N	**1,0 ml**
	Pentoxifyllin	**1,0 ml**
	Piroxicam	**0,3 ml**

Bemerkungen:
Wenn nötig, sollte dieser systematischen Behandlung die gezielte lokale Behandlung weiterer Beschwerden oder Schmerzen hinzugefügt werden.

Essenziell sind in der Geriatrie zur Sicherung der Lebensqualität Einsparungen bei der oralen Medikamentengabe, die bei oft vorliegender Multimorbidität durch unberechenbare Interaktionen und Nebenwirkungen großen Schaden anrichten kann.

Eine sehr wirksame und risikoarme Hilfe ist auch eine Kur mit Ozon-Sauerstoff (große Eigenblutbehandlung, 2-mal/Woche, 6–10-mal insgesamt). Anschließend wird noch ein Vial Pascorbin® 7,5 g (Vitamin C) in 100 ml NaCl oder Ringerlösung infundiert. Die ambulante Antiaging-Kur ist perfekt, wenn noch 10–15 Thymus-Spritzen i.m. (5-mal/Woche) dazu kombiniert werden. Die Autorin verfügt hier über Erfahrungen mit (Krebs-)Patienten, die diese Regenerationsbehandlung schon 30 Jahre lang regelmäßig ein- bis zweimal im Jahr wahrnehmen. In Zeiten der hohen Ansprüche an die Lebensqualität, Lebenserwartung und die ästhetische Selbstoptimierung bietet sich hier ein optimales Angebot in der Selbstzahlermedizin.

Häufigkeit:
Alle drei Monate Mesotherapie, ein- bis zweimal im Jahr die Kur.

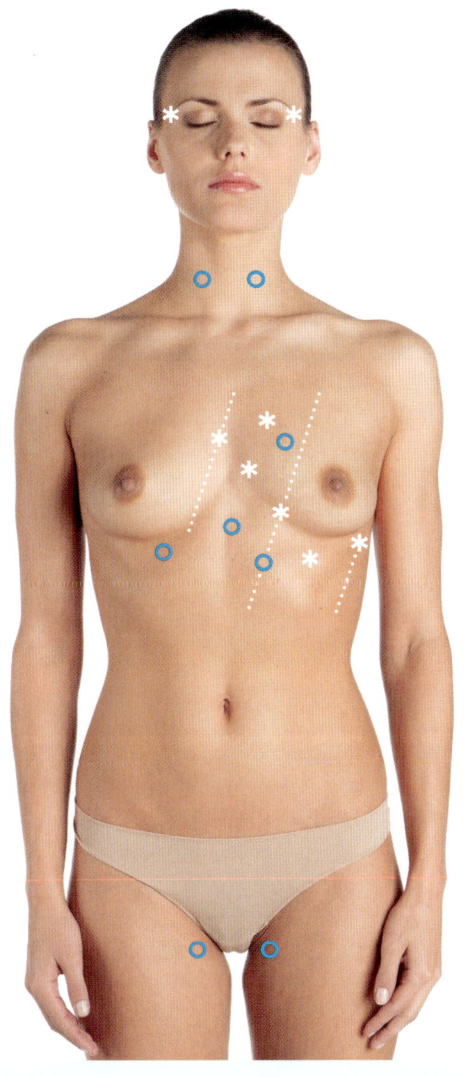

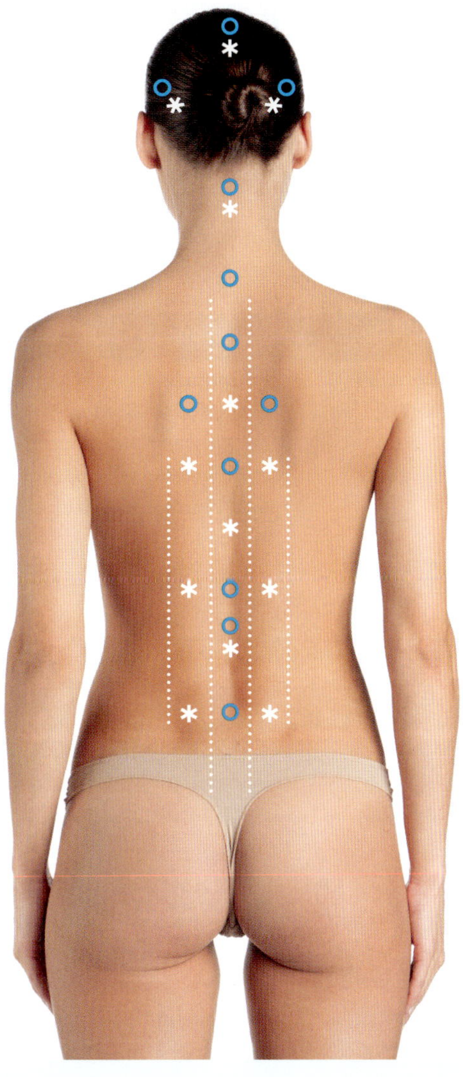

Epidermale Ziehtechnik (EZT)
Papel (P)
Infiltration (I)

Analerkrankungen

Analfissur, Analthrombose, Hämorrhoiden, Pruritus ani

Technik	*Beispiel von Lösungsmischungen*	*Menge*
Spritze 1 **EZT, P, I**	**Procain 2 %** **Rutinel** *oder* **Dicynone®** **Bei Juckreiz: DM-Silk** **Bei Thrombose: Heparin** **Bei Fissuren: Piroxicam** *und/oder* **Miorel** **Asiacen**	**0,3 ml** **0,3 ml** **0,3 ml** **0,3 ml** **0,3 ml** **0,2 ml**
Spritze 2 **Q**	**Lokale Mikrovakzination zur Immunmodulation**	**0,3 ml**

Bemerkungen:
Soweit kein chirurgischer Eingriff bzw. eine proktologische Behandlung notwendig sind, kann die Mesotherapie eingesetzt werden. Sie ist in diesem Bereich wirksam unter der Bedingung, dass zuvor Oxyuriasis, chronisch-entzündliche Darmerkrankungen, Tumoren usw. ausgeschlossen wurden.
Die subkutanen Infiltrationen werden in Steinschnittlagerung in den „vier Himmelsrichtungen" der Analregion durchgeführt, und zwar in der pigmentierten Zone, nachdem diese mit der linken Hand geglättet wurden – so, wie bei der Mesotherapie generell mit einer Hand die Haut gespannt werden sollte, wenn kein Injektionsgerät mit auswechselbarem Abstandhalter benutzt wird. Die Behandlungsmethode ist auch im Notfall während einer akuten Hämorrhoidalkrise sehr wirkungsvoll, weil sie sofort schmerzstillend und häufig auch dauerhaft antispastisch wirkt.

Proktologen, die diese Behandlung ausprobiert haben, übernehmen sie sehr schnell. Der therapeutische Erfolg – hier wie anderswo – entbindet nicht von notwendigen Spezialuntersuchungen wie Proktokopie, Rektoskopie usw.

Zur Akuthilfe bei krampfartigen Schmerzen oder Fissuren kann auch im Analbereich Nitrolingual® Spray eingesetzt werden, bei chronischen Prozessen topische Kalziumantagonisten (Nifedipin oder Diltiazem), bei Therapieresistenz auch Mesobotox.

Häufigkeit:
Bei Bedarf und Wiederholungssitzungen, wenn nötig, im monatlichem Abstand.

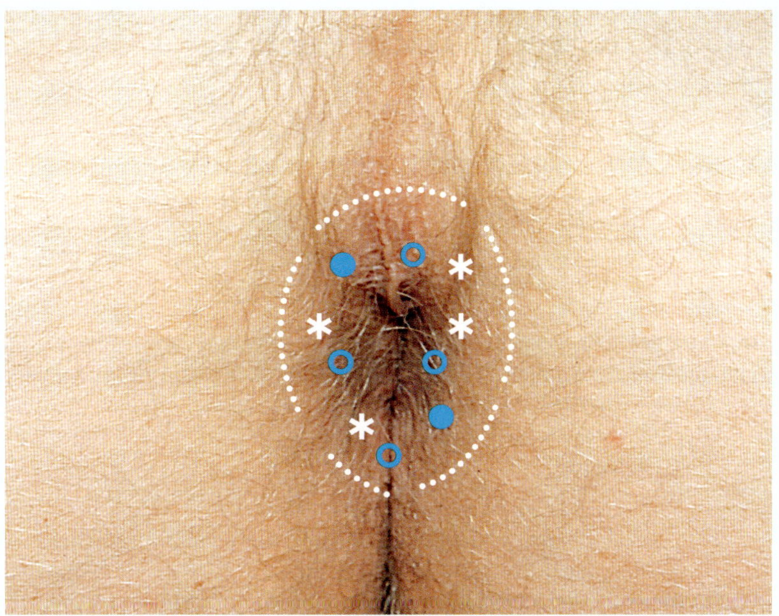

- Epidermale Ziehtechnik (EZT)
- Papel (P)
- Infiltration (I)
- Quaddel (Q)

Anosmie (Verlust des Geruchssinns)

(s. a. Rhinitis S. 178)

Technik	Beispiel von Lösungsmischungen	Menge
Spritze 1 **EZT, P, I**	**Procain 2 %** **Piroxicam** **Rutinel**	**0,5 ml** **0,1 ml** **0,2 ml**
Spritze 2 **Q**	**StroVac® verdünnt 1 : 20** *Es werden insgesamt 3 Quaddeln von Hand rechts und links lateral und oberhalb der Nase gesetzt*	**0,2 ml**

Bemerkungen:
Die Mesoinjektionen werden entlang der Nase gespritzt. Von der Nase besteht eine direkte Verbindung über die Regio olfactoria zum Gehirn und seinen Strukturen, wie z. B. der Hypophyse. Das erklärt, warum die Nasenwurzel bzw. der Punkt zwischen den Augenbrauen (analog zum indischen Bindi) mitbehandelt wird, wenn zentralregulatorische Wirkungen erreichen werden sollen.

Bei jeder Anwendung eines Impfstoffs in der Mesotherapie ist die intrakutane, von Hand gesetzte Quaddel empfehlenswert, auch wenn dies ein wenig schmerzhaft ist. Die Quaddel garantiert eine lange Wirkdauer aufgrund der sehr langsamen Elimination aus der Epidermis. Die Immunzellen der Haut haben Zeit, die Antigeninformationen aufzunehmen und zu verarbeiten. Häufig ist die Anosmie Folge viraler Infektionen – daher der immunologische Ansatz.

Häufigkeit:
Ein- bis zweimal im Jahr.

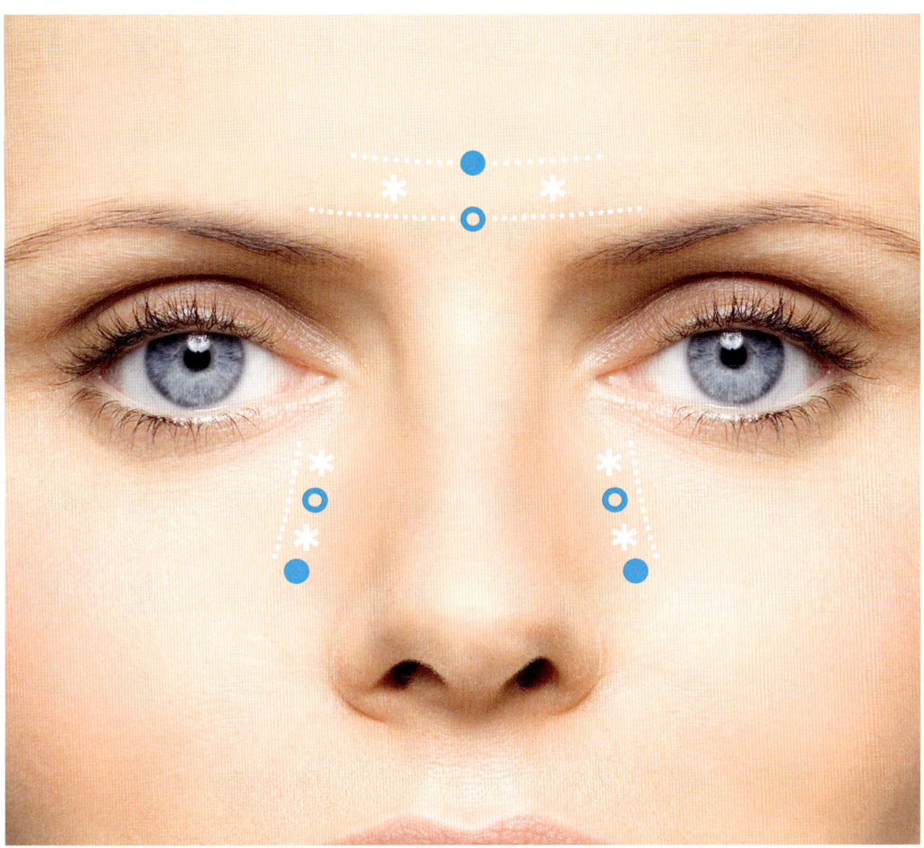

- Epidermale Ziehtechnik (EZT)
- Papel (P)
- Infiltration (I)
- Quaddel (Q)

Anti-Mücken-Meso

Prävention von Mückenstichen

Technik	*Beispiel von Lösungsmischungen*	*Menge*
EZT	**Procain 0,5 %** *(oder entsprechende Verdünnungen höherprozentiger Lösungen) und/oder* **Silicor** **milgamma® N Injektionslösung** *oder* **Thrinamide**	**9,0 ml** **1,0 ml**

Bemerkungen:
Auch die Anti-Mücken-Mesotherapie haben wir Dr. Pistor zu verdanken, der in seiner Pariser Praxis von Damen der Gesellschaft die positive Rückmeldung über eine unbeschwerte Safari erhielt – dank seiner vorhergehenden Schmerzbehandlung mit B-Vitaminen. Durch einen Fernsehbeitrag und das Internet hat diese Behandlung einige Berühmtheit erlangt und wird in der Praxis regelmäßig nachgefragt – besonders, wenn gerade eine Mückenplage grassiert. Für den Erfolg spricht, dass dieselben Patienten, Kinder und Erwachsene, sich jedes Jahr aufs Neue vorstellen.

Die prophylaktische Behandlung wird ausschließlich in der epidermalen Ziehtechnik an allen exponierten Körperbereichen durchgeführt, wie immer unblutig, schmerzlos und ohne Kratzspuren zu hinterlassen. In der oberflächlichen Hautschicht haften die Wirkstoffe sehr lange und diffundieren nur sehr langsam ab. Der Effekt entspricht dem Tätowieren, nur dass keine Pigmente, sondern pharmakologisch aktive Wirkstoffe eingesetzt werden.

Ausschlaggebend für den Erfolg ist der intensive Geruch des B-Vitaminkomplexes, der sechs Wochen anhält, nicht abwaschbar ist und eine abschreckende Wirkung auf Stechinsekten auszuüben scheint. Durch eine orale Einnahme von B-Vitaminen ist eine derartige Ausdünstung über die Haut nicht zu erzielen.

Dabei sei bemerkt, dass der Schutz eigentlich nur für heimische Stechmücken gedacht ist, bei tropischen Mücken mit eventueller Malariaübertragung sind zusätzlich die üblichen Vorsichtsmaßnahmen zu ergreifen. Desgleichen kann nicht von einem Schutz gegen Zeckenstiche ausgegangen werden. Als Repellent empfehlenswert ist Soventol® protect, welches als relativ unschädlich gelten kann.

Häufigkeit:
Wenn die Wirkung nach 4–6 Wochen nachlässt, kann bei Bedarf die Behandlung beliebig oft wiederholt werden.

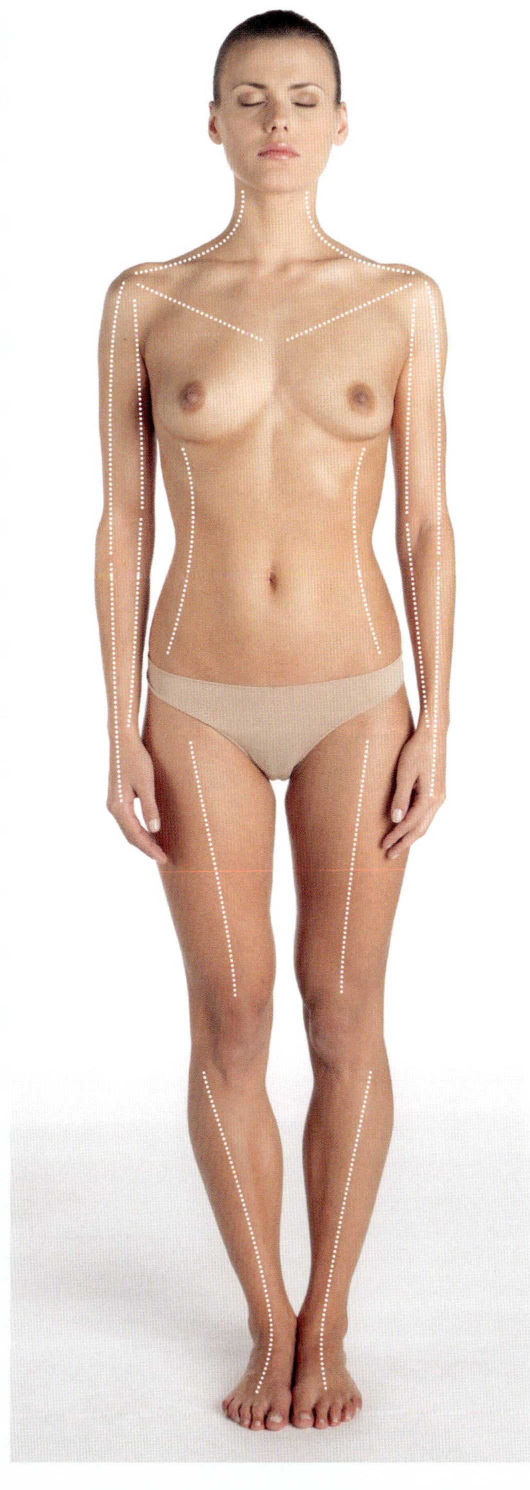

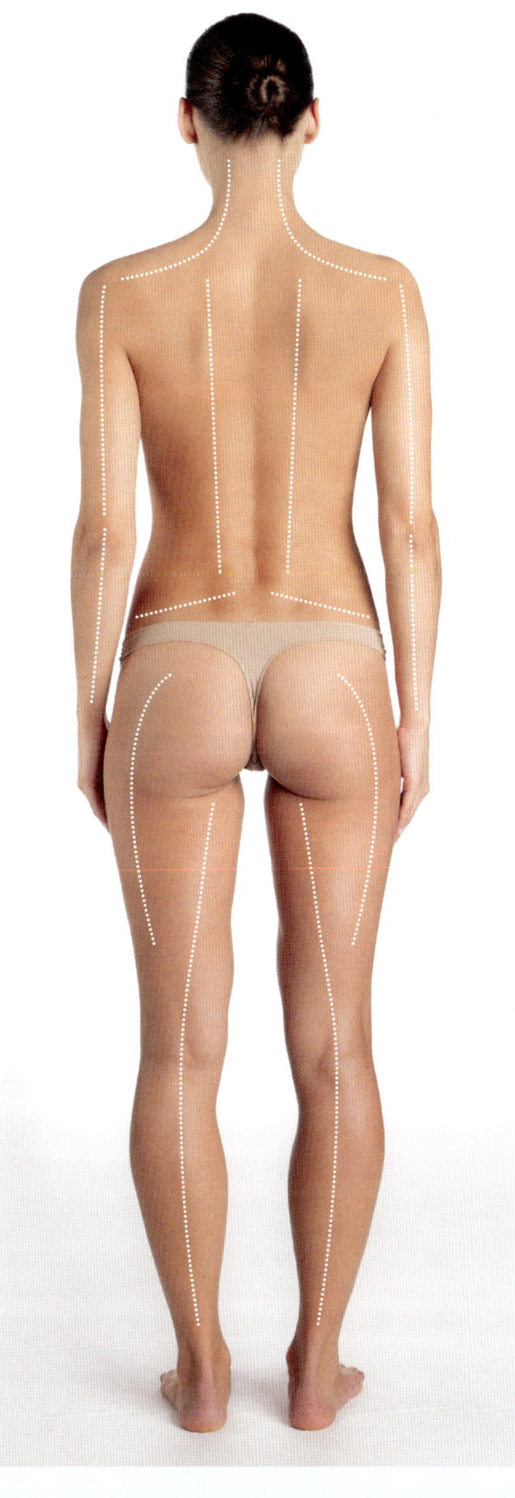

Epidermale Ziehtechnik (EZT)

Arteriosklerose

Periphere arterielle Verschlusskrankheit (PAVK)

Technik	*Beispiel von Lösungsmischungen*	*Menge*
EZT, P, I	**Procain 2 %** **Pentoxifyllin** **Wiedemann-Homöokomplex® C** *oder* **Infi-Vitamin-B15-Injektion N** **Rutinel**	**1,0 ml** **1,0 ml** **1,0 ml** **1,0 ml**

Bemerkungen:
Sofern keine Indikation zur operativen Versorgung besteht und eine internistische Grundversorgung gewährleistet ist, kann eine regelmäßige Basisbehandlung mit der Mesotherapie erfolgen. Optimal ergänzend ist eine Ozon-Sauerstoff-Eigenblut- oder Oxyven-Therapie mit anschließender Vitamin-C-Infusion (Pascorbin®, 7,5 g Vitamin C in 100 ml NaCl 0,9 %, kurmäßig 2-mal/Woche, insgesamt 6–10 Sitzungen). Als Therapieerfolg sollten eine Verlängerung der möglichen Gehstrecke sowie eine Verbesserung des Allgemeinbefindens festzustellen sein.

Häufigkeit:
Eine Sitzung pro Monat über einen Zeitraum von ungefähr sechs Monaten, dann je nach Bedarf.

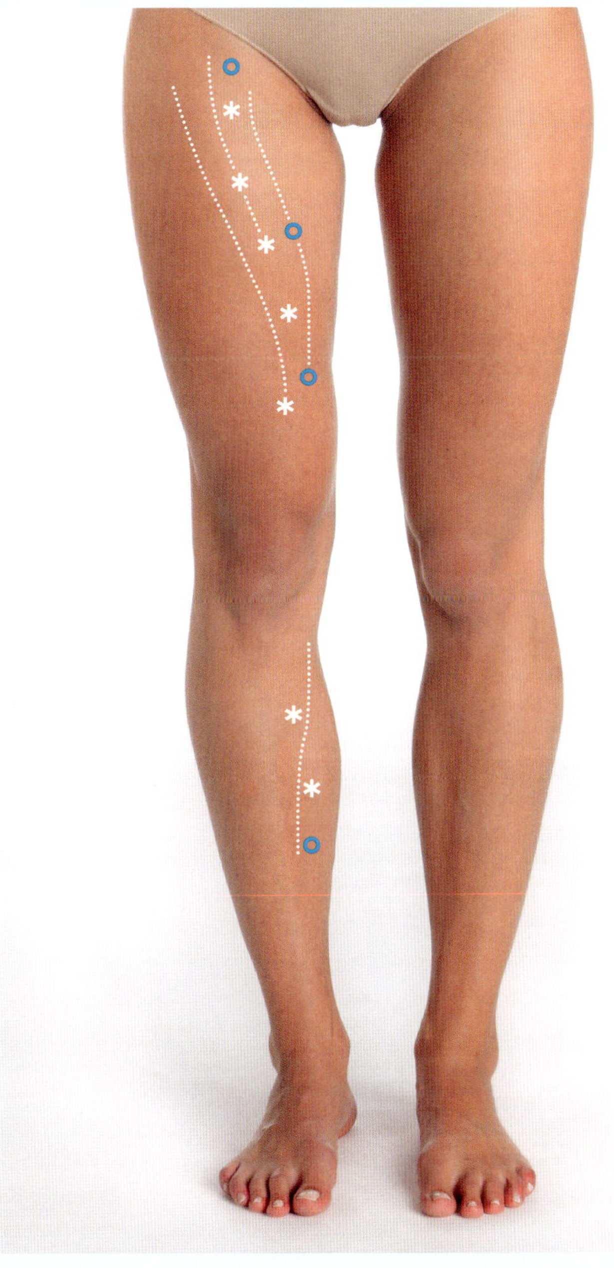

- Epidermale Ziehtechnik (EZT)
- Papel (P)
- Infiltration (I)

Arthritis

Arthritis psoriatica, Gichtarthritis, rheumatoide Arthritis

Technik	*Beispiel von Lösungsmischungen*	*Menge*
Spritze 1 **EZT, P, I, MP** *(MP: nur bei großen Gelenken oder Therapie-resistenz)*	**Procain 2 %** **Goldampullen Bock N** *oder* **arthroLoges® Inj.** **Piroxicam** **Calcitonin 100**	**1,0 ml** **1,0 ml** **0,3 ml** **0,3 ml**
Spritze 2 **Q**	**Lokale Mikrovakzination zur Immunmodulation**	**0,3 ml**

Bemerkungen:
Die Basistherapie bei rheumatoiden Erkrankungen, z. B. mit Methotrexat (MTX), sollte in der Regel frühzeitig vom Rheumatologen eingeleitet und kontrolliert werden. Zur Bekämpfung lokaler „Krisenherde" und zur Einsparung von nichtsteroidalen Antirheumatika (NSAR) kann aber sehr gut die Mesotherapie in ausgewählten Bereichen eingesetzt werden. Wenn bei einem Arthritisschub doch einmal ein schnell wirksames NSAR benötigt wird, empfiehlt die Autorin, aufgrund erheblicher Vorteile bei der Verträglichkeit durch eine spezielle Galenik, aus Italien Synflex® 550 mg Tabletten zu besorgen. Hier reicht bereits ½ Tablette pro Woche (!), um die oft multiplen Schmerzbereiche unter Kontrolle zu bringen.

Als systemische Unterstützung eignet sich ansonsten die Horvi-Therapie mit Crotalus forte + Curare 5 (je 1 Amp. in einer Mischspritze i.m., 1-mal/Woche langfristig). Im Gegensatz zu vielen, auch naturheilkundlichen Mitteln, die bei Autoimmunkrankheiten kontraindiziert sind, kann die Behandlung mit Schlangenenzymen problemlos kombiniert werden und hat sich seit Jahrzehnten bewährt. In schweren Fällen können auch hochdosierte Vitamin-C- oder Procain-Basen-Infusionen angeboten werden. Bei intravenösen Vitamin-C-Gaben sind Kontraindikationen zu beachten: eingeschränkte Nierenfunktion, Eisen-Speichererkrankungen, angeborener Glucose-6-Phosphat-Dehydrogenase-Mangel.

Häufigkeit:
Sitzungen einmal pro Monat, nach Besserung alle zwei Monate oder bei Bedarf, aber nicht häufiger als einmal alle zwei Monate.

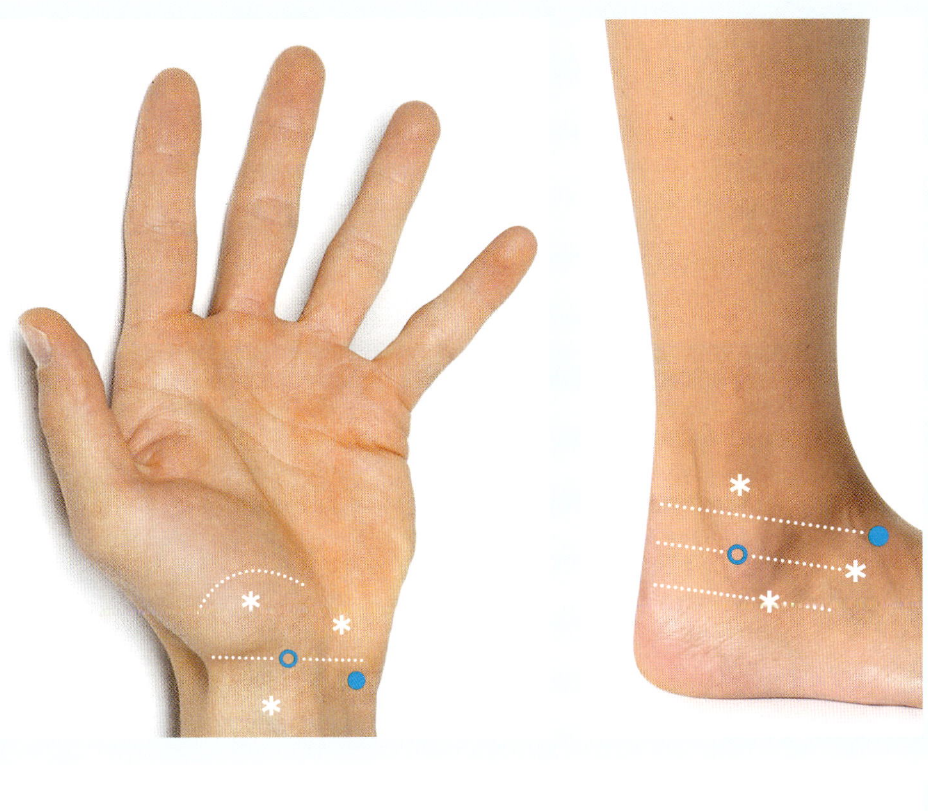

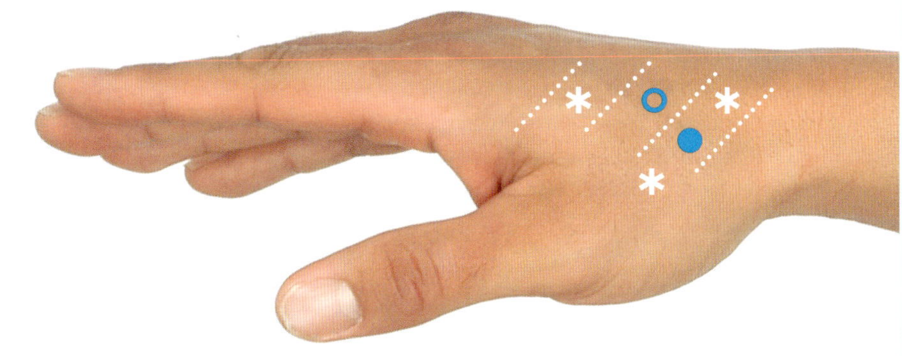

Epidermale Ziehtechnik (EZT)
Papel (P)
Infiltration (I)
Quaddel (Q)

Arthrose der Finger

Rhizarthrose

Technik	Beispiel von Lösungsmischungen	Menge
EZT, P, I	**Procain 2 %**	**1,0 ml**
	Goldampullen Bock N	**1,0 ml**
	Pentoxifyllin	**0,5 ml**
	HA-NCPR-Mix *(Mischung mit unvernetztem Hyaluron [Hyaluron 2 % Toskani] und NCPR zu gleichen Teilen oder als Fertigprodukt Teosyal® Pure-Sense Redensity [I])*	**0,3 ml**
	Calcitonin 100	**0,2 ml**
	Piroxicam	**0,1 ml**

Bemerkungen:
Die Finger sind schmerzempfindlich und Infiltrationen dort unangenehm, d. h., es wird überwiegend mit den schmerzlosen und unblutigen epidermalen Techniken gearbeitet und lediglich die schmerzhaftesten Bereiche, z. B. am Daumengrundgelenk, werden mit der TSK Invisible Needle™ infiltriert.

Die Patienten sind mit der Wirkung sehr zufrieden, Schmerzfreiheit und Funktionalität der Hand sind i. d. R. wiederherzustellen, die ästhetischen Beeinträchtigungen aber bleiben (Verdickungen der Gelenkkapseln, Dislokationen). Diese Mesoindikation ist eine mit den besten Ergebnissen. Aufgrund des fehlenden Unterhaut-Fett-Bindegewebes erreichen die Wirkstoffe direkt die Gelenke (eine intraartikuläre Diffusion ist belegt!) und können die sonst unausweichliche Verschlechterung der Befunde aufhalten.

Wichtig ist hier besonders die vasoaktive Komponente, sodass auch gerne zwei Durchblutungsmittel kombiniert werden können, also zusätzlich Dicynone® oder Rutinel. Hyaluron wird bei den degenerativen Gelenkveränderungen nicht intraartikulär gespritzt, sondern entfaltet seine Wirkung (geschützt durch Vitamine und Antioxidantien in der Mischung) lang anhaltend im periläsionären Bereich.

Häufigkeit:
Sitzungen am Tag 0, 15, 30, dann quartalsweise bzw. bei Bedarf. Wichtig ist immer eine Akutsitzung, wenn ein erneuter Entzündungsschub auftreten sollte.

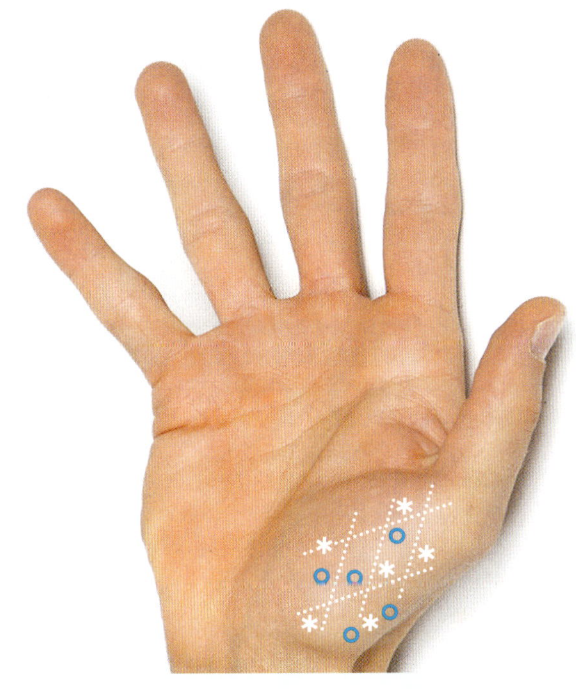

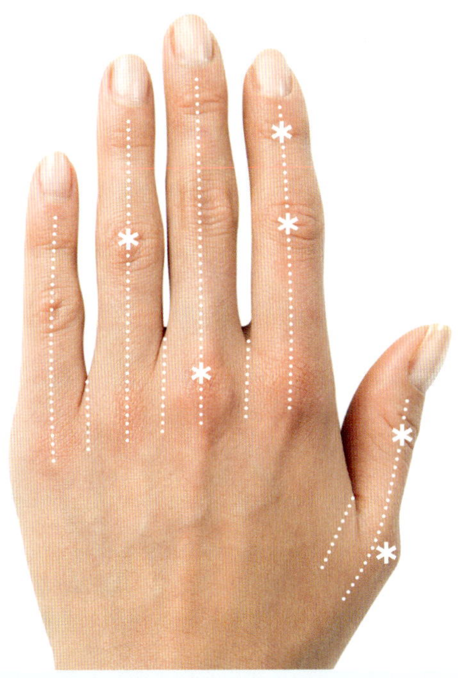

Epidermale Ziehtechnik (EZT)
Papel (P)
Infiltration (I)

Arthrose der Hüfte

Technik	*Beispiel von Lösungsmischungen*	*Menge*
EZT, P, I, MP	**Procain 2 %**	**2,0 ml**
	arthroLoges® Inj.	**2,0 ml**
	Pentoxifyllin	**2,0 ml**
	Silicor (Silicea)	**2,0 ml**
	HA-NCPR-Mix *(Mischung mit unvernetztem Hyaluron [Hyaluron 2 % Toskani] und NCPR zu gleichen Teilen oder als Fertigprodukt Teosyal® Pure-Sense Redensity [I])*	**0,5 ml**
	Calcitonin 100	**0,5 ml**
	Piroxicam	**0,3 ml**
	> Bei Triggerpunkten oder schmerzhaften Verspannungen, z. B. der Glutaeusmuskulatur, entsprechende Bereiche mit zusätzlichem Miorel® in einer Restmenge der Spritze am Ende der Sitzung versorgen.	

Bemerkungen:
Die Leiste, das Knie, der Bereich L5/S1 und der Trochanter major sind die häufigsten Schmerzprojektionen der Hüftarthrose (Coxarthrose). Die Behandlung erfolgt mit zusätzlichen Mesoperfusionen, die aufgrund der Größe und der tiefen Lage des Gelenks erforderlich sind. Die Behandlung kann nicht die chirurgische Intervention ersetzen, gibt aber dem Patienten Erleichterung bis zur „Stunde des Skalpells".

Für die Oberflächenbehandlung können 2–3 ml eingesetzt werden, für die subkutane langsame Mesoperfusion sind zumindest 7 ml nötig. Zusätzlich kann 1-mal/Woche eine Horvi-Spritze i.m. mit 1 Ampulle Latromactan empfohlen werden.

Häufigkeit:
Sitzungen am Tag 0, 15, 30, dann quartalsweise bzw. bei Bedarf. Bei einer geplanten OP muss die Mesotherapie mindestens eine Woche vorher abgesetzt werden, um jegliches Infektionsrisiko auszuschalten.

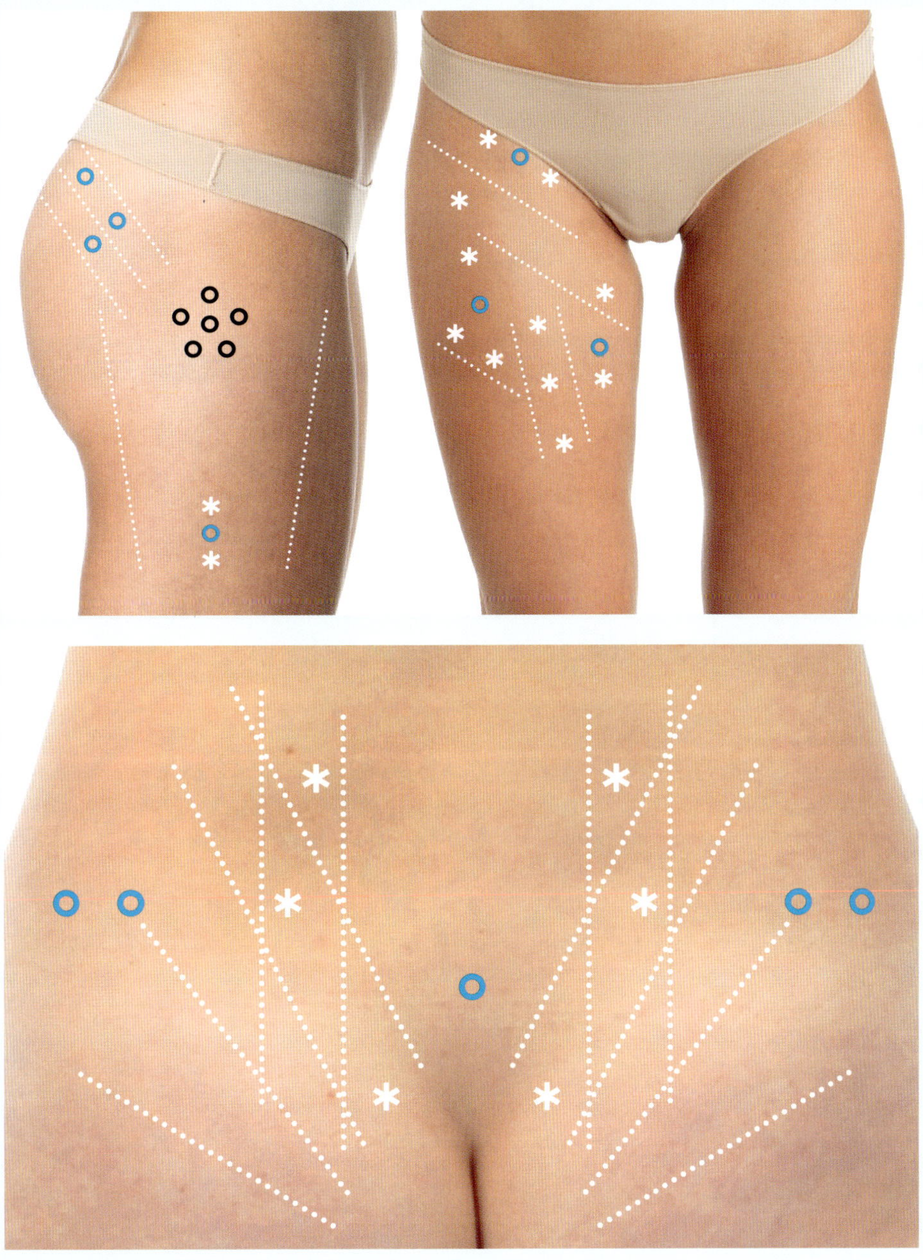

- Epidermale Ziehtechnik (EZT)
- Papel (P)
- Infiltration (I)
- Mesoperfusion (MP)

Arthrose der HWS

Zervikobrachialsyndrom

Technik	*Beispiel von Lösungsmischungen*	*Menge*
1. Sitzung **EZT, P, I**	**Procain 2 %** **Miorel®** **Piroxicam** **Allya® Injektopas**	**1,0 ml** **0,5 ml** **1,0 ml** **1,0 ml**
2. Sitzung **EZT, P, I**	**Procain 2 %** **Silicor (Silicea)** **Pentoxifyllin** **Calcitonin 100**	**1,0 ml** **1,0 ml** **1,0 ml** **0,2 ml**

Bemerkungen:
Diese ist eine der häufigsten Indikationen in der Mesotherapie – oft mit einem eindrucksvollen und dauerhaften Ergebnis. Die Varianten werden je nach Ansprechen ausgewählt – je nachdem, ob eher eine degenerative Form (Arthrose, Bandscheibenschaden) oder eine muskulär betonte Schmerzsymptomatik vorliegt (tastbarer Muskelhartspann!). In vielen Fällen ist es vorteilhaft, die Mesotherapie mit einer Carboxytherapie in gleicher Sitzung zu kombinieren (Verbesserung der Mikrozirkulation, Wärmegefühl, Verbesserung der extrazellulären Matrix). Falls bereits neuralgische Schmerzen oder Armparästhesien auftreten, sollten noch 0,1 ml milgamma® N Injektionslösung in der Mischung ergänzt werden.

Häufigkeit:
Sitzungen am Tag 0, 15, 30, dann quartalsweise oder nach Bedarf.

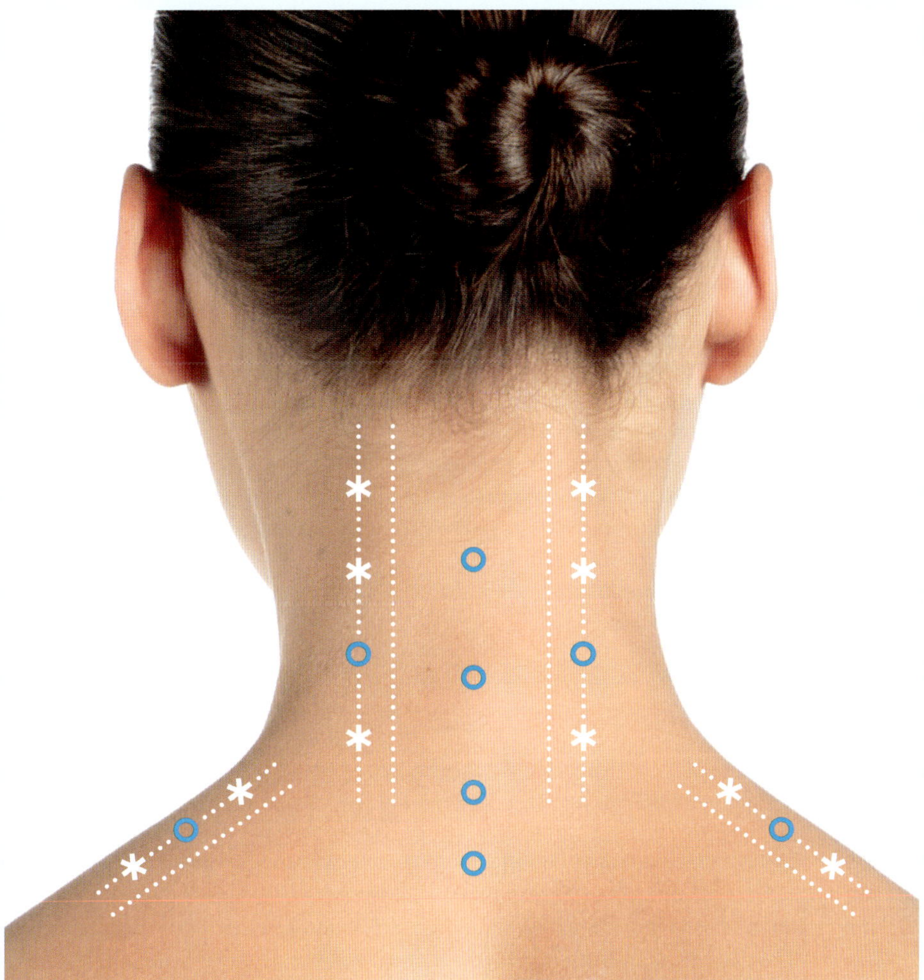

- Epidermale Ziehtechnik (EZT)
- Papel (P)
- Infiltration (I)

Arthrose des Knies

Chondropathia patellae, Gonarthrose, Meniskusschaden, Reizknie (mit und ohne Erguss), Sportverletzung des Knies (mit und ohne Bandläsion)

Technik	Beispiel von Lösungsmischungen	Menge
EZT, P, I	**Procain 2 %**	**1,0 ml**
	Allya®-Injektopas	**1,0 ml**
	Pentoxifyllin *oder* **Dicynone®**	**0,5 ml**
	HA-NCPR-Mix *(Mischung mit unvernetztem Hyaluron [Hyaluron 2 % Toskani] und NCPR zu gleichen Teilen oder als Fertigprodukt Teosyal® Pure-Sense Redensity [I])*	**0,3 ml**
	Calcitonin 100	**0,2 ml**
	Piroxicam	**0,2 ml**

Bemerkungen:
Bei der Gonarthrose sollte der Patient auf die Chronizität und die Möglichkeit einer operativen Sanierung hingewiesen werden.

Wenn möglich, sollte während der akuten und schmerzhaften Schübe behandelt werden. Die Besserung der Beschwerden tritt sofort ein, oft kann sogar ein gutes dauerhaftes Ergebnis erzielt werden. Interessant ist diese Option auch für Patienten, die schon an einem Knie operiert sind und beginnende Beschwerden auf der kontralateralen Seite haben. Optional kann alternierend auch eine therapeutische Sitzung mit PRP (= autologes Eigenblut, zentrifugiertes Plasma mit Plättchenanreicherung, periläsionär, subkutan infiltriert) angeboten werden. Hier erfolgt die Reparation der Gewebeschäden über die aus den Thrombozyten freigesetzten körpereigenen Wachstumsfaktoren. Bei einer Baker-Zyste wird auch in der Kniekehle behandelt.

Häufigkeit:
Sitzungen am Tag 0, 21 und 60, dann für ein Jahr lang quartalsweise, anschließend nach Bedarf. Bei PRP-Therapie drei Behandlungen im monatlichen Abstand.

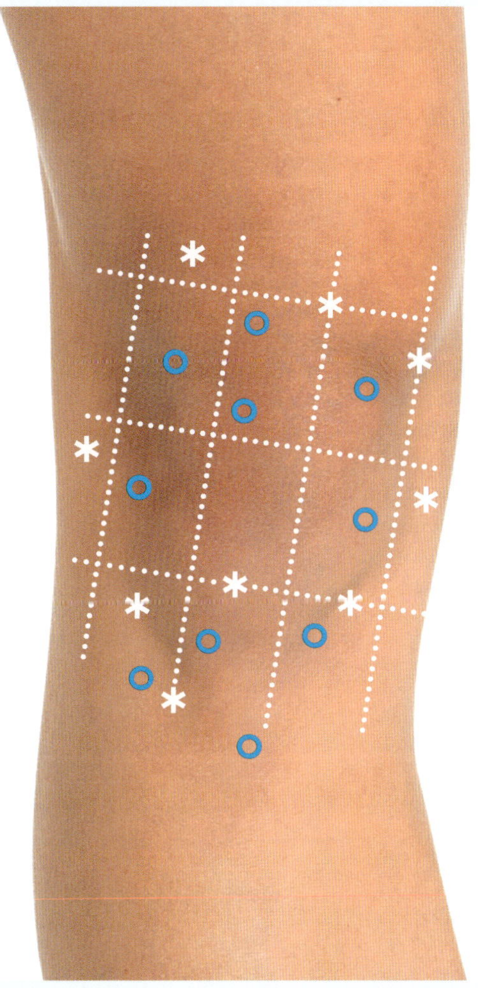

Epidermale Ziehtechnik (EZT)
Papel (P)
Infiltration (I)

Arthrose der LWS

Lumbalgie (ohne Ausstrahlung), Sakroiliitis

Technik	*Beispiel von Lösungsmischungen*	*Menge*
EZT, P, I	**Procain 2 %**	**1,0 ml**
	Infi-Para L Injektion	**1,0 ml**
	Silicor (Silicea)	**1,0 ml**
	Pentoxifyllin	**1,0 ml**
	Calcitonin 100	**0,3 ml**
	Piroxicam	**0,2 ml**
	> Bei Triggerpunkten oder schmerzhaften Verspannungen, z. B. der Lumbal- oder Glutaeusmuskulatur, entsprechende Bereiche mit zusätzlichem Miorel® in einer Restmenge der Spritze am Ende der Sitzung versorgen.	

Bemerkungen:
Zunächst wird der Finger-Boden-Abstand geprüft. Nach der Behandlung ist die nach vorne durchgeführte Rumpfbeugung fast schmerzfrei und eine Besserung wird schnell und sehr häufig schon mit der ersten Sitzung erzielt. Bei den häufigen „Kreuzschmerzen" ist eine bildgebende Diagnostik nur bei Therapieresistenz oder einer Verschlimmerung bzw. bei Rezidiven erforderlich. Muskelkräftigung (Bauch- und Rückenmuskulatur) und orale Magnesiumgaben unterstützen das Langzeitergebnis.

Häufigkeit:
Sitzungen am Tag 0, 10 und 30, dann drei- oder viermal pro Jahr.

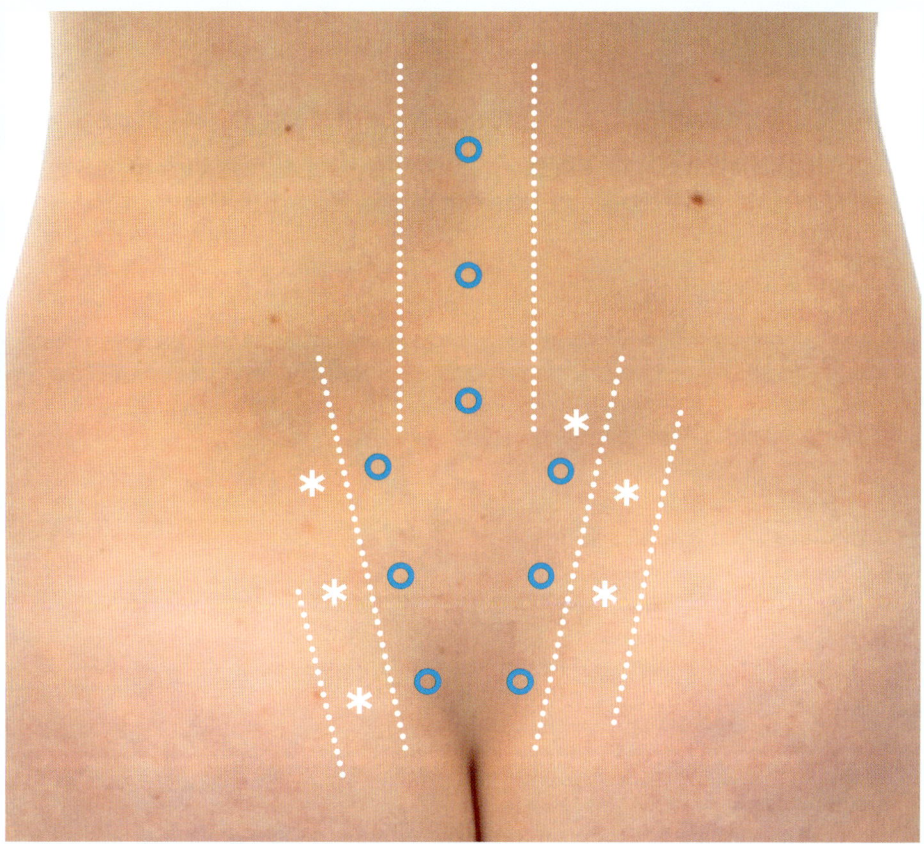

- Epidermale Ziehtechnik (EZT)
- Papel (P)
- Infiltration (I)

Arthrose der Schulter

Bursitis subdeltoidea, Capsulitis adhaesiva (= Frozen Shoulder), Impingement-Syndrom, rupturiertes Kalkdepot, Periarthritis humeroscapularis, Tendinitis der langen Bizepssehne

Technik	Beispiel von Lösungsmischungen	Menge
Akuter Entzündungsschmerz EZT, P, I	Procain 2 % Allya®-Injektopas Piroxicam	0,5 ml 0,5 ml 0,3 ml
Chronischer Schmerz MP	Procain 2 % Pentoxifyllin Calcitonin 100 Piroxicam arthroLoges® Inj. NaCl 0,9 % *oder* Silicor (Silicea)	0,5 ml 0,5 ml 0,3 ml 0,2 ml 0,5 ml 3,0 ml

Bemerkungen:
Sollten die Resultate schlecht sein, kann dies auf eine OP-Indikation hinweisen.

Am Tag 30 sollte auf jeden Fall eine Mesoperfusion mit denselben Wirkstoffen, aber in einer höheren wässrigen Verdünnung (Hydrotomie oder Tumeszenztechnik) versucht werden. Sind Kalkeinlagerungen vorhanden und die genannten Mischungen nicht ausreichend wirksam, kann ein Chelator eingesetzt werden: 2 ml Procain 2%ig und 0,2 ml Na-EDTA. Die Verabreichung von Na-EDTA im subkutanen Bindegewebe ist sehr schmerzhaft und erfordert eine vorherige Lokalanästhesie!

Die Schulter sollte im Behandlungszeitraum möglichst mobilisiert werden, Ruhigstellung und Schonung führen schnell zu einer Versteifung des Schultergelenks.

Häufigkeit:
Normalerweise ist je nach Chronizität und Schweregrad der Grunderkrankung eine kürzere oder längere Behandlungsdauer erforderlich. Auch die Abstände sind im akuten Schmerzstadium geringer, d. h., beim hochakuten rupturierten Kalkdepot (häufig an der Insertion der langen Bizepssehne) können ausnahmsweise sogar zwei Sitzungen pro Woche anberaumt werden.

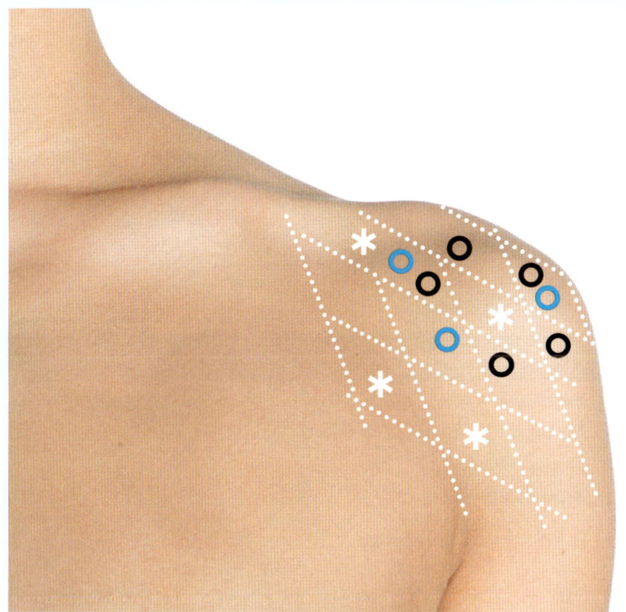

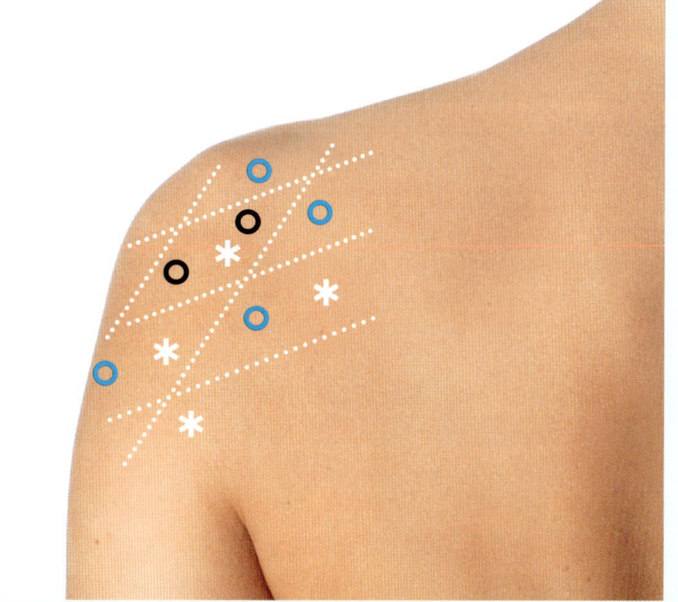

Epidermale Ziehtechnik (EZT)
Papel (P)
Infiltration (I)
Mesoperfusion (MP)

Asthma

Emphysem

Technik	*Beispiel von Lösungsmischungen*	*Menge*
Spritze 1 **EZT, P, I**	**Procain 1 %** **Alupent®** *(bei Spastik/Atemnot)* **Maginjectable** **Broncho-Injektopas®**	**2,0 ml** **0,5 ml** **2,0 ml** **1,0 ml**
Spritze 2 **Q**	**StroVac® verdünnt 1 : 20**	**0,3 ml**

Bemerkungen:
Beide Spritzen werden während derselben Sitzung verabreicht. Die Behandlung ist eine Unterstützung der üblichen medikamentösen Therapie (Sprays, Inhalationen) und sowohl bei intrinsischen wie auch allergischen Formen möglich. Es geht darum, die Aktivität der Grunderkrankung langfristig zu vermindern und Exazerbationen zu vermeiden.

Häufigkeit:
Bei der Behandlung sind meist größere Abstände zwischen den Sitzungen möglich. Es reichen oft zwei Behandlungen pro Jahr, sowohl bei bestehender Symptomatik als auch präventiv, z. B. bei Heuschnupfenpatienten mit beginnender bronchialer Hyperreaktivität („Belastungsasthma“).

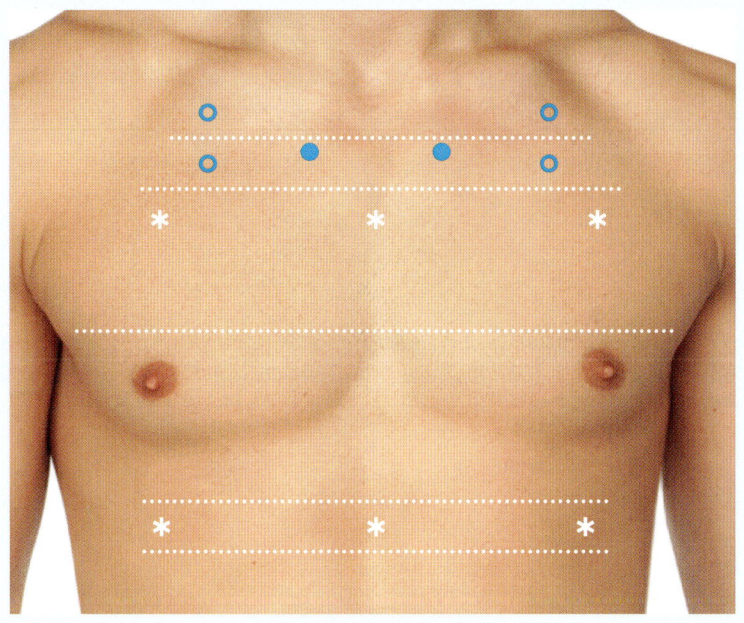

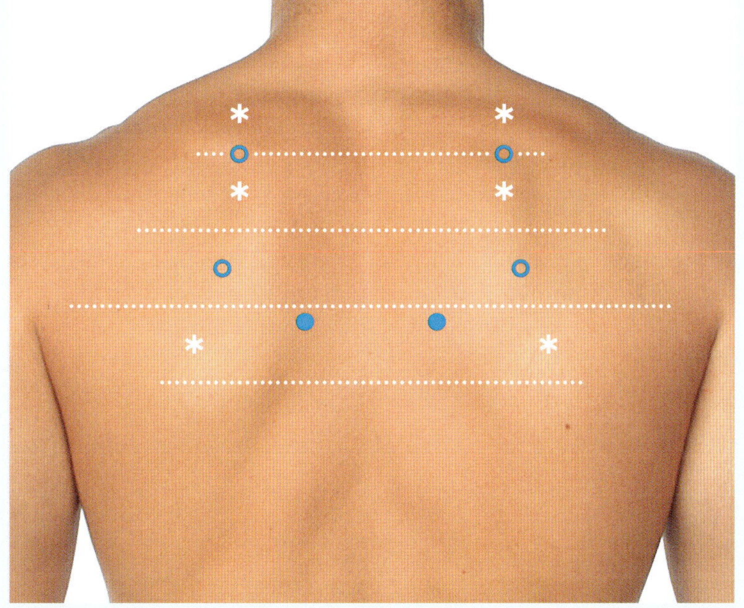

Epidermale Ziehtechnik (EZT)
Papel (P)
Infiltration (I)
Quaddel (Q)

Atherom

Furunkel

Technik	*Beispiel von Lösungsmischungen*	*Menge*
Spritze 1 **EZT, P, I** *(I: direkt intraläsionär am Schluss)*	**Procain 2 %** **Staphylococcus-Injeel** **Piroxicam**	**1,0 ml** **1,0 ml** **0,3 ml**
Spritze 2 **Q**	**StroVac® verdünnt 1 : 20**	**0,5 ml**

Bemerkungen:
Auch hier ist die lokale konservative Behandlung möglich, regelmäßige Kontrollen vorausgesetzt. Zu der oben angeführten antientzündlichen und immunologischen Mesotherapie kann gleichzeitig eine Umflutung des periläsionären Gewebes mit CO_2-Gas vorgenommen werden. Durch die verstärkte Mikrozirkulation werden vermehrt Sauerstoff zur Verfügung gestellt und die Wundheilung angeregt.

Cave bei intraläsionären Injektionen: ***Bakterienstreuung vermeiden! Bei Therapieresistenz wird eine chirurgische Eröffnung oder Exzision nicht zu vermeiden sein.***

Häufigkeit:
Wiederholung nach zwei Wochen und bei Bedarf.

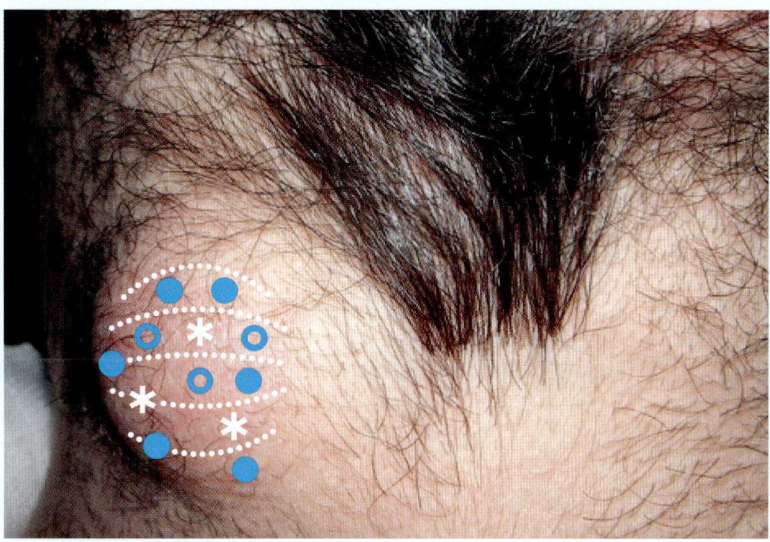

- Epidermale Ziehtechnik (EZT)
- Papel (P)
- Infiltration (I)
- Quaddel (Q)

Augenerkrankungen

Alterssichtigkeit, Astigmatismus, Augentränen, Glaukom

Technik	*Beispiel von Lösungsmischungen*	*Menge*
EZT, P, I	**Procain 2 %**	**0,2 ml**
	Pentoxifyllin	**0,2 ml**
	Calcitonin 100	**0,1 ml**
	HA-NCPR-Mix *(Mischung mit unvernetztem Hyaluron [Hyaluron 2 % Toskani] und NCPR zu gleichen Teilen oder als Fertigprodukt Teosyal® Pure-Sense Redensity [I])*	**0,2 ml**
	Piroxicam	**1 Tropfen!**
	> Zum Abschluss der Behandlung wird je 1 Tropfen der Lösung aus der Spritze (ohne Nadel) in jedes Auge getropft. Zur allgemeinen Regeneration im Augenbereich eignet sich auch der spezielle Wirkstoffkomplex aus der medizinischen Ästhetik, ECPR, u. a. mit naturidentischen Wachstumsfaktoren, als Fertigprodukt mit weniger Aufwand in der Herstellung (pur zu verwenden).	

Bemerkungen:
Die Behandlung hat sich als Ergänzung der augenärztlichen Behandlung bewährt. Bei Infektionen oder Allergien kann zusätzlich eine Mikrovakzination lateral der knöchernen Orbitakante erfolgen.

Neben dem Augenrahmen und der vegetativen Steuerung über die Projektion des Ganglion stellatum werden folgende Akupunkturpunkte infiltriert: B 10 (kraniolateraler Ansatz der Trapeziussehne), G 20 (okzipitale Grube am lateralen Rand des M. trapezius), 3E 21 (laterale Augenbrauen).

Sehschärfe bzw. Augendruck sollen regelmäßig überprüft werden! Auch in der Praxis lässt sich bei der Altersweitsichtigkeit oft drei Minuten nach der Behandlung eine Verbesserung um zwei bis drei Stufen feststellen. Nach mehrmaliger monatlicher Wiederholung kann die Verbesserung bestehen bleiben. Die Patienten fühlen sich beim Autofahren nachts weniger geblendet und können u. U. auf eine Lesebrille verzichten. Bei tränenden Augen ist die Durchgängigkeit der Tränenkanäle zu testen.

Häufigkeit:
Regelmäßig einmal monatlich.

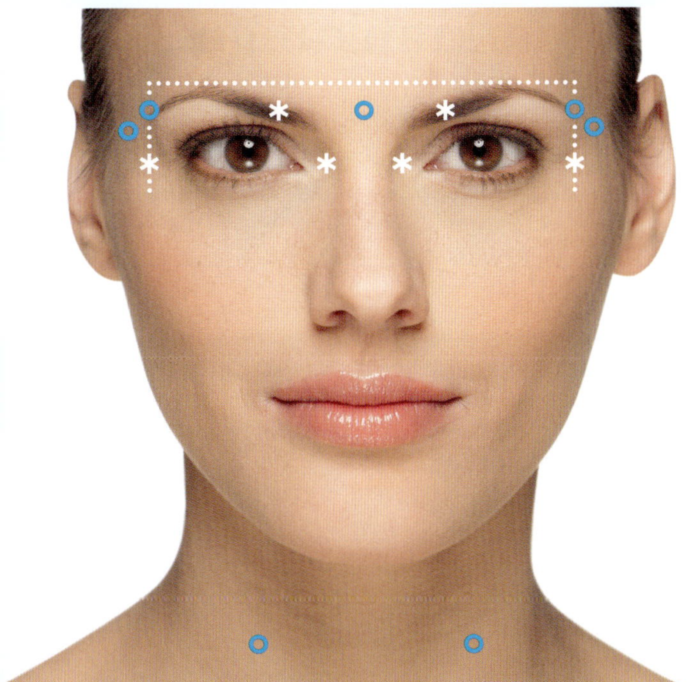

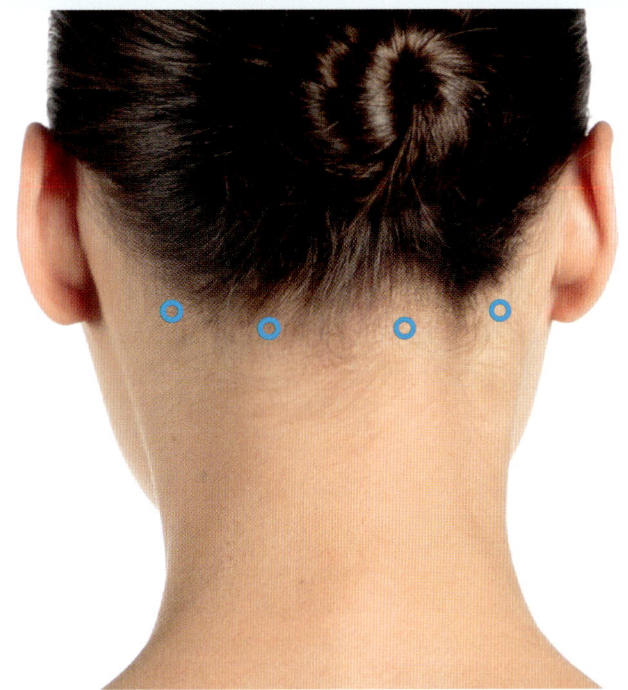

Epidermale Ziehtechnik (EZT)
Papel (P)
Infiltration (I)

Augenliderkrankungen

Blepharitis, Blepharospasmus, Hordeolum, Konjunktivitis

Technik	*Beispiel von Lösungsmischungen*	*Menge*
Augenentzündung **EZT, P**	**Procain 2 %** **Wala Euphrasia e planta tota D6** *oder* **Euphrasia-Injeel** **Piroxicam**	**0,5 ml** **0,5 ml** **0,1 ml**
Blepharospasmus **P**	**Mesobotox**	**6 I.E. BTX in** **0,5 ml NCPR**

Bemerkungen:
Die Behandlung sollte sehr erfahrenen Mesotherapeuten vorbehalten bleiben. Es wird von Hand in die gehaltene Oberlidfalte injiziert, Stichrichtung vom Auge weg, um den Bulbus nicht zu verletzen. Bei rezidivierenden Formen sollte auch an die Mikrovakzination gedacht werden – mit Wiederholungen bei Bedarf. Zur Unterstützung werden naturheilkundliche Augentropfen empfohlen: ISO-Augentropfen C mehrmals täglich in den Bindehautsack tropfen. Bei einem Hordeolum hat sich die orale Gabe von Staphisagria D6 als Akutmittel bewährt.

Zur Behandlung des Blepharospasmus (häufiges unwillkürliches Augenzucken/-zwinkern) wird eine kurative BTX-Anwendung eingesetzt.

Häufigkeit:
Die Abstände liegen anfangs bis zum Erreichen des gewünschten Ziels bei 14 Tagen. Zur Erhaltung reicht jeweils eine Sitzung pro Quartal.

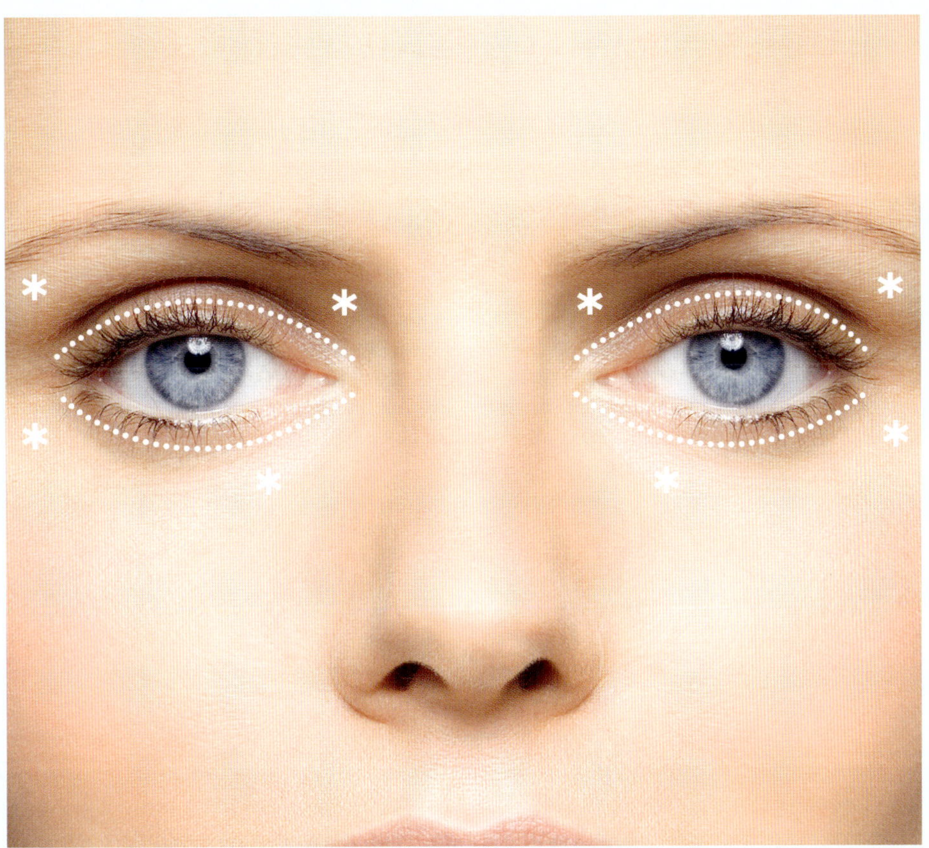

··· Epidermale Ziehtechnik (EZT)
* Papel (P)

Augenregion (periorbital)

Augenfältchen, Blepharoptosis (Schlupflid), Lidödem

Technik	Beispiel von Lösungsmischungen	Menge
EZT	**ECPR** Zur Straffung: **+ DM-Silk (DMAE + Silicea)** Gegen Ödeme: **+ Dicynone®** *und/oder Carboxytherapie*	**0,3 ml** **0,3 ml** **0,3 ml**

Bemerkungen:
Diese mesotherapeutische Augenbehandlung bedient auch die ästhetischen Indikationen: Augenfältchen, Lidödeme, Augenringe, Pigmentstörungen usw. Eine gleichzeitige Behandlung mit Carboxytherapie (CO_2-Insufflationen intradermal [!], 1–2 Einstiche jeweils von lateral außerhalb der Orbitakante) ist sehr zu empfehlen: Es gibt ein kleines Gasödem, welches nach wenigen Minuten verschwindet. Die Augenpartie als Ganzes wird erfrischt und gestrafft. Da eine Operation des Schlupflids von den Krankenkassen nur im Ausnahmefall bezahlt wird, ist dies eine interessante Behandlungsoption, um sie zu vermeiden oder um die Entstehung der Blepharoptosis hinauszuzögern. Aber natürlich kann die konservative Behandlung eine OP im Ergebnis nicht ersetzen.

Häufigkeit:
Die Abstände liegen anfangs bis zum Erreichen des gewünschten Ziels bei 14 Tagen. Zur Erhaltung reicht jeweils eine Sitzung pro Quartal.

Carboxytherapie, Augenbereich (hier nur Unterlid)

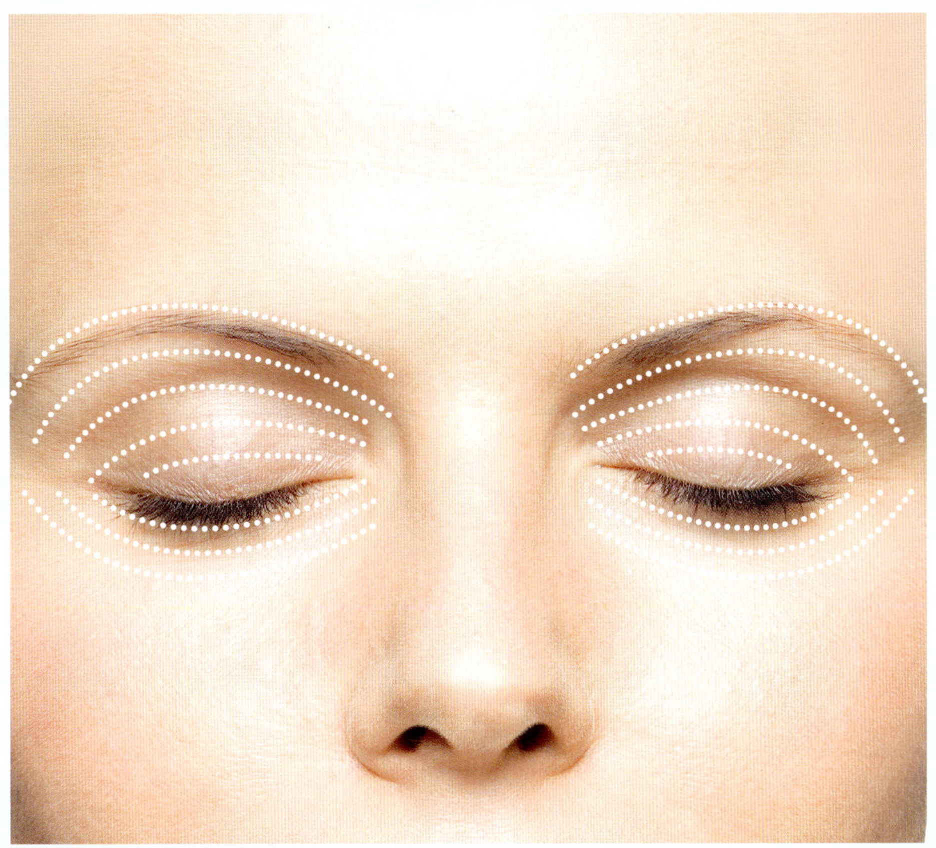

Epidermale Ziehtechnik (EZT)

Bandscheibenvorfall

(s. a. Arthrose der LWS S. 54)

Technik	Beispiel von Lösungsmischungen	Menge
EZT, P, I, MP	**Procain 2 %** **Infi-Para L Injektion** **Silicor (Silicea)** **Pentoxifyllin** **Calcitonin 100** **Piroxicam**	**0,5 ml** **1,0 ml** **1,0 ml** **1,0 ml** **0,3 ml** **0,2 ml**
	> In gleicher Sitzung subkutan therapeutische Ozoninfiltrationen (10 ml, Ozonosan-Gerät Stufe III, 0,8)	

Bemerkungen:
Wenn nach den ersten zwei Sitzungen keine Besserung erreicht wird, empfiehlt sich hier die Mesoperfusion.

Durch die modernen bildgebenden Techniken (CT, MRT) werden sehr häufig Bandscheibenvorfälle diagnostiziert. Man sollte sich aber deshalb nicht zu verfrühten chirurgischen Eingriffen verleiten lassen. Geduld, Mesotherapie und Physiotherapie sind die Pfeiler der Behandlung – Geduld deshalb, weil es bei mechanischen Hindernissen (Prolaps) und Druck auf die Nervenwurzeln länger bis zur Rückbildung dauern kann als bei rein funktionellen Störungen. Eine bewährte orale Unterstützung bei Nervenschmerzen ist die tägliche Einnahme von 1 Kps. Keltican® forte.

Die Schmerzbehandlung durch periläsionäre subkutane Ozongabe kann bei allen degenerativen und chronischen Veränderungen ergänzend vorgenommen werden, da sie den zugrundeliegenden Sauerstoffmangel behebt und zusätzlich antibakteriell und antiviral wirksam ist.

Inzwischen wurde nachgewiesen, dass auch Bandscheiben bakteriell infiziert sein können, und einige Radiologen haben begonnen, Ozon intradiskal zu injizieren, was zusätzlich zu einer Aufrichtung der höhengeminderten Bandscheibe führt.

Häufigkeit:
Je nach Schweregrad liegen die Abstände anfangs bei 7–14 Tagen, die Behandlungen werden bis zur Rückbildung wiederholt.

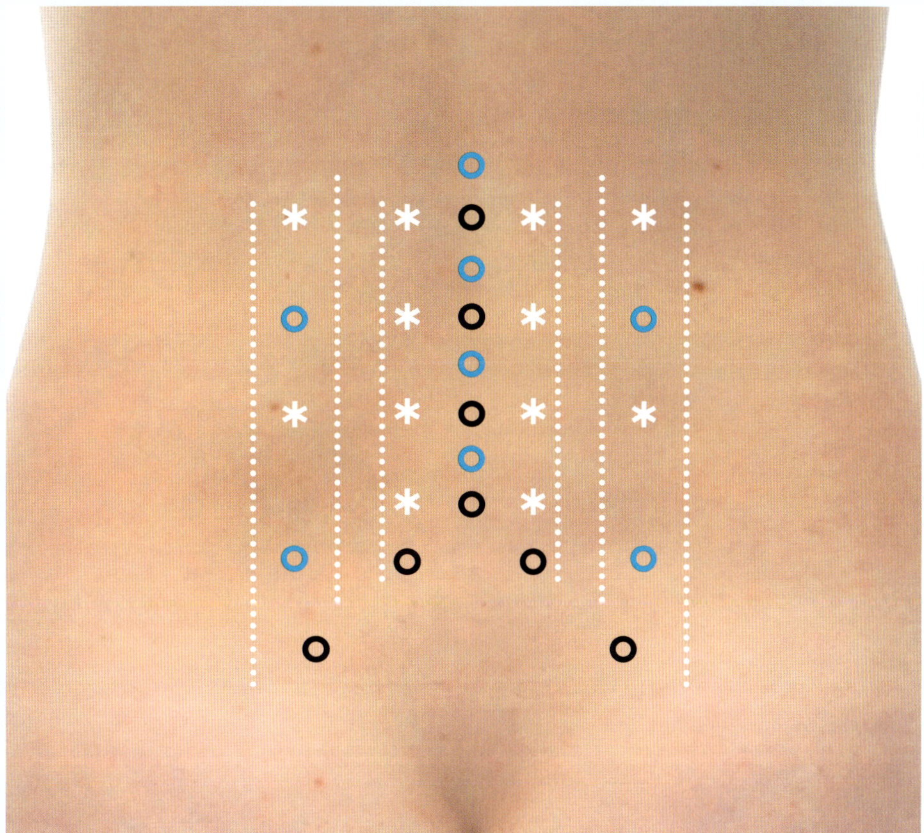

- ⋯ Epidermale Ziehtechnik (EZT)
- * Papel (P)
- ○ Infiltration (I)
- ○ Mesoperfusion (MP)

Bronchitis

COPD, Mukovizidose

Technik	*Beispiel von Lösungsmischungen*	*Menge*
EZT, P, I	**Procain 2 %** **Infi-Drosera-Injektion N** *oder* **Broncho-Injektopas®** **Ambroxol-ratiopharm®** **Piroxicam**	**1,0 ml** **1,0 ml** **0,5 ml** **0,2 ml**
	> Die Behandlung sollte regelmäßig von einer Mikrovakzination begleitet werden.	

Bemerkungen:
Wie so oft, geht es auch hier um eine langfristige Stabilisierung und das Vermeiden von Komplikationen sowie häufigen Antibiotikagaben.

Patienten mit chronischer Bronchitis benötigen regelmäßig im Herbst und Frühjahr je eine kombinierte Sitzung, das gilt auch für an Mukoviszidose erkrankte Kinder mit oft dauerhafter Antibiotikaeinnahme. Bei entsprechender Motivation sollte Rauchern die Meso-Anti-Tabak (s. Raucherentwöhnung S. 88) zusätzlich angeboten werden.

Häufigkeit:
Quartalsweise.

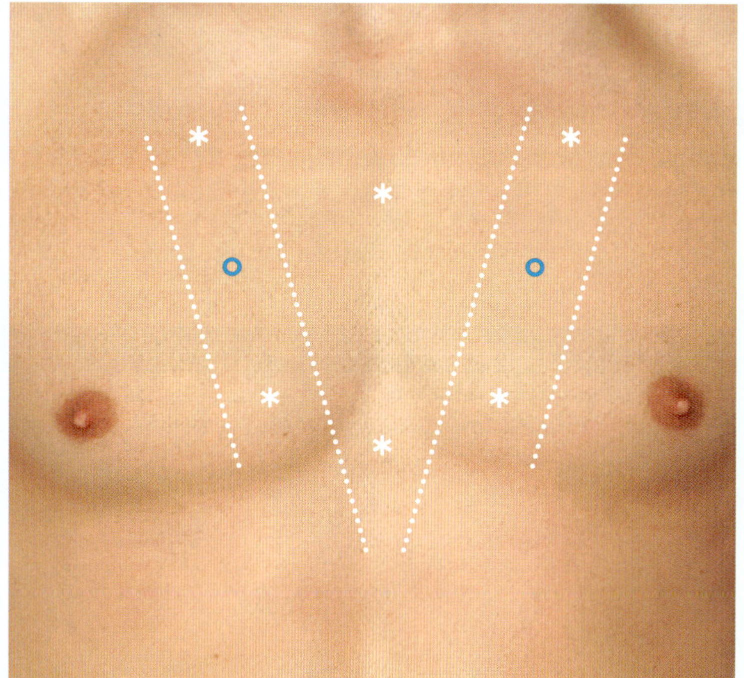

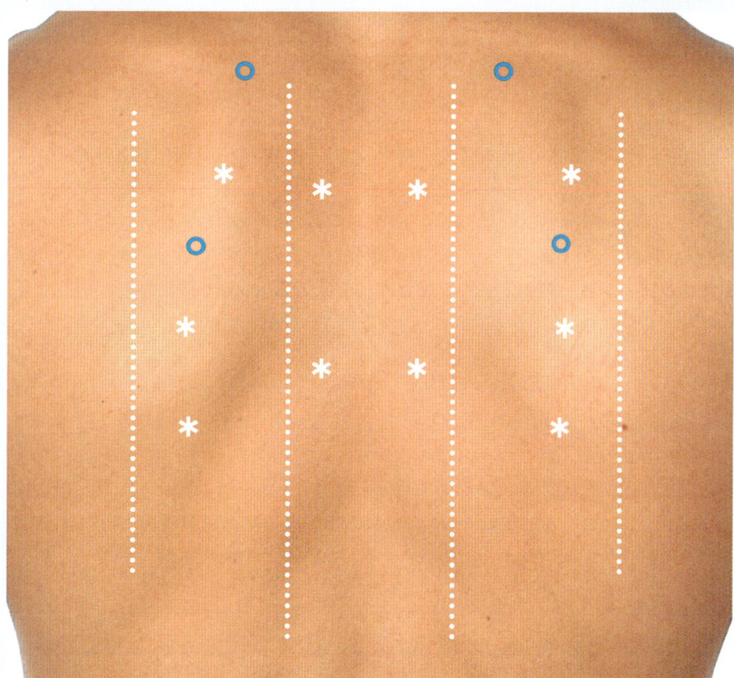

Epidermale Ziehtechnik (EZT)
Papel (P)
Infiltration (I)

Cellulite

Gesichtskonturierung, Körperkonturierung

(s. a. venolymphatische Insuffizienz S. 128)

Technik	Beispiel von Lösungsmischungen	Menge
EZT *(Meso ohne PPC/DC)* **P** *(Meso ohne PPC/DC)* **I** *(Lipolyse mit PPC/DC, 0,5 ml subkutan/ Punkt mit jeweils 2,0–2,5 cm Abstand)*	**Anticellulite Cocktail** **PPC/DC** *(Polyenylphosphatidylcholin/Desoxycholsäure, ehemals Lipostabil®)* **Pentoxifyllin** **NaCl 0,9 %**	**1,0 ml** **5,0 ml** **1,0 ml** **3,0 ml**
	> Anticellulite Cocktail: maximal 10 ml pro Sitzung wegen des hohen Koffeingehalts > Lipolyse mit PPC/DC: maximal 5 x 10 ml am Körper und 1 x 5 ml für die Gesichtskontur > Mesotherapie ohne PPC/DC: maximal 25 ml pro Sitzung	

Bemerkungen:
Eine lokalisierte Cellulite und kleinere Fettdepots können mesotherapeutisch behandelt werden, eine generelle Adipositas aber nicht. Es macht einen Unterschied aus, ob am Körper oder im Gesicht eine Lipolyse durchgeführt werden soll. Bei der Gesichtsformung im Wangenbereich oder beim Doppelkinn wird meist mit kleineren Mengen und eher geringeren Verdünnungen gearbeitet, je nachdem, was der Patient zu tolerieren bereit ist, z. B. 2 ml PPC/DC + 1 ml Pentoxifyllin. Es werden dann aber nur 0,25 ml pro Punkt sc. gespritzt, 2–5 mm tief je nach Fett-Bindegewebe-Dicke.

Für die Körperbehandlung wird die Verdünnung 50 : 50 eingesetzt und dann werden in regelmäßigen Abständen flächendeckend 0,5 ml im Bolus gespritzt. Die Menge von 50 ml sollte anfangs aufgrund der erheblichen lokalen und u. U. auch systemischen Nebenwirkungen nicht überschritten werden. Die maximale Einstichtiefe am Körper beträgt 13 mm mit der Microlance®-Kanüle 0,4 x 13 mm. Unverzichtbar ist bei dieser ästhetischen Indikation die gründliche Aufklärung, da PPC/DC immer lokale, auch heftige Entzündungsreaktionen mit Downtime auslöst.

Alternativ zur medikamentösen Lipolyse kann die mildere Carboxytherapie (s. Videoclip unten) angeboten werden, mit oft ähnlichen Erfolgen, aber kürzeren Abständen und häufigeren Behandlungs-

Carboxytherapie

terminen. Vorteil: Es werden zugleich einen Fettabbau, eine Verbesserung der Bindegewebequalität und eine Hautstraffung erreicht. Bei venolymphatischer Insuffizienz sind zusätzliche Sitzungen mit Mesodrain zu empfehlen. ***Sonderfall Lipödem:*** Hier erscheint nur die chirurgische Liposuktion erfolgversprechend.

Häufigkeit:
Die Lipolyse wird alle 6–8 Wochen bis zum Erhalt einer deutlichen und anhaltenden Besserung durchgeführt. Weniger belastbare Patienten erhalten eine Mesoinjektion mit der obigen Mischung ohne PPC/DC bzw. eine Carboxytherapie alle zwei Wochen.

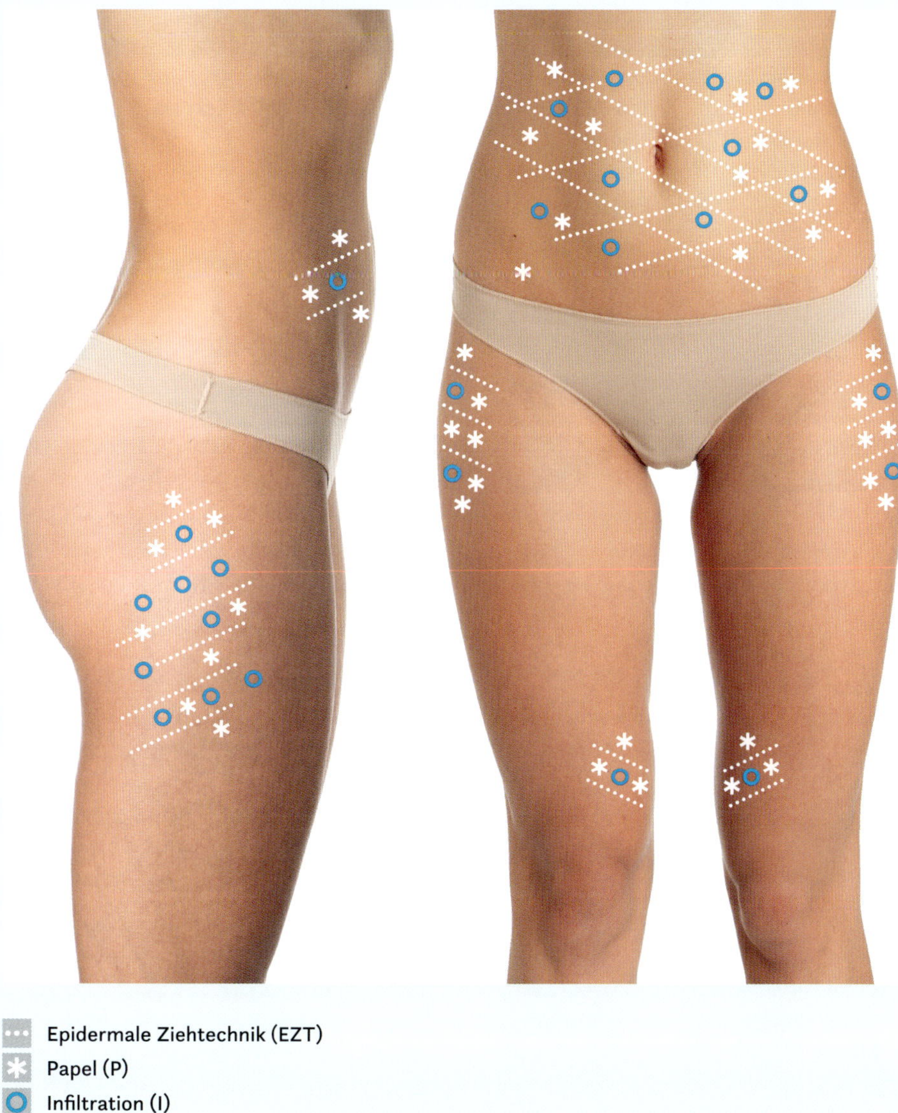

Epidermale Ziehtechnik (EZT)
Papel (P)
Infiltration (I)

Cephalgie

Migräne, Spannungskopfschmerz

Technik	*Beispiel von Lösungsmischungen*	*Menge*
Spannungskopf-schmerz (Antistress) EZT, P, I	**Procain 1 %** **Infi-Tabacum-Injektion NTI** *oder* **Infidys®-Injektion** **Miorel®** **1 Tropfen (!) Diazepam** *oder* **Maginjectable** **Piroxicam**	**0,5 ml** **0,5 ml** **0,3 ml** **0,5 ml** **0,2 ml**
Migräne EZT, P, I	**Procain 1 %** **Gelsemium comp. Hevert injekt** **Dicynone®** *oder* **Rutinel** **Miorel®** **Piroxicam** *(nur im Anfall)*	**0,5 ml** **0,5 ml** **0,5 ml** **0,3 ml** **0,2 ml**

Bemerkungen:
Es ist bei dieser Behandlung unumgänglich, soweit wie möglich alle gewohnten Schmerzmittel wegzulassen, um die meist bestehende Abhängigkeit zu durchbrechen. Oft helfen auch Kopf- oder Schläfenmassagen mit Pfefferminzöl, bzw. bei der Migräne kann ein Procain-Nasenspray den beginnenden Anfall kupieren.

Eine 100%ige Heilung ist von der Mesotherapie nicht zu erwarten, aber oft werden aus zwei Anfällen pro Woche zwei pro Jahr. Beste Erfolge bei der Behandlung sind während des Anfalls im Schmerzzustand zu erzielen, z. B. am Anfang der Periode bei hormonell bedingter Migräne.

Auch hier können sehr effektiv ausgewählte Akupunkturpunkte ergänzend infiltriert werden. Den Punkt GG 20, Baihue, können die Patienten nach Anleitung auch selbst mit Akupressur behandeln. In schweren Fällen, wenn bei der Migräne auch die Triptane nicht genügen, kommt eine klassische BTX-Behandlung im Stirn- und Glabellabereich infrage.

Häufigkeit:
Beginnend im 14-tägigen Turnus, möglichst im Schmerzzustand behandeln, Erhaltung einmal pro Monat.

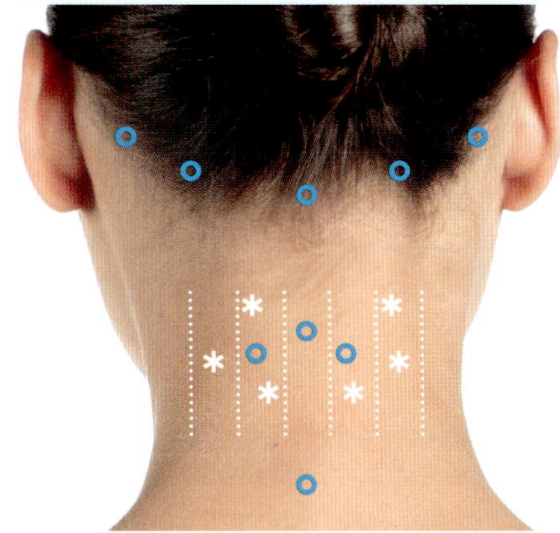

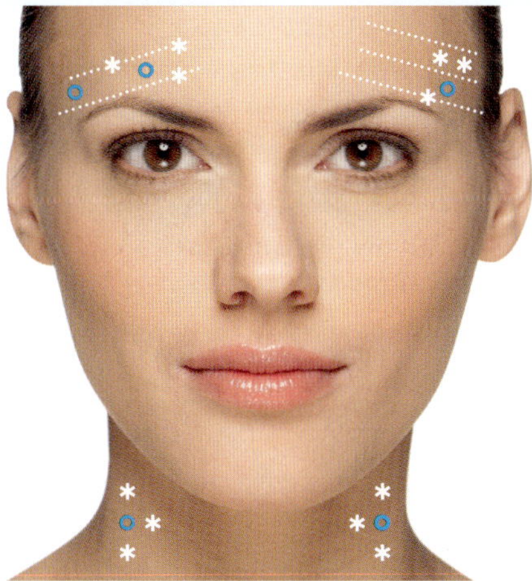

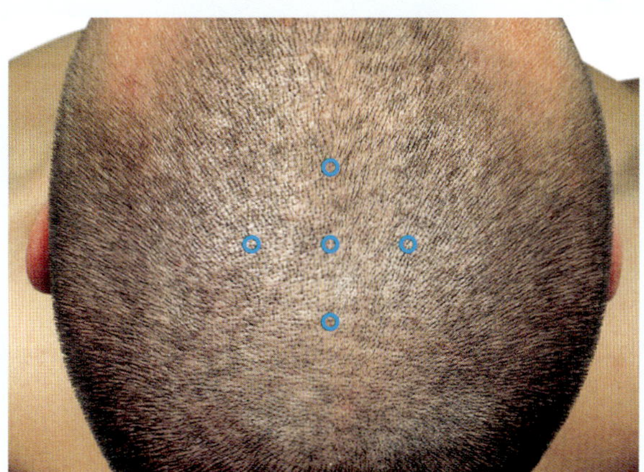

Punkt GG 20 (Baihue, in der Mitte des Schädels auf der Verbindungslinie zwischen den höchsten Punkten der Ohrmuschel) und die „4 klugen Götter"

- Epidermale Ziehtechnik (EZT)
- Papel (P)
- Infiltration (I)

Couperose (Teleangiektasie)

Besenreiser, großporige Haut

(s. a. Mesolift S. 130)

Technik	Beispiel von Lösungsmischungen	Menge
Couperose/ Besenreiser *Epi- und intradermale Nappage mit Gerät*	**DM-Silk (DMAE + Silicea)** **RCPR** *oder* **Radiance Cocktail** **Aethoxysklerol® 0,5 %** **HA-NCPR Mix** *(Mischung mit unvernetztem Hyaluron [Hyaluron 2 % Toskani] und NCPR zu gleichen Teilen oder als Fertigprodukt Teosyal® PureSense Redensity [I])*	**0,5 ml** **0,5 ml** **0,3 ml** **0,3 ml**
Großporige Haut *Epi- und intradermale Nappage mit Gerät*	**DM-Silk (DMAE + Silicea)** **RCPR** *oder* **Radiance Cocktail** **HA-NCPR Mix** *(Mischung mit unvernetztem Hyaluron [Hyaluron 2 % Toskani] und NCPR zu gleichen Teilen oder als Fertigprodukt Teosyal® PureSense Redensity [I])*	**0,5 ml** **0,5 ml** **0,3 ml**
	> In ausgeprägten Fällen auch Mesobotox mit 6 I.E. auf 0,5 ml NCPR	

Bemerkungen:
Bei Besenreisern am Körper (Beine) muss ein phlebologisches Krankheitsbild ausgeschlossen sein, die Zusammenarbeit mit einem Venenspezialisten wird empfohlen.

Die Behandlung im Gesicht wird mit einer Anästhesiecreme bei mindestens fünf Minuten Einwirkzeit vorbereitet. Durch die flächendeckenden Mikroinjektionen kommt es zu einer Kollageninduktion, einer Verdichtung und Verdickung der Haut, in welcher die erweiterten Gefäße dann „verschwinden". Zudem sind es die Mikrosklerosierungen in der Haut und den getroffenen Arteriolen, die das Hautbild letztendlich verbessern. Kleine Blutungen sind hier die Regel.

Alternative Verödungsformen: Schaumsklerosierung mit Aethoxysklerol® bei größeren Venen, hypertone Glukose- oder Kochsalzlösung, jeweils intravaskulär gespritzt. Der Patient muss aufgeklärt werden, dass für drei oder vier Tage eine Verschlechterung auftritt, aber das Endresultat ist i. d. R. gut und oft anhaltend.

Häufigkeit:
Bei Bedarf Wiederholungen nach jeweils zwei bis drei Wochen.

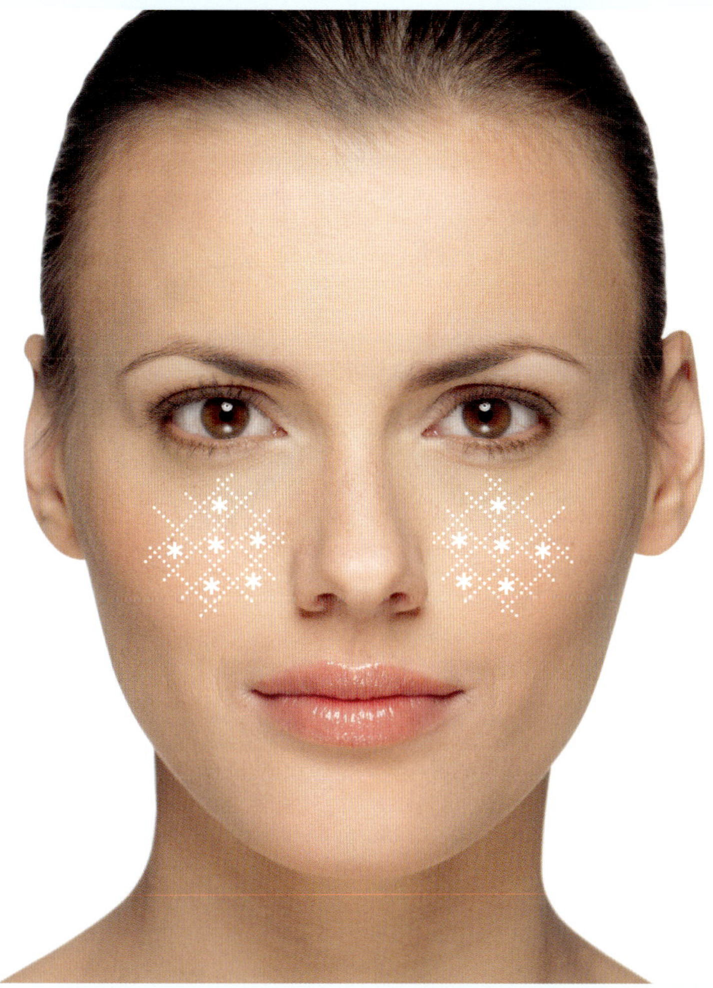

Nappage (EZT, P)

Depressives Syndrom

Angststörungen, Burnout-Syndrom

Technik	*Beispiel von Lösungsmischungen*	*Menge*
1. Sitzung **EZT, P, I**	**Procain 2 %** **Infidys®-Injektion** *oder* **dystoLoges® Inj.** **Maginjectable** **Diazepam**	**0,5 ml** **1,0 ml** **0,5 ml** **0,1 ml**
2. Sitzung **EZT, P, I**	**Procain 2 %** **Spascupreel®** **Neuro-Injeel®** **Cerebrum compositum NM** **Tonico-Injeel® N** **Vitamin B12-Loges®** *oder* **Vitamin B12 forte Hevert injekt**	**0,5 ml** **0,5 ml** **0,5 ml** **0,5 ml** **0,5 ml** **0,2 ml**

Bemerkungen:
Mit diesem Behandlungsprotokoll werden in der Allgemeinmedizin die besten Ergebnisse erzielt bei der ***reaktiven Depression***, die auch als sog. ***Burnout-Syndrom*** weit verbreitet ist. In diesem Fall sollte aufgrund der vegetativen Begleitsymptomatik zusätzlich alternierend das Asthenieschema eingesetzt werden. Bei der ***endogenen Depression*** ist meist eine orale Mitbehandlung notwendig, entweder mit Imipramin (Imipramin-neuraxpharm® 10 mg, 2 x 1) oder Serotonin-Wiederaufnahme-Hemmer über einen Monat mit anschließendem Versuch, die Medikation ausschleichen zu lassen. Eine Alternative bei Depressionen und den damit verbundenen Schlafstörungen ist der pflanzliche Serotonin- und Melatonin-Agonist Griffonia 5-HTP 200 mg, z. B. von Greenleaves (1–2 Kps./tgl. abends, auch über längere Zeit).

Bei ***Angst- oder Panikpatienten*** im Zustand der psychischen Dekompensation wird als Akutbehandlung 1 Ampulle Imap® i.m. empfohlen, was für eine Woche Entlastung schafft. Als Begleittherapie kommt die altbewährte Heilpflanze Kava-Kava infrage, z. B. Kava Hevert® Entspannungstropfen. Generell gut bewährt haben sich Vitamin-B12-Spritzen i.m. und hochdosierte Vitamin-C-Infusionen (7,5 g). Voraussetzung ist hier allerdings eine intakte Nierenfunktion und der Ausschluss des seltenen angeborenen Enzymdefekts Glucose-6-Phosphat-Dehydrogenase-Mangel (Favismus).

Häufigkeit:
Sitzungen am Tag 0, 30, 60, dann bei Bedarf.

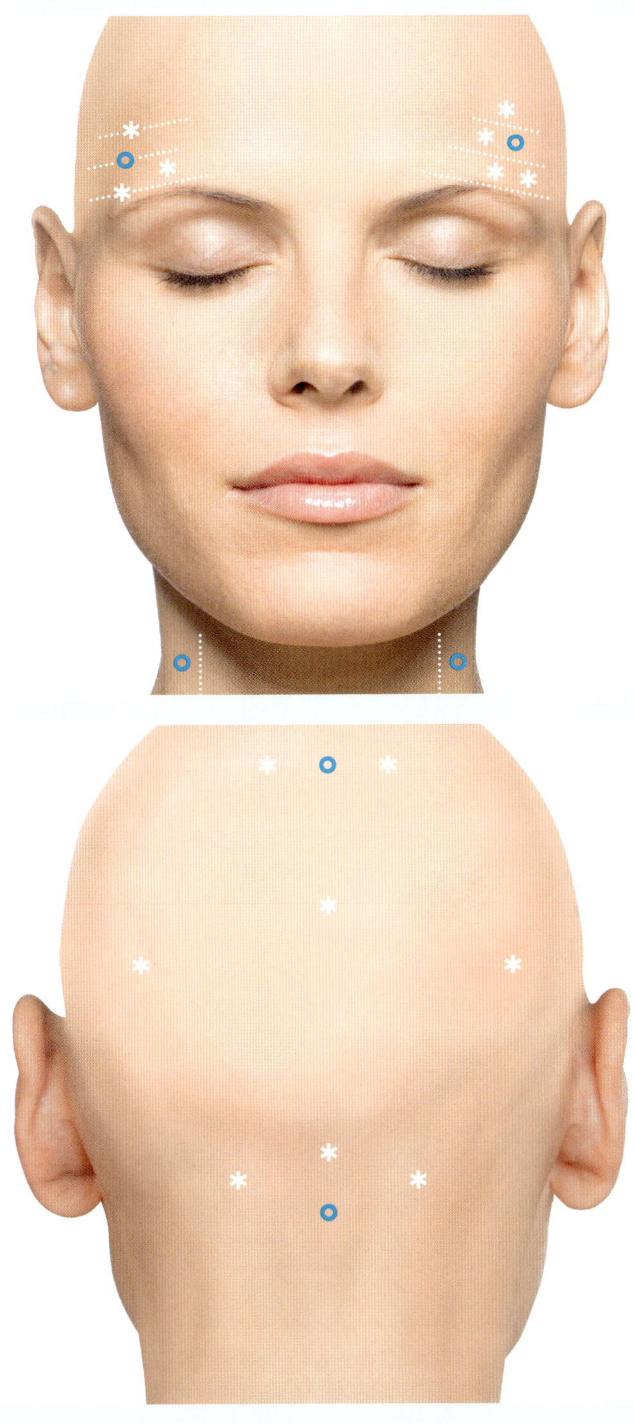

Epidermale Ziehtechnik (EZT)
Papel (P)
Infiltration (I)

Distorsion des Sprunggelenks

Technik	Beispiel von Lösungsmischungen	Menge
EZT, P, I	**Procain 1 %** **Rutinel** **Piroxicam**	**0,5 ml** **0,5 ml** **0,3 ml**

Bemerkungen:
Die Behandlung ist den leichteren Distorsionen vorbehalten, wenn radiologisch keine knöcherne Verletzung vorliegt.

Es kommt die übliche gemischte Technik um den lateralen Malleolus im schmerzhaften Bereich herum und über dem Hämatom zur Anwendung. Hier sollte außerdem Bewegung anordnet werden, selbst dann, wenn dies am Anfang unangenehm ist. Im Allgemeinen erfolgt die Heilung mit Bewegung viel schneller als bei Immobilisierung.

Als Externum geeignet ist Heparin-ratiopharm® Sport-Gel 60.000 oder Beinwellsalbe (Traumaplant® Schmerzcreme).

Häufigkeit:
Normalerweise ist eine Sitzung ausreichend. Es kann, z. B. bei Sportlern, am nächsten Tag eine weitere epidermale Behandlung über dem noch schmerzenden Bereich verabreicht werden.

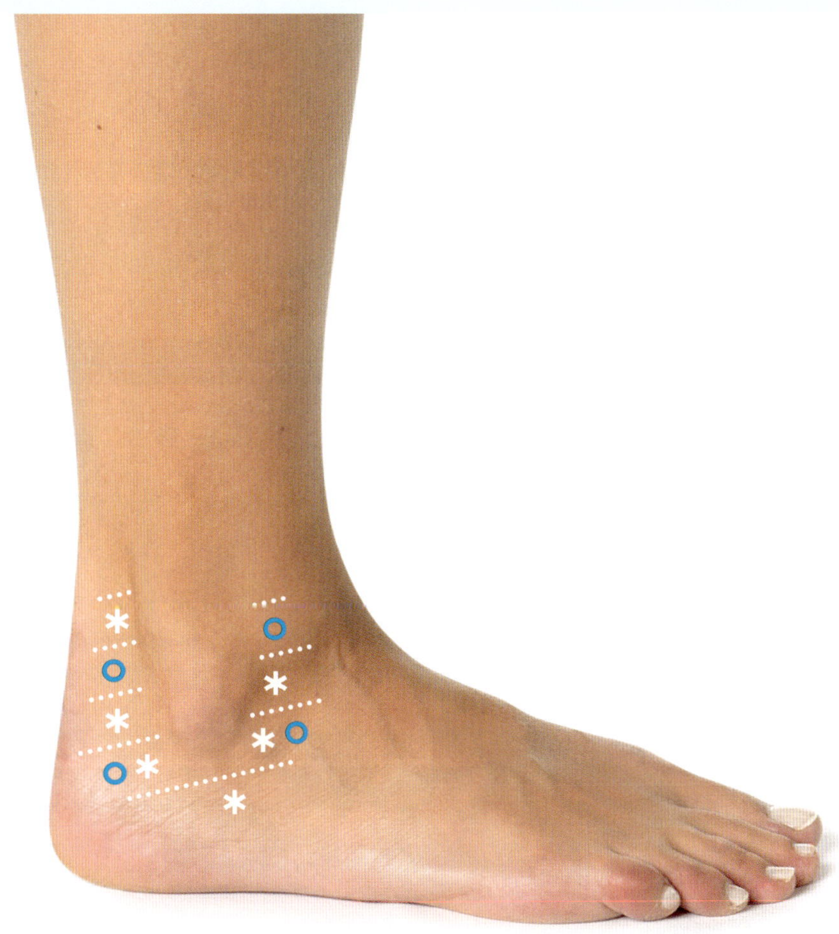

- ••• Epidermale Ziehtechnik (EZT)
- * Papel (P)
- o Infiltration (I)

Dysmenorrhö

(s. a. Amenorrhö S. 190)

Technik	Beispiel von Lösungsmischungen	Menge
EZT, P, I	**Procain 2 %** **Rutinel** **Maginjectable** **Miorel®** *oder* **Spascupreel®**	**0,5 ml** **0,5 ml** **0,5 ml** **0,5 ml**

Bemerkungen:
Eine „dankbare" Indikation für mesotherapeutisch arbeitende Gynäkologen, da häufig junge Mädchen und Frauen von massiven Beeinträchtigungen betroffen sind und nicht immer gleich auf monatlich wiederkehrende, nur symptomatisch wirkende Medikamente oder eine hormonelle Empfängnisverhütung aus diesem Grund zurückgegriffen werden sollte. Für die Allgemeinärzte zählen an erster Stelle der klinische Erfolg und die Unschädlichkeit. Aus diesem Grund wird hier auch gerne auf eine homöopathische Unterstützung gesetzt, z. B. mit Dysmenorrhoe-Gastreu® S R75 Tropfen.

Es ist häufig nützlich, bei einer Dysmenorrhö auch einen Augenrahmen zu spritzen.

Häufigkeit:
Sitzungen am Tag 0 und 30, dann bei Bedarf.

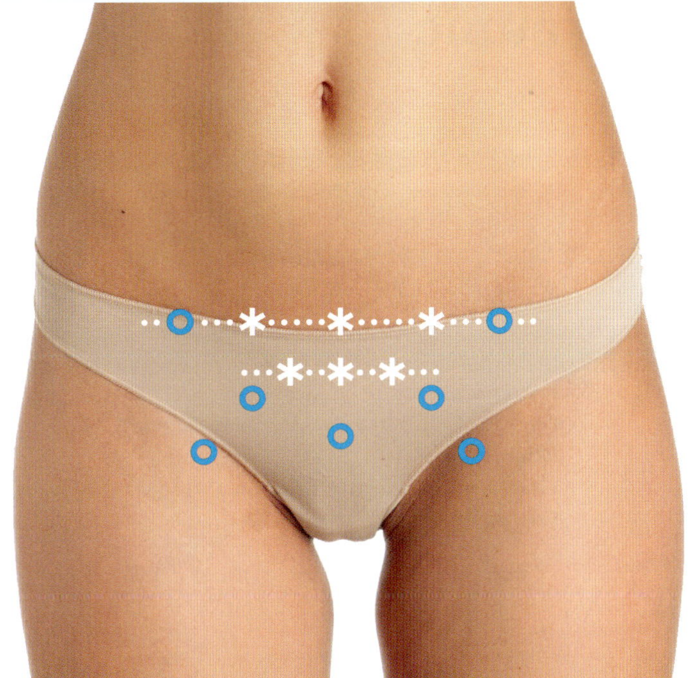

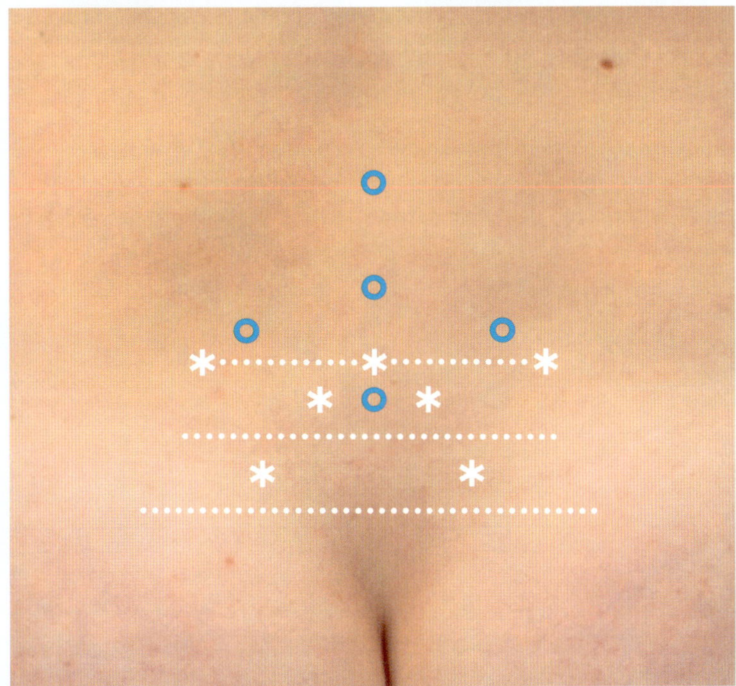

Epidermale Ziehtechnik (EZT)
Papel (P)
Infiltration (I)

Dyspareunie

Technik	*Beispiel von Lösungsmischungen*	*Menge*
P, I	**Procain 2 %** **Cefagil®** *oder* **Infi-Damiana-Injektion N** **Maginjectable** **Vitamin B-Komplex, z. B. milgamma® N Injektionslösung** *oder* **Thrinamide**	**0,5 ml** **0,5 ml** **0,5 ml** **0,2 ml**
	+ Carboxytherapie der großen (und kleinen) Labien	

Bemerkungen:
Die Behandlung ist möglichst schmerzfrei zu gestalten. Weltweit wird auf den großen Ästhetik-Kongressen die genitale Rejuvenation propagiert. Neben der optischen ist aber sicher auch die funktionelle Verbesserung ein wesentliches Argument für die zunehmende Inanspruchnahme dieser Leistungen.

Orale Ergänzung aus dem Ayurveda: Bio Ashwagandha (Winterkirsche) oder vigoLoges®. Zusätzliche Booster für Frauen finden sich bei den Horvi-Enzymen: Horvitrigon forte bei allgemeiner Erschöpfung und Horvi Triturus bei Libidomangel oder Orgasmusschwäche (1-mal/Woche 1 Amp. i.m., ca. 6-mal und bei Bedarf).

Häufigkeit:
Einmal monatlich bzw. bei Bedarf.

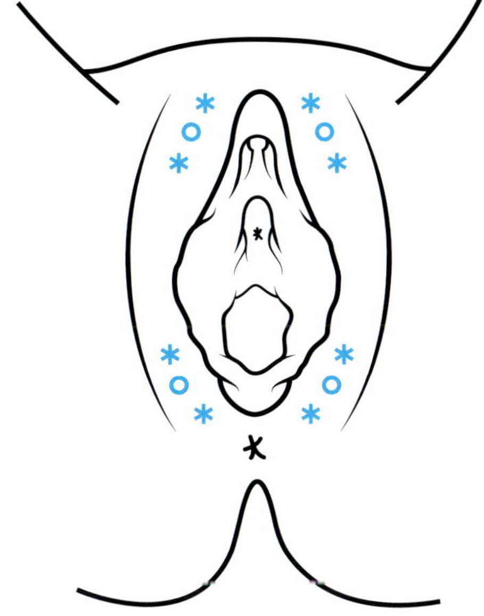

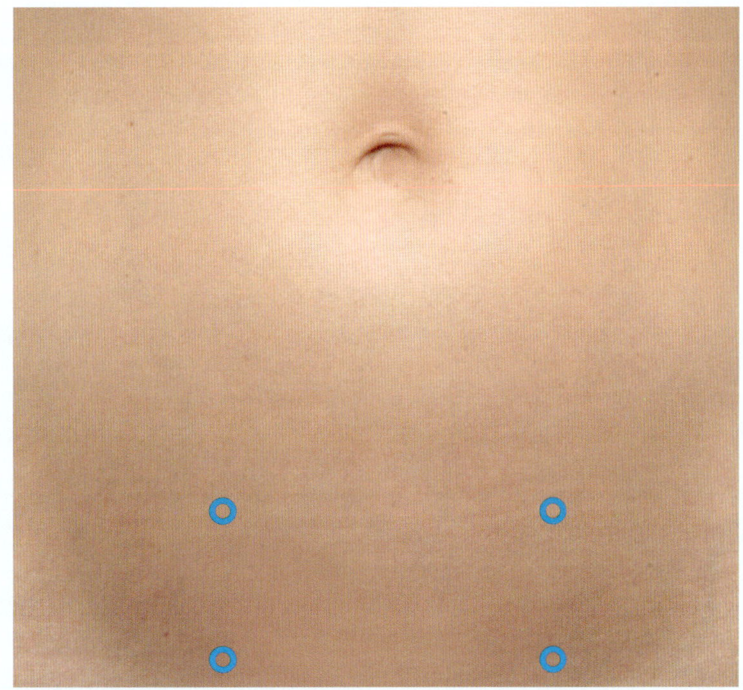

Papel (P)
Infiltration (I)

Ekzem (akut und chronisch)

Handekzem, Neurodermitis

Technik	Beispiel von Lösungsmischungen	Menge
EZT, P, I	**Procain 2 %** **Regenerating Cocktail** **HA-NCPR-Mix** *(Mischung mit unvernetztem Hyaluron [Hyaluron 2 % Toskani] und NCPR zu gleichen Teilen oder als Fertigprodukt Teosyal® Pure-Sense Redensity [I])* **Staphylococcus-Injeel**	**1,0 ml** **1,0 ml** **0,5 ml** **0,5 ml**
Q	**Eine begleitende Mikrovakzination wird empfohlen.**	

Bemerkungen:
Zu unterscheiden sind hier die akute (juckend, nässend, entzündet) und die chronische Form, z. B. nach längerem Kortisongebrauch mit Hautatrophie, -trockenheit, -rissen. Auf der Grundlage der genetischen atopischen Veranlagung kommt es zu diversen erworbenen Unverträglichkeiten (z. B. Nahrungsmittel), Allergien (z. B. Pollen, Hausstaub, häufig auf den eigenen Schweiß!) sowie einer chronischen Belastung durch Staphylococcus-aureus-Infektionen bei grundsätzlich gestörter Hautbarrierefunktion.

Die Behandlung muss daher immer multimodal erfolgen. Leichte topische Kortisoncreme wird nur sparsam und gezielt, sozusagen als „Notbremse", eingesetzt (Hydrocortison-ratiopharm® oder Dermatop® Creme). Hinzukommen sollte eine tägliche Grundpflege mit Lotionen, z. B. aus der Mixa Serie (erhältlich im Drogeriemarkt) oder Lipikar Baume AP+ aus der Apotheke. Der neue Linola Schutz-Balsam bildet einen atmungsaktiven Schutzfilm auf der Haut, mindert Juckreiz, Feuchtigkeitsschäden und Wundwerden.

Bei Säuglingen und Kleinkindern werden Neythymun® Nr. 29 f+k + NeyDesib® Nr. 78 intraoral gesprüht (1–2-mal tgl. mit dem Adapplicator für 2-ml-Ampullen). Hier ist eine mukosale homöopathische Behandlung oft ausreichend. Erwachsenen können die gleichen Mittel oder eine begleitende Therapie mit Horvitrigon forte i.m. vorgeschlagen werden – mit einer Anwendungsfrequenz von einmal pro Woche, auch über längere Zeit. Hilfreich sind oft Bäder oder Umschläge mit verdünntem Schwarztee.

Häufigkeit:
Monatliche Behandlung und, wenn nötig, im Schub.

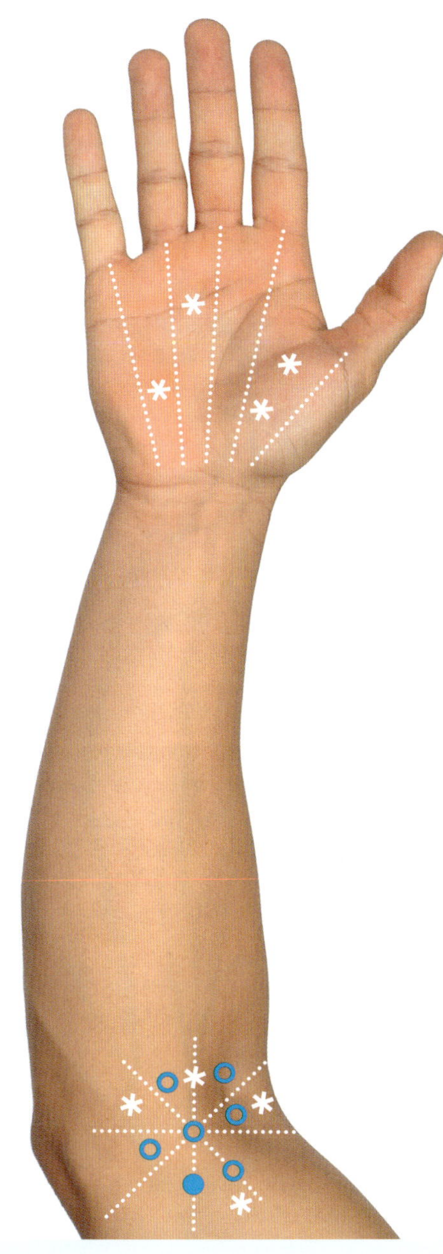

- Epidermale Ziehtechnik (EZT)
- Papel (P)
- Infiltration (I)
- Quaddel (Q)

Entgiftung

Alkoholismus, Esssucht, Raucherentwöhnung, Tablettenabhängigkeit

Technik	Beispiel von Lösungsmischungen	Menge
P, I	**Procain 2 %** **milgamma® N Injektionslösung** **Wala Robinia comp.** *oder* **Infi-Tabacum-Injektion NTI** *oder* **bei Essstörungen/Übergewicht fuculacca® injekt**	**0,2 ml** **0,2 ml** **0,5 ml** **0,5 ml**

Bemerkungen:
Nach dem Sucht-Ranking von 2018 liegt in Deutschland die Tablettenabhängigkeit (insbesondere für freiverkäufliche Schmerzmittel) an erster Stelle vor der Alkoholabhängigkeit. Auch im Bereich Nahrungs- und Genussmittel wäre ein kontrollierter Umgang nach dem Motto: wenig – selten – am richtigen Ort (hier: mit der richtigen Gesellschaft) hilfreich.
Die Mesotherapie hat sich bereits seit vielen Jahren und bei verschiedenen spezialisierten Anwendern für die Behandlung der Nikotinsucht als nützlich erwiesen. Wie so oft bei psychosomatischen Indikationen werden hier Suchtpunkte der Akupunktur behandelt: Infiltrationen jeweils bds. am Tragus, dem Akupunkturpunkt Di 20 am Ende der Nasolabialfalte, direkt unterhalb des Nasenflügels, sowie dem Anti-Drogen-Punkt VB 8 am lateralen Schädel, 3 QF oberhalb des höchsten Punkts der Ohrmuschel. Alternativ oder alternierend kann eine Injektionsakupunktur am Ohr, z. B. nach dem „NADA Protokoll", gemacht werden:

- *Vegetativum, sympathetic point = Punkt 51*
- *Shen Men (übersetzt: Tor zur Seele oder Tor des Geistes) = Punkt 55*
- *Niere = Punkt 95*
- *Leber = Punkt 97*
- *Lunge = Punkt 101*

Voraussetzung für den Erfolg der Behandlung ist, dass der Patient die nötige Motivation mitbringt und Hinweise zur Selbstkonditionierung erhält.
Zur Unterstützung der Gewichtsabnahme kann als adjuvante Maßnahme „formoline L112 extra" postprandial eingenommen werden, um im Falle einer „Sünde" die zugeführten Fette zu binden und wieder auszuscheiden. fuculacca® injekt kann auch i.m. verabreicht werden und ist besonders bei trägen, hypothyreotisch wirkenden Patienten hilfreich. Ansonsten gilt: „Wer stark, gesund und jung bleiben will, übe den Körper, atme reine Luft und heile sein Weh eher durch Fasten als durch Medikamente" (Hippokrates).

Häufigkeit:
Bei Rauchern reicht i. d. R. eine einmalige Sitzung, ansonsten Wiederholungen bei Bedarf. Bei den anderen Suchterkrankungen sind je nach Schweregrad u. U. eine langfristige, multimodale Betreuung und Behandlung sowie regelmäßige Kontrollen erforderlich.

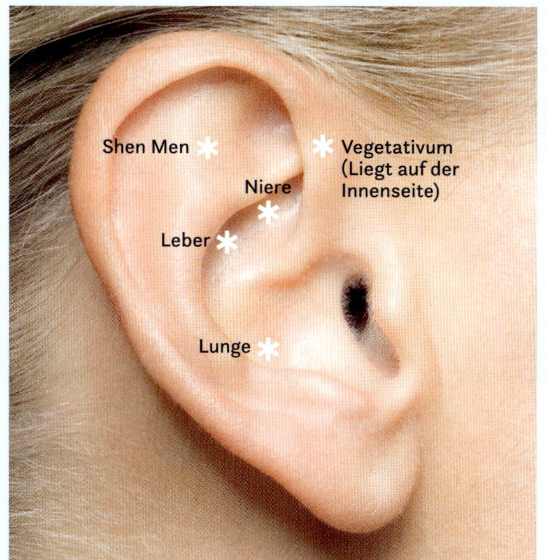

NADA Protokoll

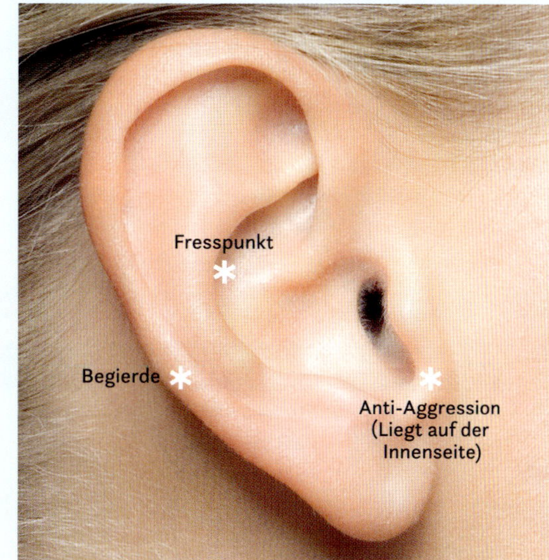

Esssucht

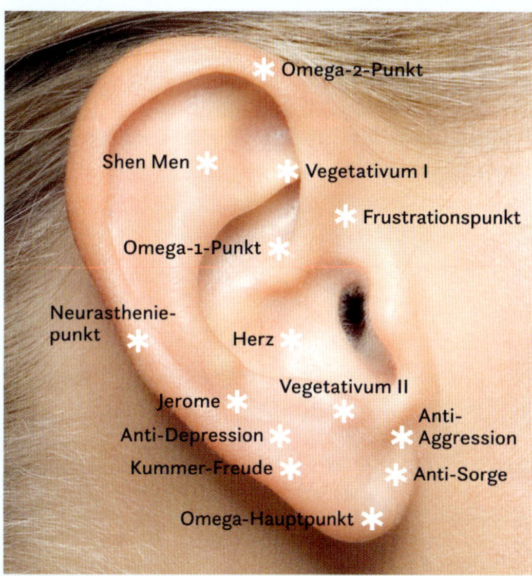

Psychosomatische Punkte

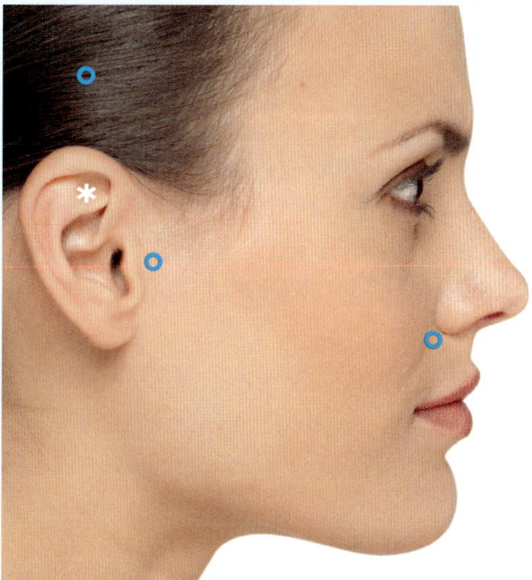

Raucherentwöhnung

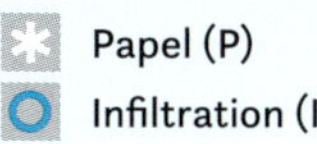

Epicondylitis (medialis und lateralis)

Insertionstendinitis

Technik	Beispiel von Lösungsmischungen	Menge
Spritze 1 **EZT, P, I, MP**	**Procain 1 %** **Pentoxifyllin** **Calcitonin 100**	**0,5 ml** **0,5 ml** **0,3 ml**
Spritze 2 **EZT, P, I, MP**	**Procain 1 %** **Piroxicam** **Miorel®**	**0,5 ml** **0,2 ml** **0,3 ml**
	> Passende Adjuvanzien für beide Mischungen sind HA-NCPR und Silicor	

Bemerkungen:
Der Patient sollte auf keinen Fall mit dem Golfen, Tennisspielen, der Gartenarbeit usw. während der Behandlung aufhören, sondern sich nur etwas weniger intensiv bewegen, aber genauso häufig – trotz einer vorübergehenden Minderung der Leistung. In den meisten Fällen ist es angezeigt, „mit Bewegung" zu behandeln und nicht mit einer Immobilisierung, die eine Ankylose oder Muskelschwund erzeugen kann.

Wichtig ist die Infiltration mit der ersten Spritze am Punctum maximum des medialen bzw. lateralen Epikondylus (Reparatur des Sehnen-Knochen-Übergangs) sowie die großflächige Abdeckung der umgebenden Muskulatur mit der zweiten Spritze (Minderung des Muskelzugs).

Häufigkeit:
Eine Sitzung mit beiden Mischungen am Tag 0, 7 und 15, wenn nötig, eine Mesoperfusion nach einem Monat.

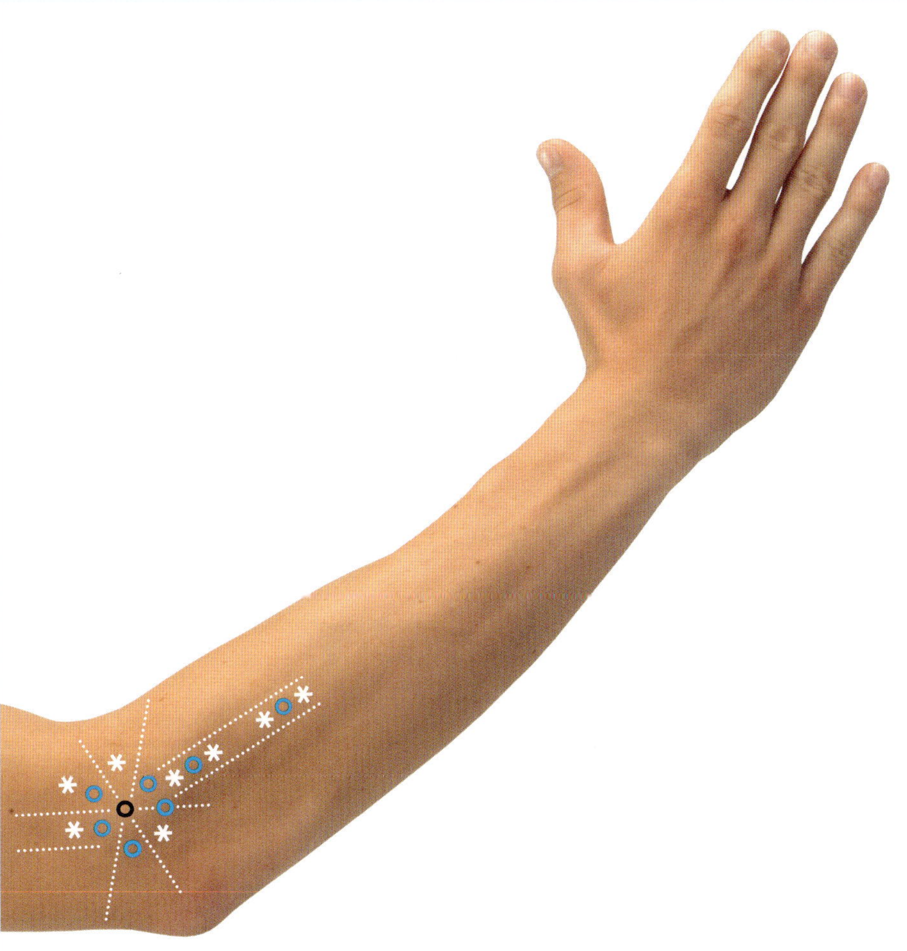

Epidermale Ziehtechnik (EZT)
Papel (P)
Infiltration (I)
Mesoperfusion (MP)

Epiphysitis (calcanei)

Juvenile Epiphysiolyse, Morbus Osgood-Schlatter, Morbus Perthes

Technik	*Beispiel von Lösungsmischungen*	*Menge*
EZT, P, I, MP	**Procain 2 %** **Calcitonin 100** **Silicor** *oder* **Infi-Vitamin-B15-Injektion N** **Piroxicam**	**1,0 ml** **0,5 ml** **1,0 ml** **0,2 ml**

Bemerkungen:
Knochenerkrankungen im Kindes- und Jugendalter sind immer interdisziplinär zu behandeln. Sie gehen mit langen Ausfallzeiten (Schule und Sport) einher und mindern die Lebensqualität erheblich. Daher empfiehlt sich die unterstützende Behandlung mit der Mesotherapie und die homöopathische Begleitung.

Wenn am Tag 0 und Tag 15 keine Wirkung eintritt, dann wird am Tag 60 eine Mesoperfusion mit zusätzlich Pentoxifyllin und Wala® Symphytum comp. (je 1 ml) durchgeführt. Oral werden von Anfang an Infiossan® Tropfen gegeben (3 x 10 tgl., immer vor dem Essen).

Häufigkeit:
Sitzungen am Tag 0, 15, 30 und 60.

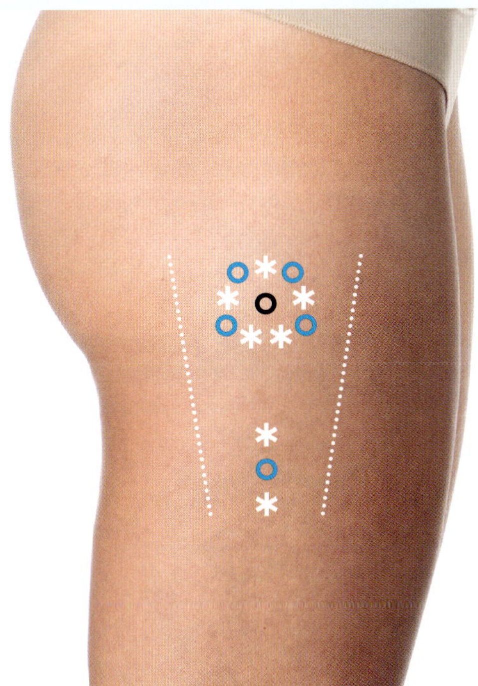

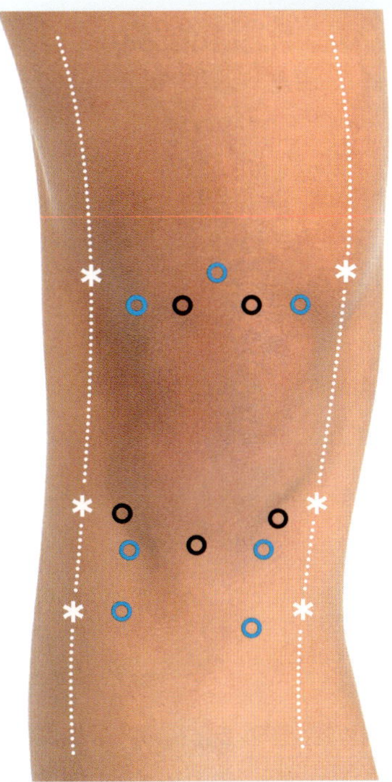

Epidermale Ziehtechnik (EZT)
Papel (P)
Infiltration (I)
Mesoperfusion (MP)

Fersensporn

Plantarfasziitis

Technik	Beispiel von Lösungsmischungen	Menge
EZT, I, MP	**Lidocain 1 %** **Calcitonin 100** **Piroxicam** **Dicynone®** *oder* **Pentoxifyllin**	**0,6 ml** **0,1 ml** **0,1 ml** **0,2 ml**
	> Sollten die Schmerzen persistieren, kann anstelle von Piroxicam ausnahmsweise Lipotalon® (0,1 ml) verwendet werden.	

Bemerkungen:
Beim klassischen Fersensporn mit umschriebenem Druckschmerz erfolgt der Einstich gezielt von Hand senkrecht am Punctum maximum mit der ganzen Länge der TSK Invisible Needle™. Auch eine tiefere Mesoperfusion mit einer dünnen Dentalnadel ist möglich. Dabei liegt der Patient und die freie Hand fixiert den Fuß. Es werden nur 0,3–0,5 ml der Lösung langsam infiltriert. Analog gilt die Vorgehensweise beim Morton-Neurom. Bei einer Metatarsalgie oder Plantarfasziitis wird wie üblich mit der flächigen Abdeckung des Areals begonnen und an einigen Hauptpunkten vorsichtig infiltriert. Hierbei ist es ratsam, die Einstichpunkte mit einem Kältespray (z. B. Henry Schein® Sport Cooling Spray) kurz vorher zu betäuben! Bei persistierenden Beschwerden sollte eine radiologische Abklärung erfolgen. Die Metatarsalgie, die oft auf einem Absinken des Fußquergewölbes beruht, ist u. U. zusätzlich mit Schuheinlagen, am besten mit den sog. „dynamischen" bzw. sensomotorischen Ausführungen, zu versorgen. Auch für den Fersensporn gibt es gepolsterte Schuheinlagen zur gezielten Druckentlastung.

Häufigkeit:
Oft ist bereits eine einzige Behandlung erfolgreich, bei Bedarf die Behandlungen wiederholen.

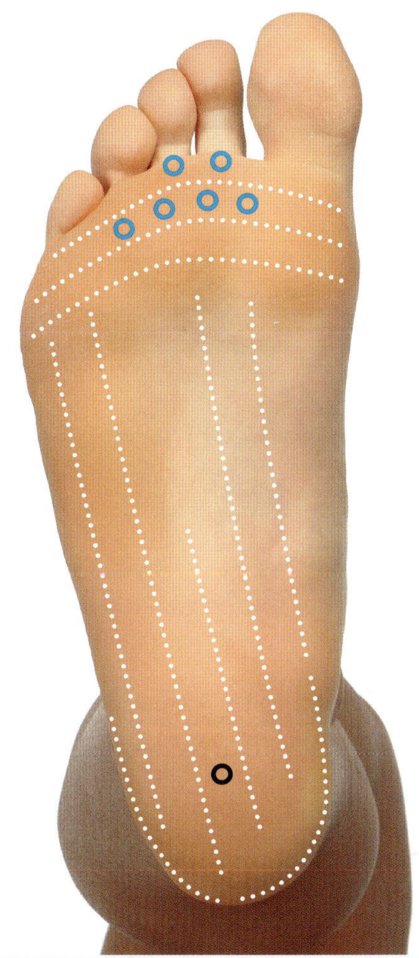

Epidermale Ziehtechnik (EZT)
Infiltration (I)
Mesoperfusion (MP)

Funktionelle Herzbeschwerden

Altersherz, Herzstolpern, Palpitationen, Tachykardie

(s. a. psychosomatische Störungen S. 160)

Technik	Beispiel von Lösungsmischungen	Menge
EZT, P, I	**Procain 2 %**	**0,5 ml**
	Maginjectable	**0,5 ml**
	corLoges® *oder* **Infi-Convallaria-Injektion**	**0,5 ml**
	Diazepam	**0,1 ml**

Bemerkungen:
Der Behandlungsvorschlag bezieht sich auf Herzbeschwerden ohne kardiologischen Befund.

Die Mesotherapie erfolgt lokal, d. h. im Segment 1 der Headschen Zone präkordial. Sinnvoll ist eine Mitbehandlung der Akupunkturpunkte entlang des thorakalen Anteils des Blasenmeridians (B 14–18 und B 39), welche beidseits paravertrebral gelegen sind und sich beruhigend auf die vegetative Regulation auswirken sollen.

In den vielen Fällen von „Altersherz", d. h. bei nachlassender Leistungsfähigkeit, Kurzatmigkeit unter Belastung, Beinödemen, häufigem nächtlichem Wasserlassen oder anderen funktionellen Herzbeschwerden, ist eine orale Dauertherapie mit Weißdorn (z. B. Crataegutt® 450 mg Herz-Kreislauf-Tabletten) zu empfehlen. Ein wunderbares Mittel im geriatrischen Bereich sind die LÖWE Komplex Nr. 10 N Convallaria Tropfen (2 x 10 Tr. vor dem Essen), die risikolos und ohne „chemische Keule" (Stichwort: Multimedikation im Alter und bei Chronikern) Erleichterung schaffen. Jeder, der an der Wirksamkeit der Homöopathie zweifelt, soll dies einmal ausprobieren! Die Dankbarkeit Ihrer Patienten ist Ihnen gewiss, der Zuwachs an Lebensqualität enorm.

Häufigkeit:
Anfangs einmal monatlich, dann langfristig einmal pro Quartal bis zur Beschwerdefreiheit.

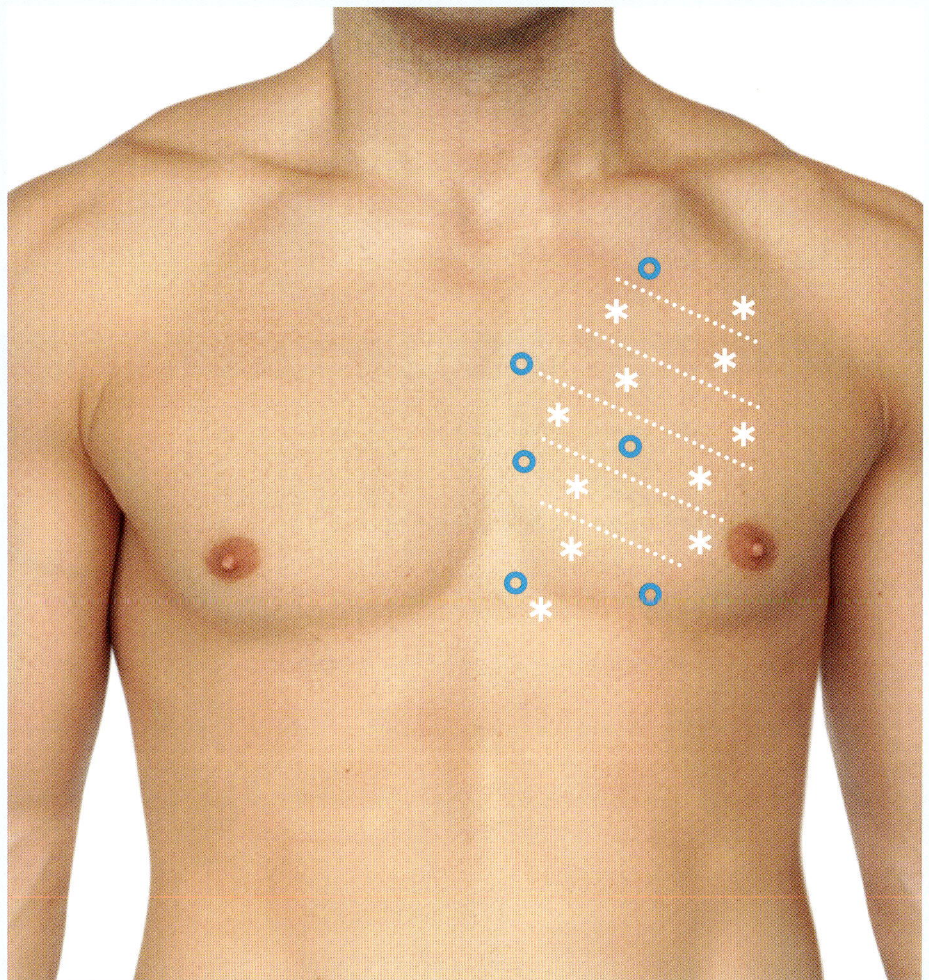

- ⋯ Epidermale Ziehtechnik (EZT)
- ✱ Papel (P)
- ○ Infiltration (I)

Ganglion

Schnappender Finger

Technik	*Beispiel von Lösungsmischungen*	*Menge*
EZT, I	**Procain 2 %**	**0,3 ml**
	Dicynone® *oder* **Pentoxifyllin**	**0,2 ml**
	Miorel®	**0,2 ml**
	Piroxicam	**0,1 ml**
	Wiedemann Homöokomplex® BH	**0,3 ml**

Bemerkungen:
Hier ermöglicht die Mesotherapie häufig eine Vermeidung der chirurgischen Intervention, wenn frühzeitig behandelt wird. Gleiches gilt für die Behandlung von Hallux valgus und mancher Dupuytren'schen Erkrankung, die sich im Anfangsstadium befindet. Entscheidend für die Wirkung sind die antifibrösen Eigenschaften von Miorel® und Pentoxifyllin in Verbindung mit der Verbesserung der Mikrozirkulation und der nachfolgenden Bindegeweberegeneration. Hände und Füße sind sehr dankbare Anwendungsbereiche für die Mesotherapie, oft auch bei Fehlen effektiver konservativer Behandlungsoptionen.

Häufigkeit:
Wiederholungen monatlich, der Patient kann das Ganglion dann wegdrücken bzw. ausmassieren.

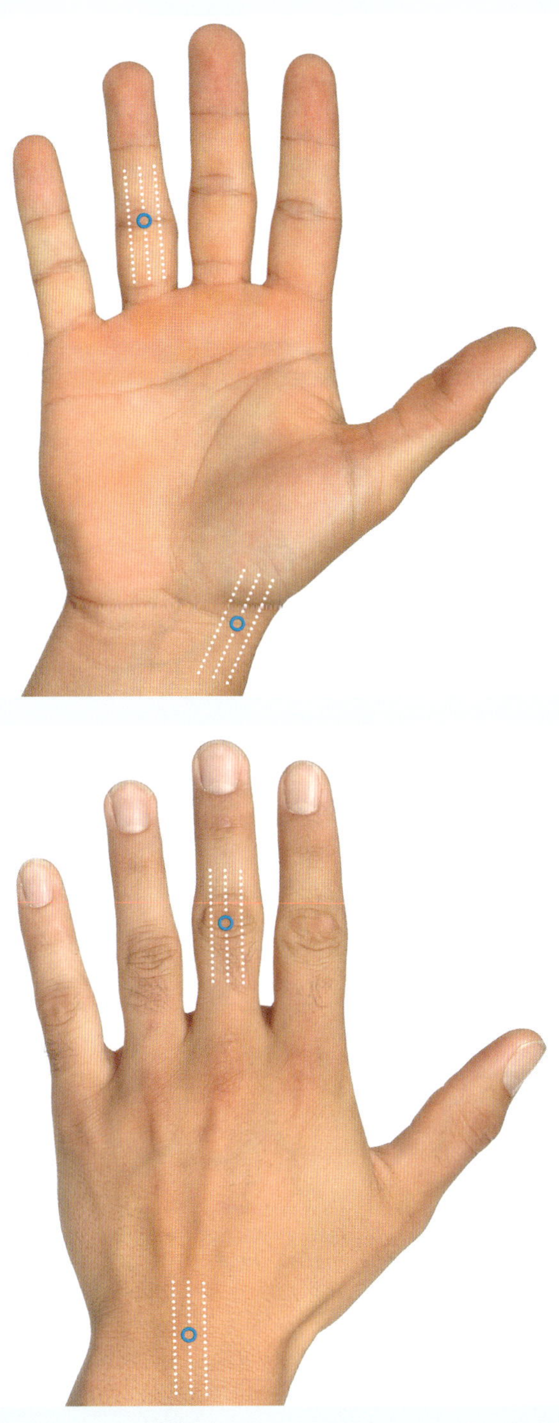

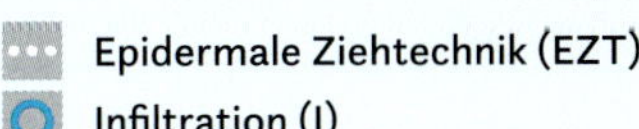
Epidermale Ziehtechnik (EZT)
Infiltration (I)

Gastritis

Aerophagie, Nausea, Ösophagitis, Roemheld-Syndrom, Singultus

Technik	Beispiel von Lösungsmischungen	Menge
1. Sitzung **EZT, P, I**	**Procain 1 %** **gastriLoges® Inj.** *oder* **Infi-Colocynthis-Injektion** **Miorel®** *oder* **Diazepam**	**2,0 ml** **0,3 ml** **0,2 ml**
2. Sitzung **EZT, P, I**	**Procain 1 %** **gastriLoges® Inj.** *oder* **Infi-Colocynthis-Injektion** **Maginjectable**	**1,0 ml** **0,3 ml** **1,0 ml**

Bemerkungen:
Behandelt wird am gesamten Oberbauch mit Infiltrationen am Solarplexus (2 cm kaudal vom Xiphoid) sowie den Vogler-Punkten am Rippenrand. Oral können bei chronischen Beschwerden z. B. Magen-Darm-Entoxin® N oder Gasteo® Tropfen (3 x 10 Tr./tgl.) gegeben werden. Bei begleitender Stresssymptomatik sollte alternierend mit dem psychosomatischen Protokoll gearbeitet werden (s. S. 18). Speziell bei akutem Erbrechen, auch bei Reisekrankheit oder in der Schwangerschaft sind die homöopathischen Payagastron® Tropfen hilfreich, die stündlich eingenommen werden können.

Häufigkeit:
Falls eine Sitzung nicht ausreicht, sollten zwei Sitzungen pro Monat über ein oder zwei Monate stattfinden.

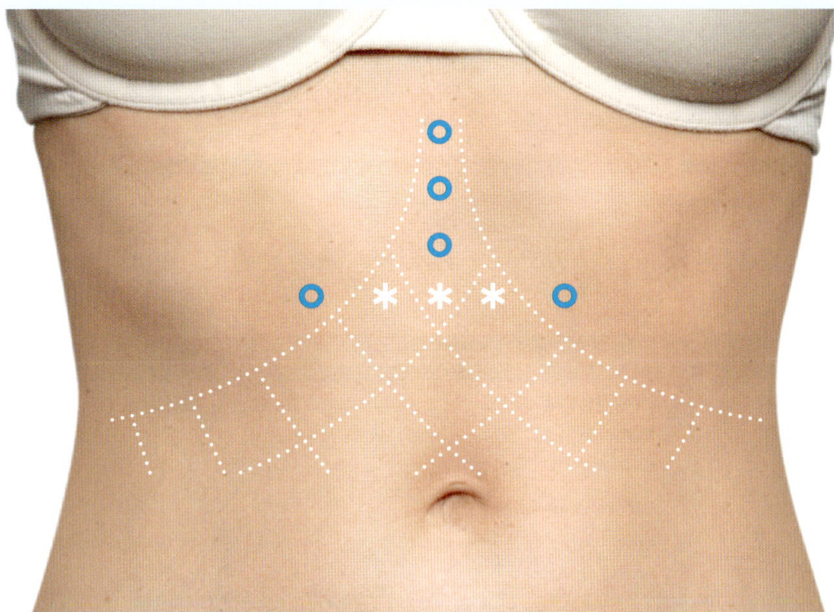

Epidermale Ziehtechnik (EZT)
Papel (P)
Infiltration (I)

Halsentzündung

Pharyngitis, Tonsillitis

(akute Phase, unkomplizierte Formen, viral und bakteriell)

Technik	Beispiel von Lösungsmischungen	Menge
Spritze 1 **EZT, P**	**Procain 1 %** **Piroxicam** **Cefasept® S**	**0,4 ml** **0,1 ml** **0,3 ml**
Spritze 2 **Q**	**StroVac® verdünnt 1 : 20** *Es werden 2 Quaddeln von Hand auf die schmerzhaften Bereiche links und rechts gesetzt*	**0,2 ml**

Bemerkungen:
Diese Behandlung ist auch für die Mononukleose geeignet. Man darf aber dabei nicht die Allgemeinbehandlung sowie eventuell nötige Abstriche und Laboruntersuchungen vergessen! Die Indikation für eine Antibiose muss individuell gestellt werden. Es gibt für die Mesotherapie geeignete Antibiotika (z. B. Cefuroxim-ratiopharm® 750 mg p.i., Augmentin®) für diejenigen Fälle, bei denen eine systemische Therapie nicht indiziert oder unverträglich ist. Auf jeden Fall ist die antibiotische Lösung für eine lokale Anwendung stark zu verdünnen und nur 1/10tel der systemischen Dosis zu verwenden. Diese Off-Label-Anwendung wird sicher nur in Ausnahmefällen zum Einsatz kommen.

Häufigkeit:
Manchmal ist eine zweite Sitzung mit beiden Spritzen nötig (zwei Tage nach der ersten Behandlung). Hier wird die Mikrovakzination nicht wie üblich zur Prävention, sondern als immunogener Reiz eingesetzt.

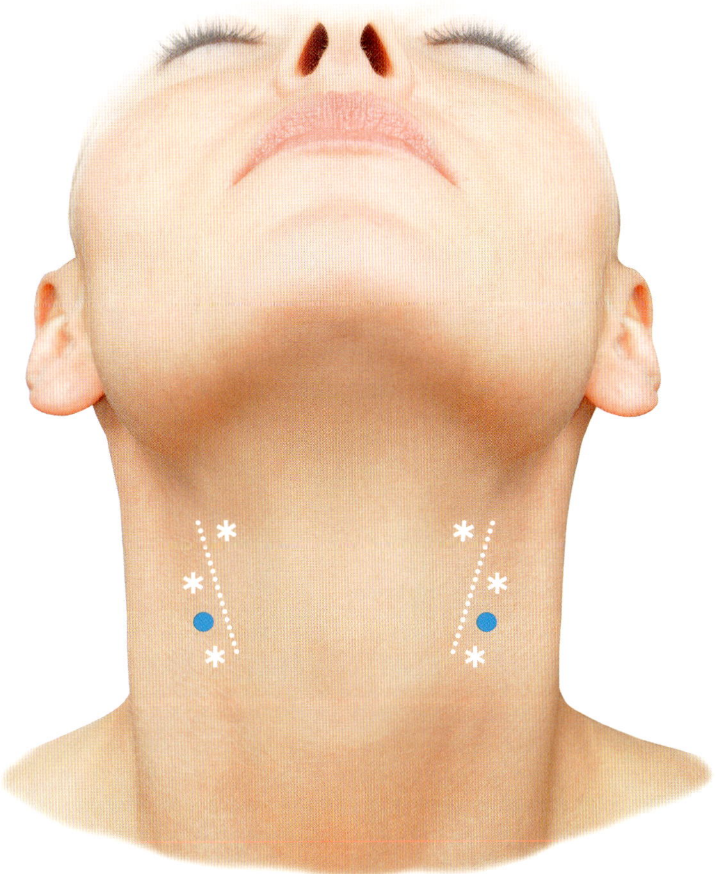

Epidermale Ziehtechnik (EZT)
Papel (P)
Quaddel (Q)

Halserkrankungen

Heiserkeit, Laryngitis (akut), Schilddrüsenfunktionsstörungen, Stimmverlust, Struma

Technik	Beispiel von Lösungsmischungen	Menge
Laryngitis EZT, P, I	Procain 1 % Piroxicam Cefasept®	0,5 ml 0,2 ml 0,3 ml
Schilddrüse EZT, P, I	Procain 1 % Cefasel® 100 Infi-Myosotis-Injektion	0,5 ml 0,5 ml 0,5 ml
Q	Eine begleitende lokale Mikrovakzination wird empfohlen.	0,2 ml

Bemerkungen:
Lassen Sie den Patienten laut zählen, zunächst vor, dann einige Minuten nach der Behandlung. Die Verbesserung der Stimme ist wirklich oft überraschend schnell wahrzunehmen und manchmal spektakulär, was besonders nützlich für professionelle Sprecher ist.

Homöopathisch kann mit Arum triphyllum Globuli D2–D6 oder als Tropfen Arum triphyllum Pentarkan® H unterstützt werden.

Häufigkeit:
Bei Bedarf.

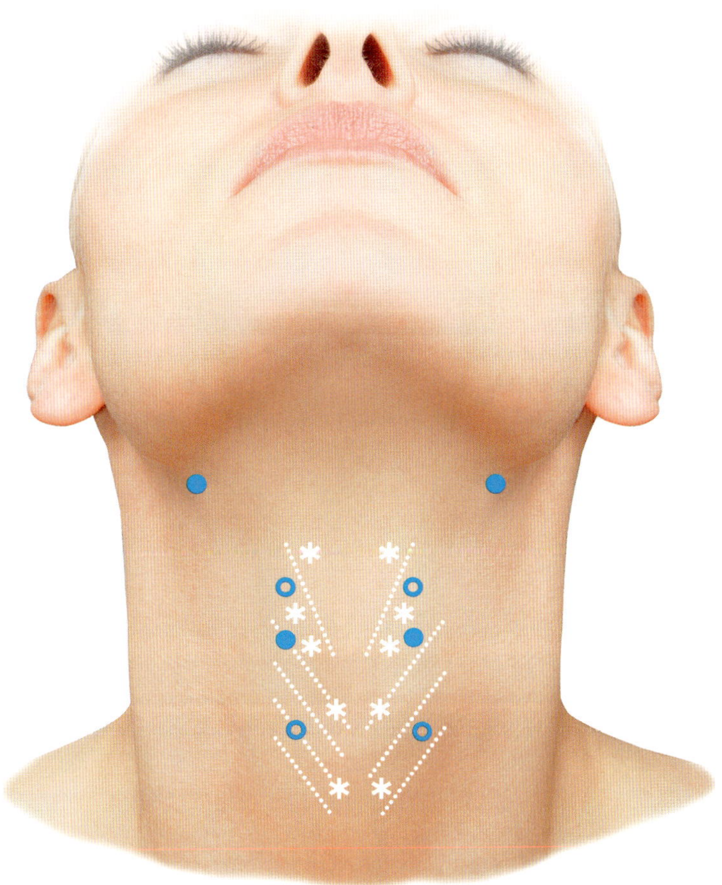

- Epidermale Ziehtechnik (EZT)
- Papel (P)
- Infiltration (I)
- Quaddel (Q)

Herpes-simplex-Virusinfektion (HSV)

Aphthe, Herpes labialis

Technik	*Beispiel von Lösungsmischungen*	*Menge*
Spritze 1 **EZT, P, I**	**Procain 2 %** **Piroxicam** **Herpes simplex-Nosode-Injeel®** *oder* **Cefasept®**	**0,4 ml** **0,1 ml** **0,5 ml**
Spritze 2 **Q**	**StroVac® verdünnt 1 : 20**	**0,5 ml**

Bemerkungen:
Aphthen – Beim Erwachsenen wird 1 ml mittels Mesoinjektionen in die orale Läsion bzw. so nah wie möglich an jede einzelne Aphthe gespritzt, zusätzlich Mikrovakzination am Hals (submandibulärer Winkel). Der Bereich wollte vorher mit Xylocain® Pumpspray dental betäubt werden. Meist genügt eine Sitzung, wenn nicht, wird die Sitzung in der Folgewoche wiederholt.

Herpes labialis – Bei sichtbarem Herpes labialis scheint die lokale Mikrovakzination am wirkungsvollsten zu sein. Die Behandlung ist auch bei Herpes am Auge indiziert, hier erfolgt die Mikroinjektion nahe der Augenbraue der erkrankten Seite. Im Körperbereich kann bei akuter Symptomatik die Mikrovakzination auch mit der Schmerzmischung kombiniert eingesetzt werden.

Aufgrund der viralen Persistenz von HSV I und II sind die Ergebnisse unbeständig und Rezidive häufig. Bei hartnäckigen Verläufen kann die Behandlung mit einer hochdosierter Vitamin-C-Infusion (Vitamin C 7,5 g Pascorbin® in 100 ml NaCl- oder Ringerlösung) 2-mal pro Woche kombiniert werden. Altbewährt sind als Mundspülung die Salviathymol®-Tinktur, beim Lippenherpes LomaHerpan® Creme.

Häufigkeit:
Wiederholungen alle drei Monate oder öfter – je nach Bedarf.

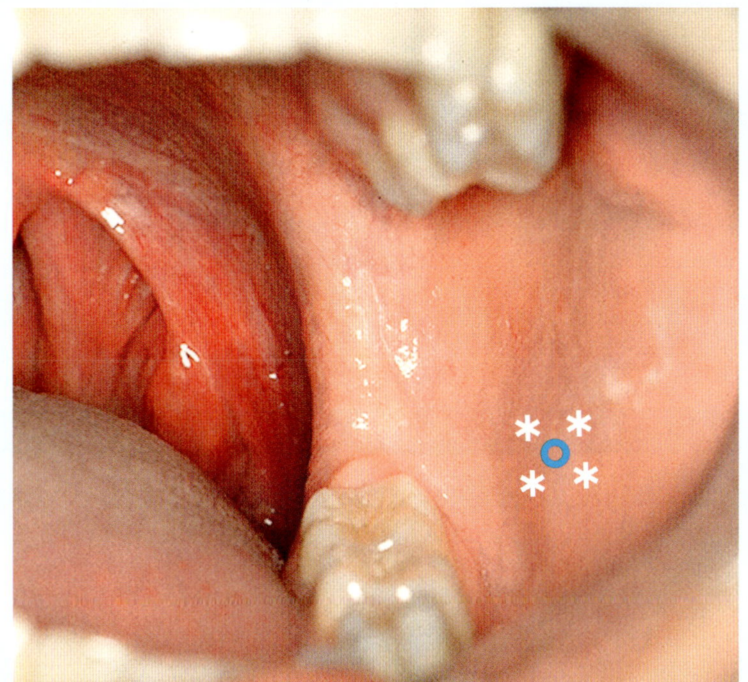

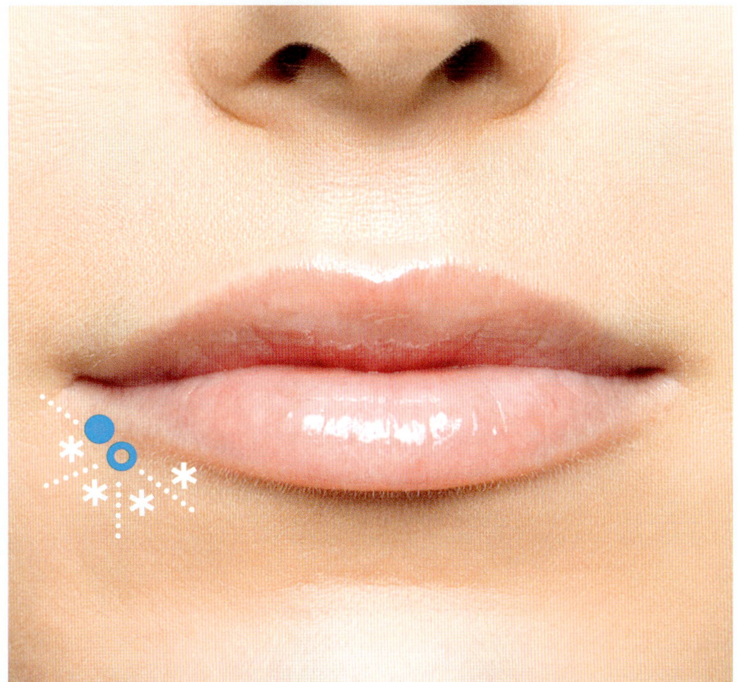

Epidermale Ziehtechnik (EZT)
Papel (P)
Infiltration (I)
Quaddel (Q)

Herpes-Zoster-Infektion

Gürtelrose, Interkostalneuralgie, Post-Zoster-Neuralgie

Technik	Beispiel von Lösungsmischungen	Menge
Zoster akut EZT, P *(periläsionär)*	**Procain 2 %** **Infitramex®-Injektion** **Piroxicam**	**1,0 ml** **1,0 ml** **0,2 ml**
Neuralgie EZT, MP	**Procain 2 %** **Rutinel** **milgamma® N Injektionslösung** *oder* **Thrinamide** **Gelsemium comp. Hevert injekt** *oder* **Dolo Injektopas®**	**1,0 ml** **1,0 ml** **0,3 ml** **1,0 ml**

Bemerkungen:
Bei der Post-Zoster-Neuralgie wird gerne die Mesoperfusion eingesetzt, wenn die normale Mesotherapie nicht ausreicht. Diese andersartige Stimulierung erlaubt auch in chronischen oder resistenten Fällen manchmal doch einen therapeutischen Durchbruch.

Die Methode ist bei jeder Art von Neuralgien oder Neuropathien indiziert, wenn nicht eine Systemerkrankung die Ursache ist, z. B. Diabetes. Bei den viralen Infektionen und ihren Folgeerscheinungen empfiehlt es sich, unbedingt zusätzlich eine lokale Mikrovakzination zu vorzunehmen.

Eine orale Begleitbehandlung ist mit Keltican® forte (1 x 1 Kps. tgl.) möglich. Sollten Schmerzmittel erforderlich sein, kommt am ehesten das atypische Duloxetin infrage, welches neben der Schmerzlinderung auch noch antidepressiv und gegen Harninkontinenz wirkt.

Häufigkeit:
Anfangs einmal wöchentlich (ca. dreimal), dann quartalsweise, wenn nötig.

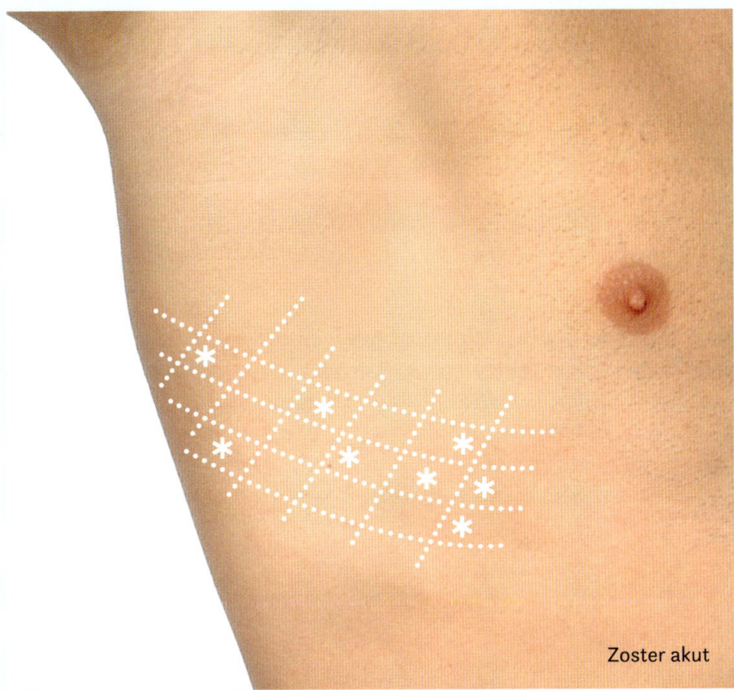
Zoster akut

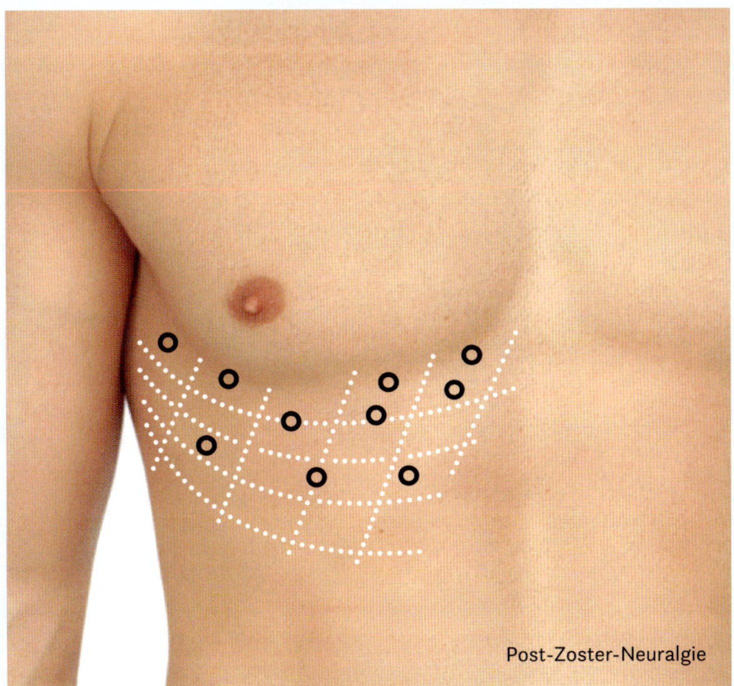
Post-Zoster-Neuralgie

Epidermale Ziehtechnik (EZT)
Papel (P)
Mesoperfusion (MP)

Hyperhidrosis (axillär und palmoplantar)

Dyshidrose

....

Technik	*Beispiel von Lösungsmischungen*	*Menge*
1. Sitzung **EZT, P**	**Procain 2 %** **DM-Silk** **Dicynone®** **Myotec** *(als BTX-Ersatz)*	**1,0 ml** **1,0 ml** **1,0 ml** **1,0 ml**
2. Sitzung **EZT**	**Procain 1 %** **Aethoxysklerol® 1,0 %**	**2,0 ml** **0,5 ml**

Bemerkungen:
Der Juckreiz ist das erste Symptom, das sich durch die Behandlung bessert. Es ist empfehlenswert, in den überempfindlichen Bereichen von Händen und Füßen nur epidermale Techniken einzusetzen. Lediglich beim Mesobotox sind eine intradermale Nappage bzw. in der Axilla intradermale Mikrobolus-Injektionen angezeigt.

Eine teure, aber zuverlässige Variante ist die klassische BTX-Behandlung im Achselbereich, nach Schweißtest und anschließend gezielter Applikation von 100 I.E. BTX. Als Lösungsmittel für BTX optimal geeignet und deutlich weniger schmerzhaft bei der Injektion ist Bacteriostatic Sodium Chloride Injection.

Häufigkeit:
Sitzungen am Tag 0 und 30, dann bei Bedarf. Die BTX-Behandlung sollte ca. ein Jahr halten.

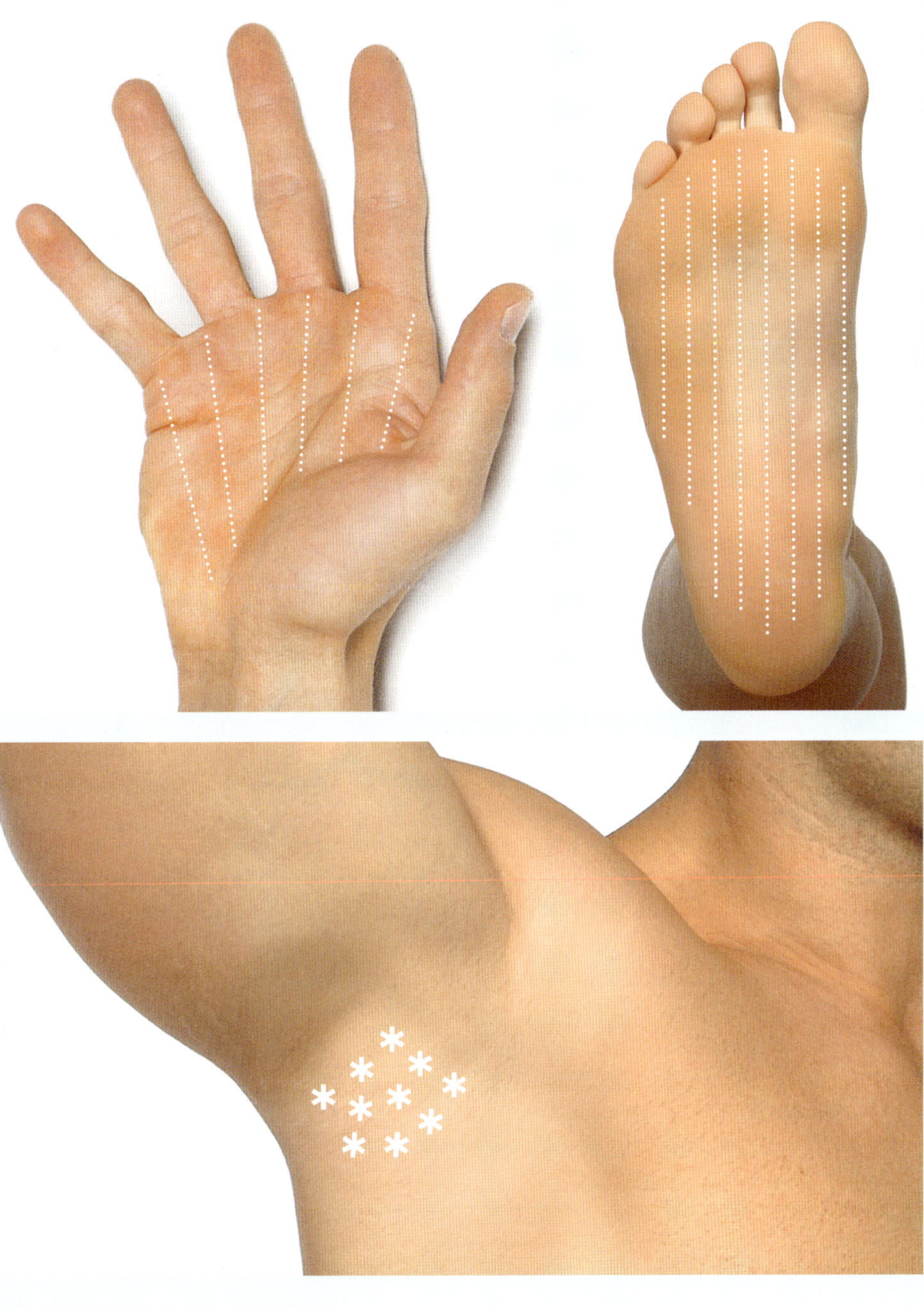

Epidermale Ziehtechnik (EZT)

Papel (P)

Karpaltunnelsyndrom (CTS)

Morbus Dupuytren

Technik	*Beispiel von Lösungsmischungen*	*Menge*
EZT, P, I	**Procain 2 %** **Wiedemann Homöokomplex® BH** **Pentoxifyllin** **Calcitonin 100** *abwechselnd mit* **Piroxicam** **Miorel®** **HA-NCPR-Mix** *(Mischung mit unvernetztem Hyaluron [Hyaluron 2 % Toskani] und NCPR zu gleichen Teilen oder als Fertigprodukt Teosyal® Pure-Sense Redensity [I])*	**1,0 ml** **0,5 ml** **0,5 ml** **0,1 ml** **0,3 ml** **0,2 ml**

Bemerkungen:
Es wird mit der epidermalen Flächendeckung begonnen. Hierdurch wird für die empfindliche Handfläche bereits eine leichte Lokalanästhesie erreicht. Dann wird dort, wo die Verhärtung am stärksten ausgeprägt ist, bzw. direkt über dem Karpaltunnel mit feinster Nadel infiltriert. Dank der antifibrösen Wirkstoffe stellen sich Verbesserungen meist ab der zweiten Sitzung ein. Manchmal kann dadurch eine chirurgische Intervention vermieden werden. Die Wirkstofftröpfchen sollen in Ruhe in die Haut einziehen können, sie sind essenziell, da viele Patienten Einstiche in die Handfläche nicht tolerieren.

Morbus Dupuytren – Sonderindikation (in schweren Fällen) – Collagenase in Mesotechnik (Xiapex® nur in der Schweiz erhältlich): Der Arzt muss sicherstellen, dass Xiapex® ausschließlich an den Kollagenstrang injiziert und eine Injektion der Nerven, Gefäße oder Beugesehnen sorgfältig vermieden wird. Bei korrekter Anwendung kommt es zu einer Auflösung der krankhaften Kollagenstränge und Wiederherstellung der Handfunktion (einmalige Behandlung, s. a. Herstellerinformationen). Off-label ist das Präparat auch zur Behandlung der Induratio penis plastica geeignet.

Häufigkeit:
Anfangs alle 14 Tage bis zum Erhalt einer deutlichen und anhaltenden Besserung. Zur Erhaltung oder bei Wiederauftreten der Beschwerden eine Sitzung pro Monat.

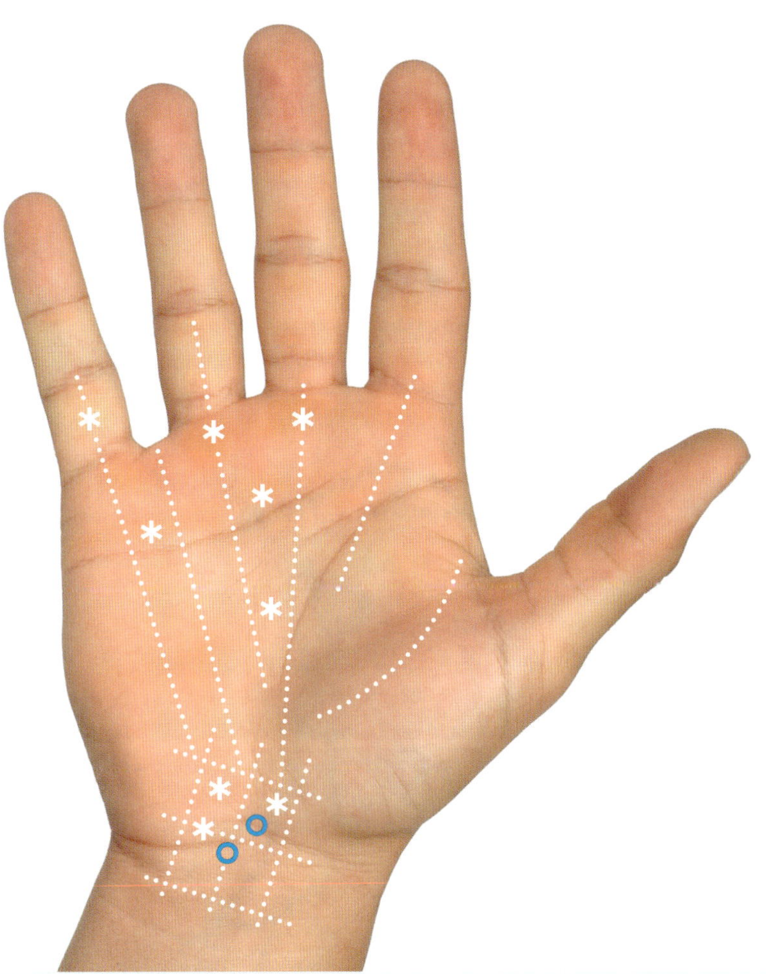

••• Epidermale Ziehtechnik (EZT)
* Papel (P)
○ Infiltration (I)

Knochenerkrankungen

Knochenheilungsstörung, Knochenmarködem, Morbus Bechterew, Osteoporose

Technik	*Beispiel von Lösungsmischungen*	*Menge*
EZT, P, I, MP	**Procain 2 %** **Pentoxifyllin** *oder* **Dicynone®** **Piroxicam** **Calcitonin 100** **Goldampullen Bock N** *oder* **Infi-Vitamin-B15-Injektion N**	**1,0 ml** **1,0 ml** **0,3 ml** **0,3 ml** **0,3 ml**
	Zusätzlich: **Lokale Ozon-Sauerstoff-Infiltrationen (Ozonosan Stufe III 0,8)**	**10,0 ml Gas**

Bemerkungen:
Die Injektionen können auch am Kopf, über der Wirbelsäule oder auf den Schienbeinen verabreicht werden. Die oberflächliche intradermale Injektion ist häufig wegen der verzögerten, aber anhaltenden Wirkung sehr vorteilhaft gegenüber den anderen Formen der Mesoinjektion.

Das Calcitonin wird bei der Osteoporose in seiner Zulassungsindikation eingesetzt. Es hat spezifische stabilisierende Wirkungen auf den Stoffwechsel des Knochens sowie auf die Übergangszonen des Knochen-Sehnen-Bänder-Zahn-Halteapparats.

Die lokale Therapie entbindet nicht von der systemischen Osteoporosebehandlung, z. B. mit Bisphosphonaten, wenn diese indiziert ist. Der Knochenzustand sollte durch Knochendichtemessungen oder CT/MRT kontrolliert werden.

Knochenmarködeme durch Überlastung oder infolge von Verletzungen sind wegen der oft sehr langen Ausfallzeiten insbesondere in der Sportmedizin berüchtigt. Eine kontrollierte Studie von A. Kastner, Universitätsklinik Linz, konnte die Effektivität der Mesotherapie mit schneller Rückbildung der Läsion und Beschwerdefreiheit beim sonst so langwierigen Knochenmarködem, u. a. anhand vergleichender Bildgebung, beweisen (Kastner 2017). Orale Unterstützung bieten Infiossan® Tropfen (3 x 10 tgl.). Die Kontrolle und Korrektur des Vitamin-D-Spiegels ist zu empfehlen.

Häufigkeit:
Eine Sitzung alle 14 Tage, wenn nötig, einmal pro Monat in der Erhaltungsphase.

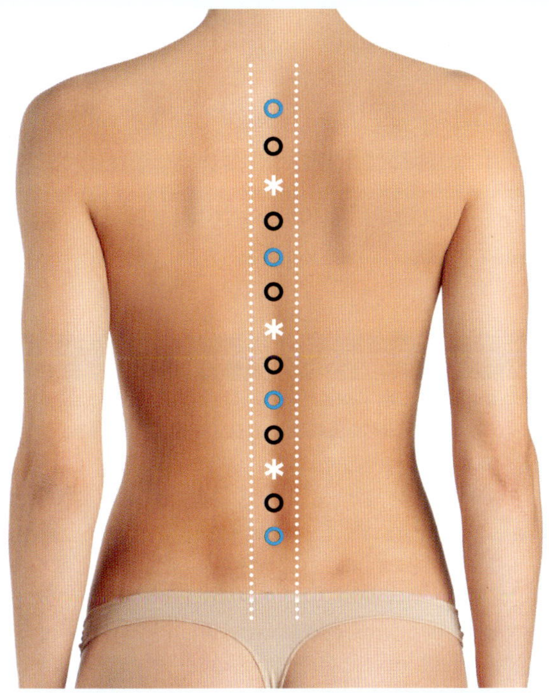

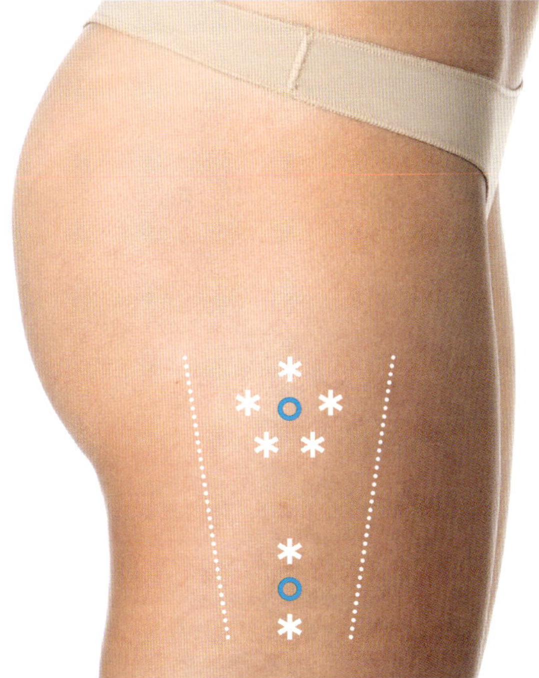

Epidermale Ziehtechnik (EZT)
Papel (P)
Infiltration (I)
Mesoperfusion (MP)

Kokzygodynie

Technik	*Beispiel von Lösungsmischungen*	*Menge*
EZT, P, I, MP	**Procain 2 %**	**1,0 ml**
	Wiedemann-Homöokomplex® RS	**0,5 ml**
	Rutinel	**0,3 ml**
	Piroxicam	**0,3 ml**

Bemerkungen:
Die Schmerzen treten vor allem beim Sitzen auf und sind auslösbar durch gezielten Druck auf das Steißbein. Typischerweise sind es lang anhaltende Beschwerden, meist nach Sturz oder Verletzung. Wichtig ist die gezielte und langsame Infiltration am Punctum maximum mit der ganzen Länge der TSK Invisible Needle™ (9 mm).

Häufigkeit:
Bei Bedarf eine Wiederholung nach ein bis zwei Wochen.

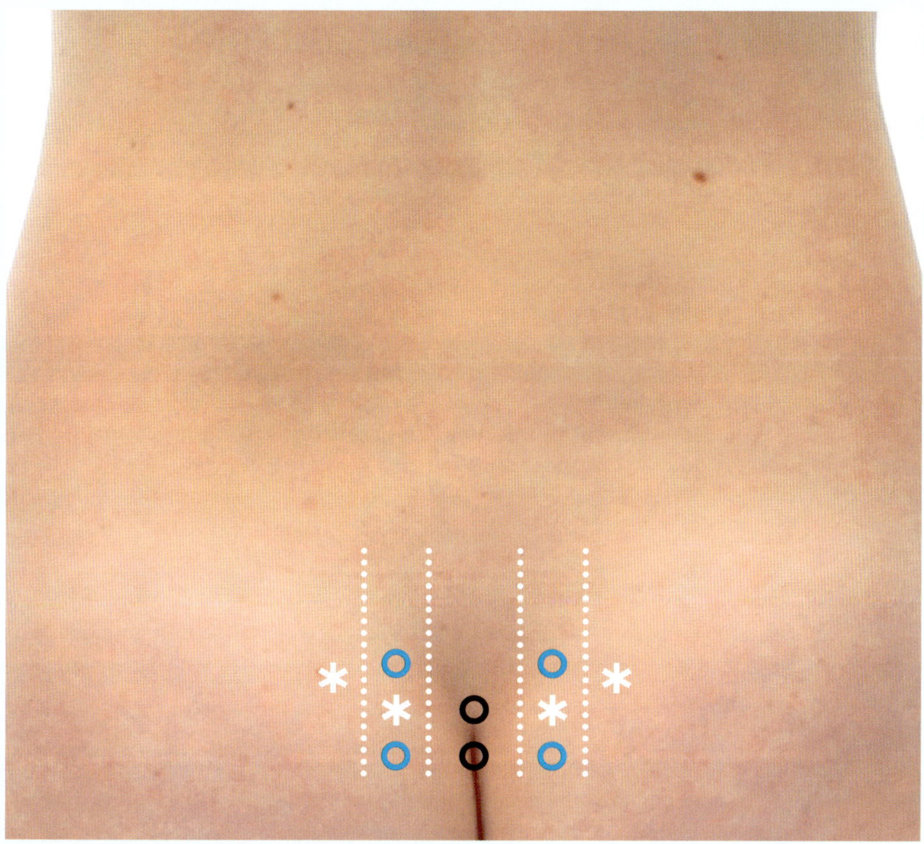

Epidermale Ziehtechnik (EZT)
Papel (P)
Infiltration (I)
Mesoperfusion (MP)

Kolik (Gallen-/Nierenstein)

Krampfartige Bauchschmerzen

Technik	*Beispiel von Lösungsmischungen*	*Menge*
EZT, P, I, MP	**Procain 2 %**	**2,0 ml**
	Infi-Colocynthis-Injektion *oder* **spasmoLoges® Injektionslösung**	**1,0 ml**
	Miorel® *oder* **Buscopan®**	**0,5 ml**
	Piroxicam	**0,3 ml**

Bemerkungen:
Steinkoliken oder ein akutes Abdomen sind Notfälle, die einer intensiven Behandlung bedürfen, d. h. es muss zusätzlich eine intravenöse Therapie bzw. eine stationäre Einweisung (auch zur Abklärung) erwogen werden.

Cave: ***diverse Komplikationsmöglichkeiten!*** Die Mesotherapie ist hier nur ergänzend und entbindet in keinem Fall von anderen notwendigen Behandlungen. Andererseits kann sie durchaus lindern und den Steinabgang unterstützen. Vorsicht ist auch bei Verdacht auf eine akute Appendizitis geboten, die keine Indikation für die Mesotherapie ist und bei der auf keinen Fall eine Perforation riskiert werden darf.

Häufigkeit:
Notfallbehandlung, kann bei Bedarf ausnahmsweise am nächsten Tag wiederholt werden.

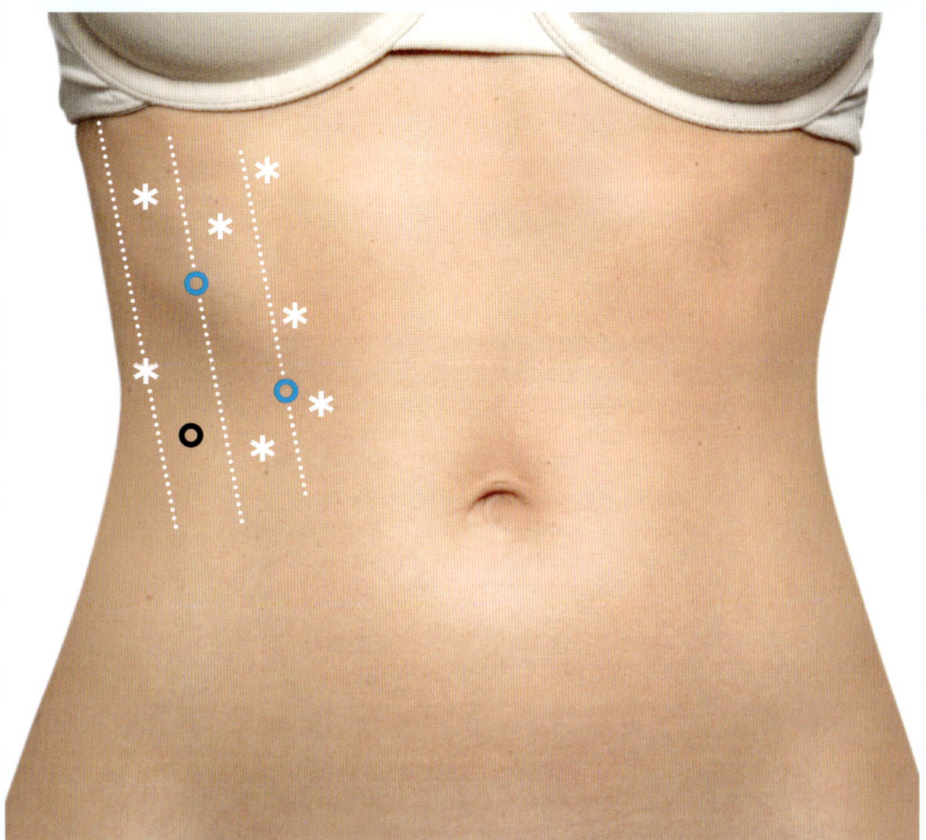

- Epidermale Ziehtechnik (EZT)
- Papel (P)
- Infiltration (I)
- Mesoperfusion (MP)

Libidoverlust (Mann/Frau)

Asthenie (genital), erektile Dysfunktion

Technik	*Beispiel von Lösungsmischungen*	*Menge*
EZT, P, I	**Procain 2 %** **Pentoxifyllin** **Maginjectable** **Cefagil®** *oder* **Infi-Damiana-Injektion N** **Vitamin B-Komplex, z. B. milgamma® N Injektionslösung** *oder* **Thrinamide (Vit. B Komplex mit Dexpanthenol)**	**1,0 ml** **0,5 ml** **0,5 ml** **0,5 ml** **0,2 ml**

Bemerkungen:
Zusammen mit der Behandlung der allgemeinen Asthenie ist dies die Basis der Antiaging-Mesotherapie. Diese Behandlung war schon erfolgreich, bevor Viagra erfunden wurde. Im Gegensatz zur „schnellen" Tablette hat die Mesotherapie eine dauerhafte Wirkung, und zwar bei Männern wie bei Frauen. Die Behandlung wird meist von Patienten verlangt, die sie während einer Phase generalisierter Erschöpfung kennengelernt haben.

Man wird sich immer fragen: War es ein Placeboeffekt? Ja, wie bei allen Injektionen ist das nicht auszuschließen, es wurden aber auch positive Beobachtungen in der Tiermedizin berichtet. Chemische Produkte sind möglichst zu vermeiden – sie sind stark wirksam, werden häufig aber schlecht vertragen oder sind bei Risikopatienten lebensgefährlich. Sollte eine Intensivierung nötig sein, können oral vigoLoges® Kapseln und Horvi Triturus i.m. (1 Amp. 1-mal/Woche) gegeben werden.

Häufigkeit:
Möglichst einen Abstand von einem Monat zwischen den Sitzungen einhalten.

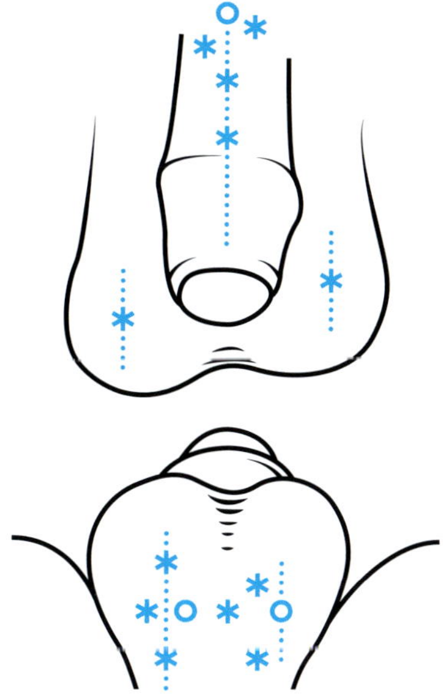

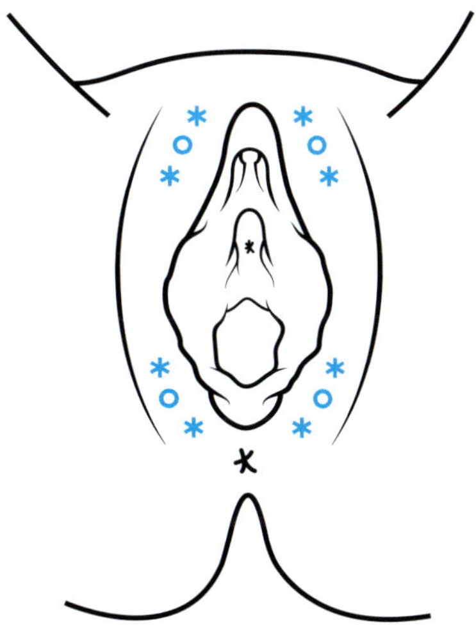

Epidermale Ziehtechnik (EZT)
Papel (P)
Infiltration (I)

Lumboischialgie

Spinalstenose

Technik	*Beispiel von Lösungsmischungen*	*Menge*
EZT, P, I	**Procain 2 %**	**1,0 ml**
	Gelsemium comp. Hevert injekt	**1,0 ml**
	Dicynone®	**1,0 ml**
	Calcitonin 50	**0,2 ml**
	milgamma® N Injektionslösung *oder* **Thrinamide**	**0,2 ml**

Bemerkungen:
Die Ursache der ausstrahlenden „Kreuzschmerzen" muss diagnostiziert werden, bei komplizierten Fällen (z. B. bei neurologischen Ausfällen, pathologischen Reflexen) oder Therapieresistenz auch mit entsprechender Bildgebung. Es könnte sich nicht nur um banale Muskelverspannungen handeln, sondern um einen Bandscheibenprolaps oder eine Spinalstenose. Hierbei wird von Anfang an mit einer Mesoperfusion und Ozoninjektionen in Höhe der betroffenen Wirbelsäulenabschnitte behandelt.

Eine orale Begleitbehandlung ist möglich mit Keltican® forte (1 x 1 Kps. tgl.). Sollten Schmerzmittel erforderlich sein, kommt am ehesten das atypische Duloxetin infrage.

Die häufig guten und nicht selten spektakulären Resultate beweisen die mesotherapeutische Wirkung auf das Zieldermatom, das mit der zugrundeliegenden Pathologie korrespondiert. Die Indikation für Wirbelsäulenoperationen sollte zurückhaltend gestellt werden.

Häufigkeit:
Die Behandlung ist anfangs wöchentlich vorzunehmen. Wenn die einfache Mesotherapie von Tag 0 und Tag 7 wenig Effekt zeigen sollte, empfiehlt sich in der folgenden Woche eine Mesoperfusion. Sollte nach einem Monat keine Verbesserung eingetreten sein, ist ein Neurologe oder spezialisierter Schmerztherapeut zu konsultieren.

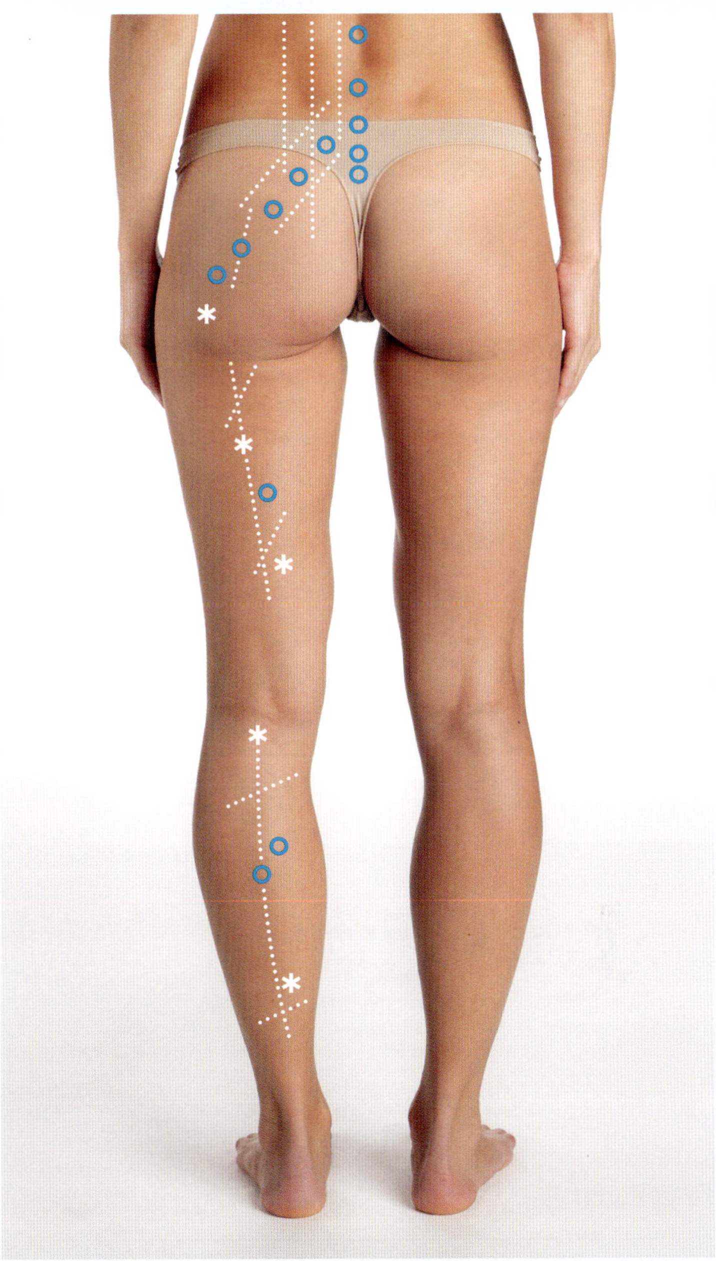

Epidermale Ziehtechnik (EZT)
Papel (P)
Infiltration (I)

Lymphadenitis

(einfache, Kind)

Technik	Beispiel von Lösungsmischungen	Menge
Spritze 1 **EZT, P**	**Procain 1 %** **Lymphdiaral®** *oder* **Infi-Myosotis-Injektion**	**0,3 ml** **0,3 ml**
Spritze 2 **Q**	**StroVac® verdünnt 1 : 20** *Es wird links und rechts je 1 Quaddel von Hand über dem Waldeyerschen Rachenring gesetzt*	**0,2 ml**

Bemerkungen:
Nachdem durch vollständige Untersuchung schwere Erkrankungen ausgeschlossen wurden, wird mit zwei Spritzen gearbeitet: Immunstimulation plus homöopathische Lymphmittel.
Gerade bei Kindern vom lymphatischen Typ empfiehlt sich begleitend eine homöopathische Konstitutionsbehandlung, z. B. mit Natrium, Calcium oder Magnesium carbonicum.

Häufigkeit:
Falls eine Sitzung nicht ausreicht, sollten zwei Sitzungen pro Monat über ein oder zwei Monate stattfinden.

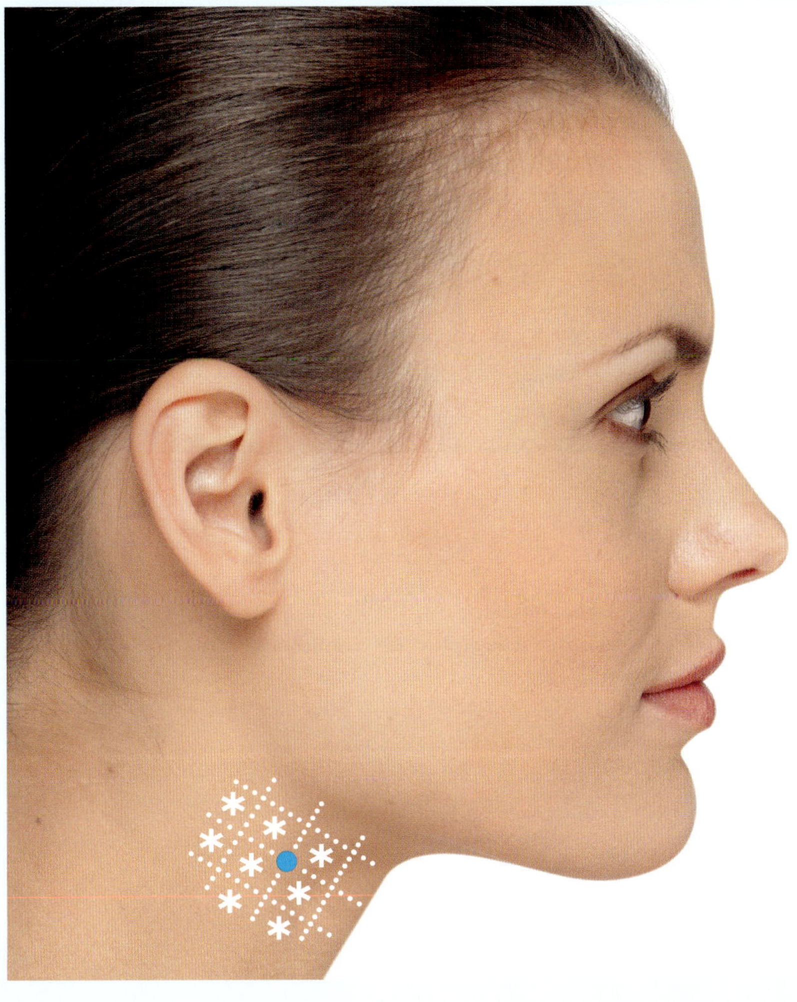

Epidermale Ziehtechnik (EZT)
Papel (P)
Quaddel (Q)

Mastitis

Mastodynie

Technik	Beispiel von Lösungsmischungen	Menge
Mastitis EZT, P, I	**Procain 1 %** **Cefasept®** **Piroxicam**	**1,0 ml** **0,5 ml** **0,3 ml**
Mastodynie EZT, P, I	**Procain 1 %** **Infi-Myosotis-Injektion** **Wiedemann Homöokomplex® BH** *oder* **Rutinel** **Piroxicam**	**0,5 ml** **0,5 ml** **0,5 ml** **0,3 ml**

Bemerkungen:
Bei einer Mastitis können Antibiotika angezeigt sein, man soll sich nicht nur auf die Mesotherapie beschränken. Dies ist ein Fall, wo die Mesotherapie nicht den ersten Platz in der Behandlung belegt, aber trotzdem die klassische Behandlung unterstützt.

Die Meinung des Senologen ist vor der Behandlung einzuholen – vor allem, um kein Mammakarzinom zu übersehen. Mastopathie und Mastodynie sind häufig Ausdruck eines hormonellen Ungleichgewichts und lassen sich gut oral mit Agnus castus (z. B. Agnucaston® Tr.) oder natürlichem Progesteron (100 mg 1 x 1 tgl.) behandeln.

Häufigkeit:
Bei Bedarf.

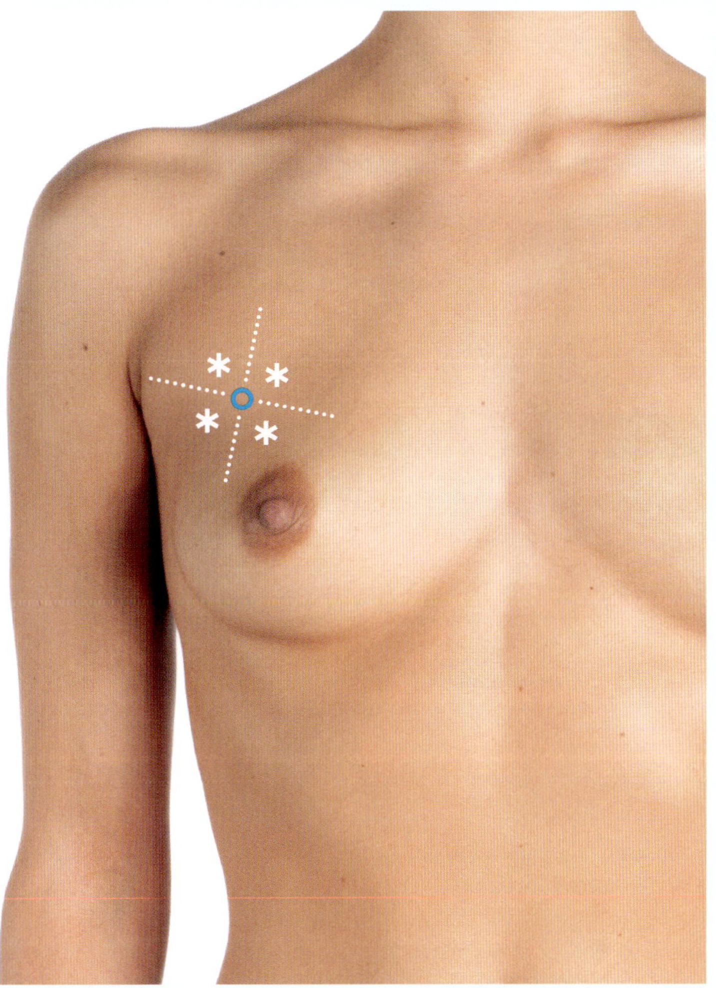

- ⋯ Epidermale Ziehtechnik (EZT)
- * Papel (P)
- ○ Infiltration (I)

Mesodrain

Beinödem, postthrombotisches Syndrom, Thrombophlebitis, Varikosis, venolymphatische Insuffizienz

Technik	Beispiel von Lösungsmischungen	Menge
Akute Phlebitis EZT, I	**Procain 2 %** **Heparin-Natrium-5000-ratiopharm®** **Piroxicam**	**0,2 ml** **0,2 ml** **0,2 ml**
Chronische Stauung EZT, I	**Procain 1 %** **Rutinel** *oder* **venoLoges® Injektionslösung** **Dicynone®** **Piroxicam**	**1,0 ml** **0,5 ml** **0,5 ml** **0,2 ml**

Bemerkungen:
Eine akute Phlebitis sollte immer intra- und periläsionär behandelt werden. Auch wenn das schmerzhaft sein kann und blutet, hat der Patient eine sofortige Linderung und sehr schnelle Abheilung – auch ohne Kompressionsverband.

Bei allen Fällen einer chronischen Stauung muss immer das ganze Bein behandelt werden. Beim Stauungsekzem wird zusätzlich zum Mesodrain im betroffenen Hautgebiet die Ekzemmischung epidermal aufgetragen (einziehen lassen). Blutungen und Kratzer sind dabei aufgrund des erhöhten Infektionsrisikos und der, zumindest anfangs, schlechten Wundheilungsbedingungen strikt zu vermeiden.

Oral bei (konstitutionellen) Ödemen kann dehydro-sanol tri® (1 x 1 Tbl. tgl. morgens) genommen werden. Es ist mit das einzige Diuretikum, welches direkt überschüssiges Gewebewasser zur Ausscheidung bringen kann und auch für eine Langzeiteinnahme geeignet ist. Oft reicht eine Tablette jeden 2. Tag. Ergänzend bietet sich die intradermale Carboxytherapie an spezifischen Venenpunkten an.

Häufigkeit:
Akute Phlebitis – nur bei Bedarf.
Chronische Stauung – anfangs alle 14 Tage, dann monatlich oder quartalsweise.

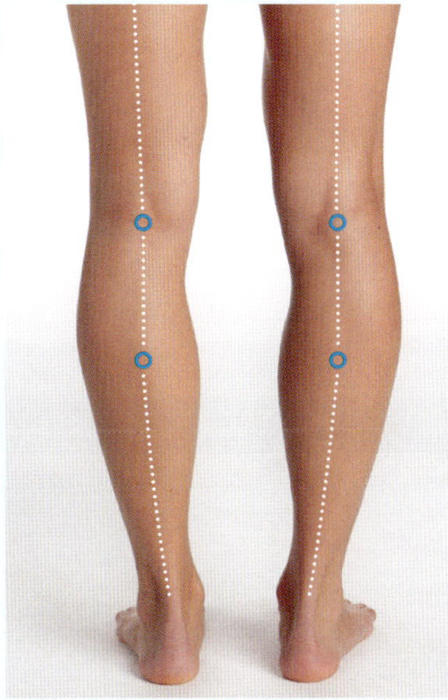

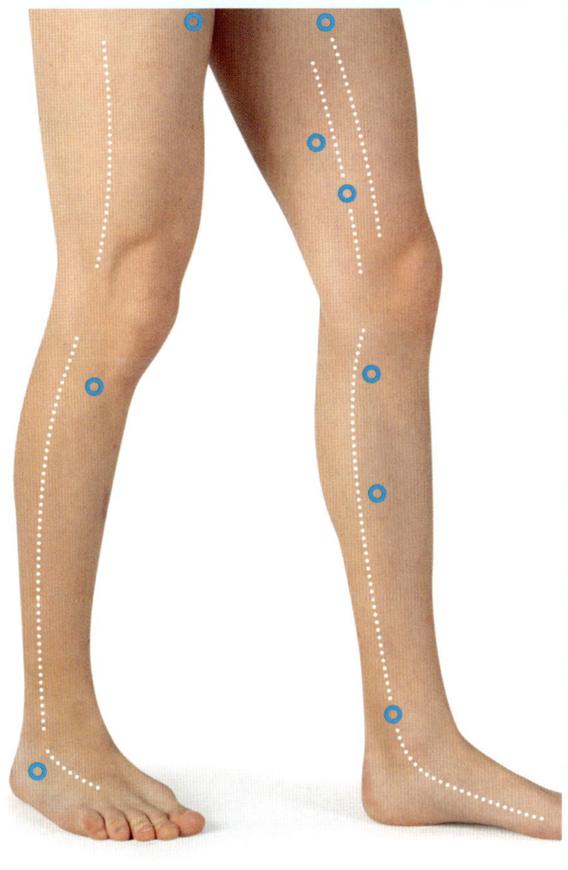

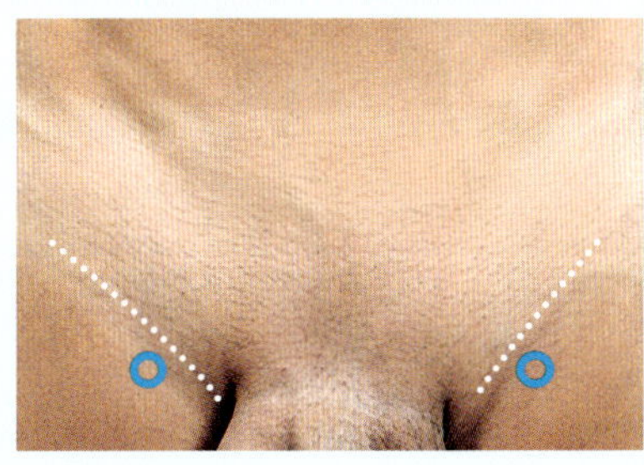

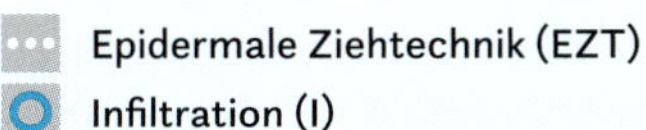
Epidermale Ziehtechnik (EZT)
Infiltration (I)

Mesolift

Prävention und Behandlung der Hautalterung, Hautelastose, Pigmentstörungen

Technik	Beispiel von Lösungsmischungen	Menge
Flächendeckend epidermale Nappage mit Gerät + Infiltrationen von je 0,2 ml an die 10 bioästhetischen Punkte	**RCPR (universeller Cocktail)** *Bei Pigmentstörungen (Altersflecken):* **WCPR + Glutamax C + TKN HA MW 2 %/NCPR** *Bei Altershaut:* **Regenerating Cocktail + Retinol (Cudenox) + HA 2 %/NCPR** *Bei jüngerer Haut für den sog. Mesoglow:* **Radiance Cocktail + HA MW 2 %/NCPR** *Full Face Approach:* **Profhilo® (1 Amp.) bei Bedarf**	**2,0 ml** **1,5+0,3+0,3 ml** **1,5+0,3+0,3 ml** **1,5+0,3 ml** **2,0 ml**

Bemerkungen:
Die Mesotherapie bei dieser Indikation ist naheliegend und bewährt; sie sorgt für eine natürliche Hautregeneration und -verjüngung. Das frische jugendliche Aussehen kann meist wiederhergestellt und langfristig erhalten werden. Bei Raucherinnen, ausgeprägten Lichtschäden, fettiger und unreiner Haut sollte unbedingt ein kleines Peeling vor der Mesositzung erfolgen (Mesopeel: 1 Minute mit 70%igem Glykolsäure-Gel und anschließender Neutralisierung mit Natriumhydrogenkarbonat).

Die Fertigcocktails sind ähnlich effektiv wie das PRP (Vampir- oder Dracula-Lift), vermeiden zusätzliche Kosten und Zeitaufwand. Wenn die Gesichtskontur, der submandibuläre Bereich, der Hals, das Dekolleté oder die Hände mitbehandelt werden sollen, müssen die Mengen verdoppelt bis verdreifacht und die Nadeln öfter gewechselt werden, da sich diese mechanisch abnutzen. Es wird ausschließlich apparativ mit der Mesorelle®-Kanüle 0,23 x 4 mm gearbeitet, nur das Profhilo® wird mit einer Mesorelle®-Kanüle 0,3 x 4 mm von Hand gespritzt – an die definierten bioästhetischen Punkte bzw. dort, wo ein Volumenmangel ersichtlich ist. Die Behandlung ersetzt aber weder HA-Filler (z. B. Teosyal RHA® 2–4) noch die BTX-Behandlungen bei muskulärer Hyperaktivität, die je nach Bedarf den Mesolift ergänzen können.

Bei sensiblen Patienten wird vor der Behandlung eine Anästhesiecreme aufgetragen, zum Schluss wird eine beruhigende Maske (Balea Aqua Tuchmaske) für fünf Minuten aufgelegt. Anschließend soll mindestens für drei Tage die Sonne vermieden bzw. generell eine Creme mit hohem Lichtschutzfaktor verwendet werden!

Bei diesen ästhetischen Indikationen ist eine gründliche Aufklärung erforderlich. Auf die Behandlung bei einer akuten Herpesinfektion im Gesicht, auch wenn es sich „nur“ um einen Lippenherpes handelt, ist zu verzichten.

Nicht vergessen: Vor der ersten Behandlung sind Dokumentationsfotos im Sitzen (!) und mit neutralem Gesichtsausdruck unter möglichst standardisierten Bedingungen aufzunehmen.

Häufigkeit:
Mindestens drei Sitzungen mit einem Abstand von ca. 14 Tagen sind erforderlich:
1. Sitzung = Reparatur der Hautschäden,
2. Sitzung = Verbesserung des Hautbilds,
3. Sitzung = wichtig für den Langzeiteffekt.

Für einen natürlichen Volumenaufbau kann zusätzlich in derselben Sitzung unvernetztes, thermisch stabilisiertes HA (Profhilo® 2 ml Amp.) als Bolus an strategische Punkte gesetzt werden (mit einer Wiederholung nach vier Wochen). Bei ausgeprägteren lokal begrenzten Strukturfältchen, z. B. perioral, ist Teosyal RHA® 1 in Mikrobolus- oder linearer Injektionstechnik eine ideale Ergänzung.

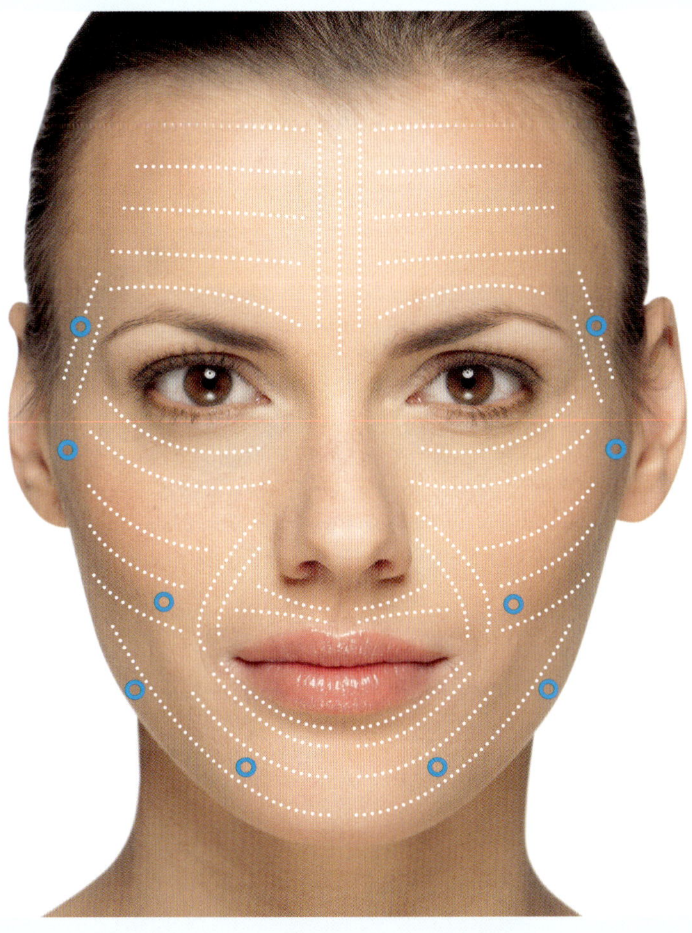

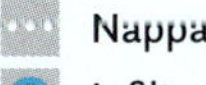

Nappage (EZT)
Infiltration (I)

Mikrovakzination

Abwehrschwäche, Allergie, Prävention bei rezidivierenden Atemwegsinfektionen und Heuschnupfen

(s. a. Asthma S. 58, Ekzem S. 86, Pruritus S. 156)

Technik	*Beispiel von Lösungsmischungen*	*Menge*
Q (manuell)	**StroVac® Trockensubstanz + Suspension** **NaCl 0,9 %** *Für die Anwendung werden nur 0,3 ml benötigt, also < 0,1 ml pro Quaddel*	**0,5 ml** **10,0 ml**

Bemerkungen:
Bei der Mikrovakzination geht es darum, mittels lokaler Immunmodulation durch eine eher unspezifische Vakzine von außen kommende Bakterien, Viren und Allergieauslöser über die mukosale, dermale und lymphatische Abwehr zu neutralisieren. Wir unterscheiden die lokale Mikrovakzination mit nur ein bis zwei Quaddeln und die allgemeine Immunstimulation mit bis zu 10 Einstichen (Rachenring, Nasennebenhöhlen, Leber, Milz, parasternal jeweils in orthogonaler Projektion auf die Haut). Nur bei der chronischen oder rezidivierenden Zystitis ist die klassische intramuskuläre Injektion der gesamten StroVac®-Dosis laut Impfschema (In-Label-Applikation) zu bevorzugen.

Wichtig ist, dass bei der verwendeten Mikrodosierung eine streng intrakutane Verabreichung gewählt wird, denn nur diese ermöglicht das lange Vorhandensein der „Information" für die Zellen des Immunsystems in der Haut und Lymphe. Die Verdünnung verschiedener Vakzinen hat sich bis zu 1 : 100 als wirksam erwiesen. Es gibt keine Allgemeinreaktionen oder Belastungen durch toxische Adjuvanzien, wenn die Impfstoffdosis, wie beschrieben, gering bleibt. Die nachfolgende kleine Schwellung und Rötung („wie ein Mückenstich") sind als Impfreaktion der Haut zu werten und erwünscht.

Cave: ***Eine endovasale Injektion muss unbedingt vermieden werden.***

Das Verfahren eignet sich für größere Patientengruppen, da sich aus einer einzigen Dosis ca. 20 Anwendungsspritzen à 0,3 ml (1 ml-Feindosierungsspritzen Injekt®-F + Mesorelle®-Kanüle 0,23 x 4 mm) herstellen lassen.

Der Bedarf in der Bevölkerung wäre riesig, da sowohl der Heuschnupfen als auch die banalen Atemwegsinfekte immer wiederkehren und nicht nur lästig, sondern in vielerlei Hinsicht schädlich sind. Der nachhaltige Erfolg konnte in einer Studie und einer Praxisauswertung mit > 70 % beziffert werden (gemessen an Krankheitstagen und Antibiotikaverbrauch). Diese Art der Prävention ist auch Impfgegnern zu vermitteln, zumal erwiesen ist, dass eine intradermale Impfung mit Mikrodosen (1/3 bis 1/20tel der üblichen Impfstoffmenge bei i.m.-Applikation) auch bei vielen anderen (spezifischen) Vakzinen zum Erfolg (messbarer Anstieg des Impftiters) führen kann. Allerdings sind in diesen besonderen Fällen (arzneimittel)rechtliche Kautelen zu beachten, da so von einer standardisierten Vorgehensweise abgewichen und damit das Haftungsrisiko übernommen wird.

Die Mikrovakzination mit verdünntem StroVac® kann schon bei Kindern ab zwei Jahren vorgenommen werden. Damit werden die von Kinderärzten als „normal“ bezeichneten 8–10-jährlichen Infekte und die Belastung der Familien deutlich reduziert. Oft lassen sich Eltern und Großeltern gleich mitbehandeln. Sind die Injektionen am Kopf nicht möglich oder unerwünscht, kann die Behandlung auch im Bereich von Leber, Milz, Nacken oder parasternal/paravertebral erfolgen.
Bei der häufig begleitenden Hausstaubmilbenallergie empfiehlt sich eine regelmäßige Bekämpfung durch Einsprühen der Matratzen und des Bettzeugs mit z. B. Softsan® Protect Milbenspray. Bei der Pollenallergie kann anfangs oder an besonders belasteten Tagen eine lokale antiallergische Behandlung, z. B. mit Livocab® direkt (Nasenspray und/oder Augentropfen), verordnet werden.

Häufigkeit:
Es sind anfangs zwei Sitzungen im Abstand von einem Monat erforderlich, anschließend regelmäßig eine Wiederholung alle sechs Monate. Optimal wären Frühjahr und Herbst, um das saisonale Auftreten der Erkrankungen zu berücksichtigen.

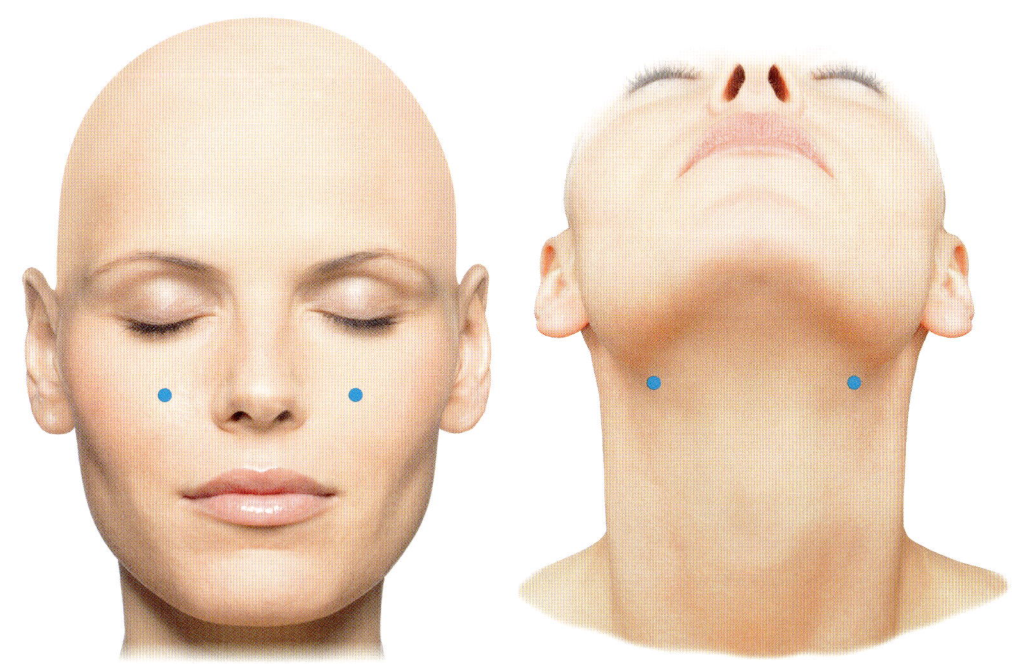

Akupunkturpunkt M 2 im Gesicht: Haut mit freier Hand straffen, da mit Einstichschmerzen und Sofortreaktionen zu rechnen ist. Der Patient soll kurz die Augen schließen, damit kein Spritzer ins Auge gerät.
Akupunkturpunkt im Halsbereich: Haut am Injektionspunkt mit freier Hand vom subkutanen Gewebe abheben, damit kein Gefäß angestochen wird.

 Quaddel (Q)

Artikel: „Studie zeigt Wirksamkeit bei rezidivierenden Atemwegsinfekten und Heuschnupfen“

Miktionsstörungen

Dysurie, Enuresis nocturna, Harninkontinenz

Technik	*Beispiel von Lösungsmischungen*	*Menge*
EZT, P, I, MP	**Procain 2 %** **Diazepam** *oder* **Piroxicam** **Rutinel** **Maginjectable** **milgamma® N Injektionslösung**	**0,5 ml** **0,2 ml** **0,5 ml** **0,5 ml** **0,2 ml**

Bemerkungen:
Die Ergebnisse sind nicht ganz enttäuschend: Im Schnitt ist eine von drei Behandlungen erfolgreich. Bei der älteren Frau ist die Nachfrage häufig und die Ergebnisse sind ermutigend.

Die Mesotherapie sollte auch als Mesoperfusion über dem Blasen- und Perinealbereich vorgenommen werden – bei jeder dritten Sitzung in beiden Regionen (ca. 60%ige Verbesserung). Beim Kind ist nur eine EZT und eine kleine Infiltration suprapubisch mit der halben Menge anzuwenden. Die bei Sportlern recht häufige Pubalgie spricht gut auf die Mesotherapie an, Kortisoninjektionen können u. U. eingespart werden. Häufiges nächtliches Wasserlassen bei geriatrischen Patienten in Verbindung mit einer nachlassenden Herzfunktion spricht oft gut auf LÖWE Komplex Nr. 10 N Convallaria Tropfen (2–3 x 10 Tr. vor dem Essen) an.

Häufigkeit:
Eine Sitzung mit Mesotherapie am Tag 0 und 15, wenn nötig eine Mesoperfusion nach einem Monat, telefonischer Kontakt nach zwei Monaten und Abbruch der Behandlung bei Misserfolg.

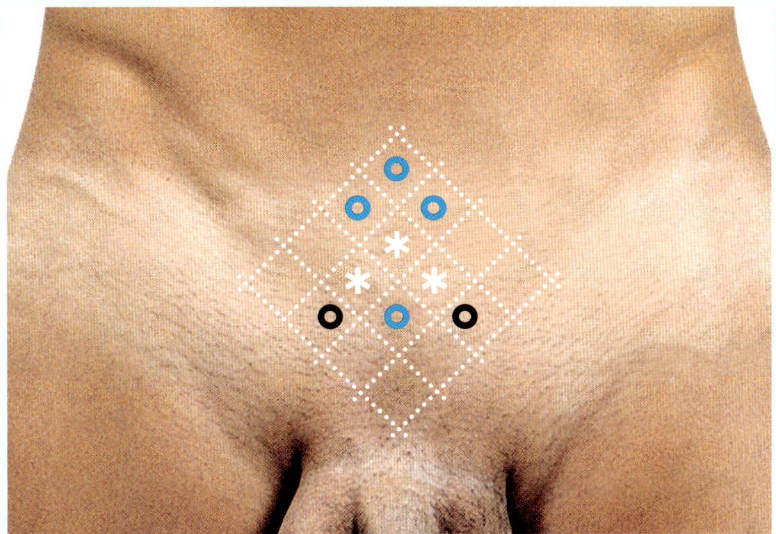

- Epidermale Ziehtechnik (EZT)
- Papel (P)
- Infiltration (I)
- Mesoperfusion (MP)

Morbus Crohn

Kolitis

Technik	*Beispiel von Lösungsmischungen*	*Menge*
EZT, P, I, MP	**Procain 2 %**	**1,0 ml**
	Calcitonin 100	**0,5 ml**
	Rutinel *oder* **Asiacen**	**1,0 ml**
	Piroxicam	**0,2 ml**
	Mucosa compositum *oder* **Infi-Colocynthis-Injektion**	**1,0 ml**
	> Die Behandlung sollte regelmäßig von einer Mikrovakzination begleitet werden.	

Bemerkungen:
Bei Autoimmunerkrankungen sollte immer an eine begleitende Horvi-Therapie (intramuskulär, 1 Amp., 1-mal/Woche) gedacht werden.

In den meisten Fällen werden blutige Stühle und Schmerzen nach dieser lokoregionalen und immunologischen Unterstützung seltener auftreten. Ziel ist hier auch das Einsparen oder die Dosisreduktion von Kortikoiden oder die Vermeidung einer immunsuppressiven Therapie in der klassischen Schulmedizin.

Als orale Unterstützung können curcumin-Loges® plus Boswellia Kapseln (2 x 1 Kps./tgl.) sowie Magen-Darm-Entoxin® N Tropfen eingesetzt werden.

Häufigkeit:
Je nach Schweregrad eine Wiederholungssitzung alle zwei bis vier Wochen.

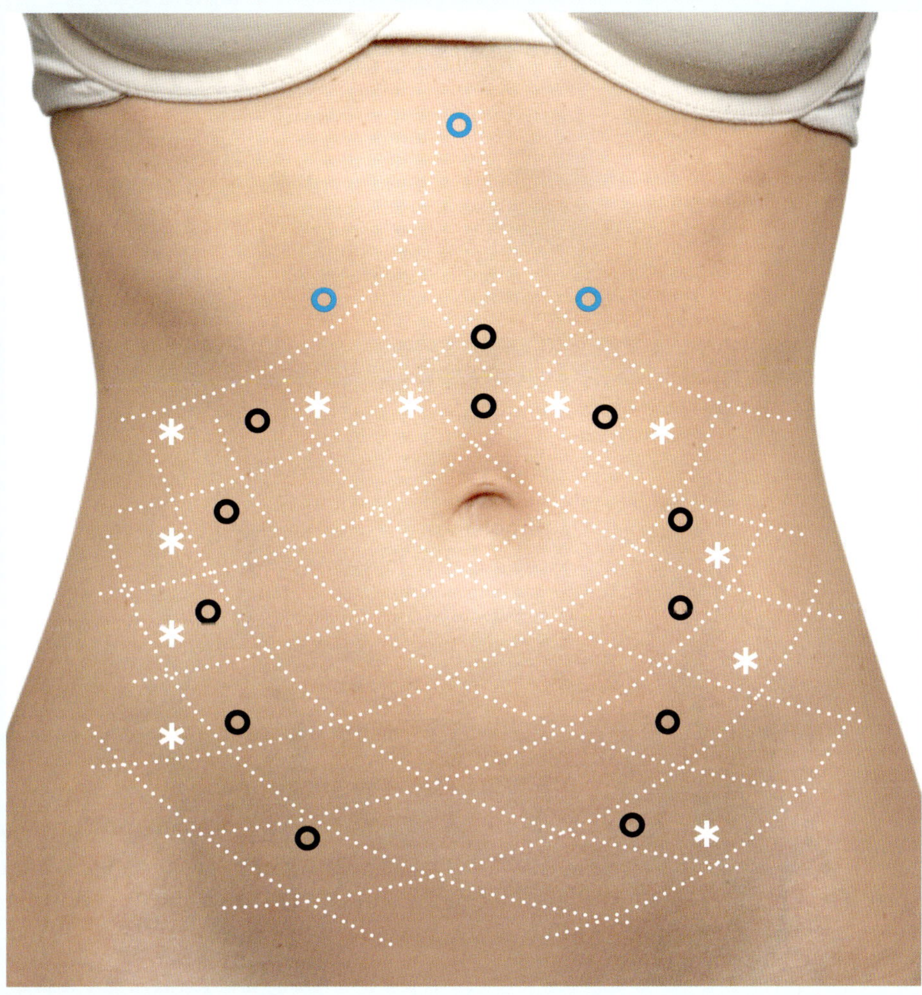

- Epidermale Ziehtechnik (EZT)
- Papel (P)
- Infiltration (I)
- Mesoperfusion (MP)

Muskelverspannung

Muskelkrampf, Muskelläsion

Technik	Beispiel von Lösungsmischungen	Menge
EZT, P, I, MP	**Procain 2 %**	**1,0 ml**
	Pentoxifyllin	**0,5 ml**
	Infi-Vitamin-B15-Injektion N	**0,5 ml**
	Maginjectable *oder* **Miorel®**	**0,5 ml**
	Silicor *oder* **HA-NCPR-Mix** *(Mischung mit unvernetztem Hyaluron [Hyaluron 2 % Toskani] und NCPR zu gleichen Teilen)*	**0,5 ml**
	Piroxicam	**0,2 ml**

Bemerkungen:
Die Mesoperfusion ist hier von großem Nutzen, bereits während der zweiten oder dritten Sitzung kann sie zum Einsatz kommen.

Bei Sportverletzungen kann auch gut mit PRP gearbeitet werden. Hierbei nutzt man die in den körpereigenen Thrombozyten enthaltenen Wachstumsfaktoren zur schnelleren Wundheilung und Zellregeneration. Für die Herstellung werden allerdings spezielle Röhrchen oder Kits, eine Zentrifuge und relativ viel Zeit benötigt, was sich selbstverständlich im Preis niederschlägt.

Oral immer angezeigt sind Magnesiumkonzentrat oder -tabletten, bei nächtlichen Wadenkrämpfen helfen Limptar® N Tabletten (1 x 1 tgl.). Magnesium für i.m.-Injektionen oder Infusionen (1-mal/Woche) steht z. B. als Magnesium Verla® i.v./i.m. zur Verfügung.

Häufigkeit:
Bei Bedarf.

Bei chronischen Verspannungen oder Muskelhartspann: einmal im Monat, in hartnäckigen Fällen gerne in Kombination mit einer Carboxytherapie.

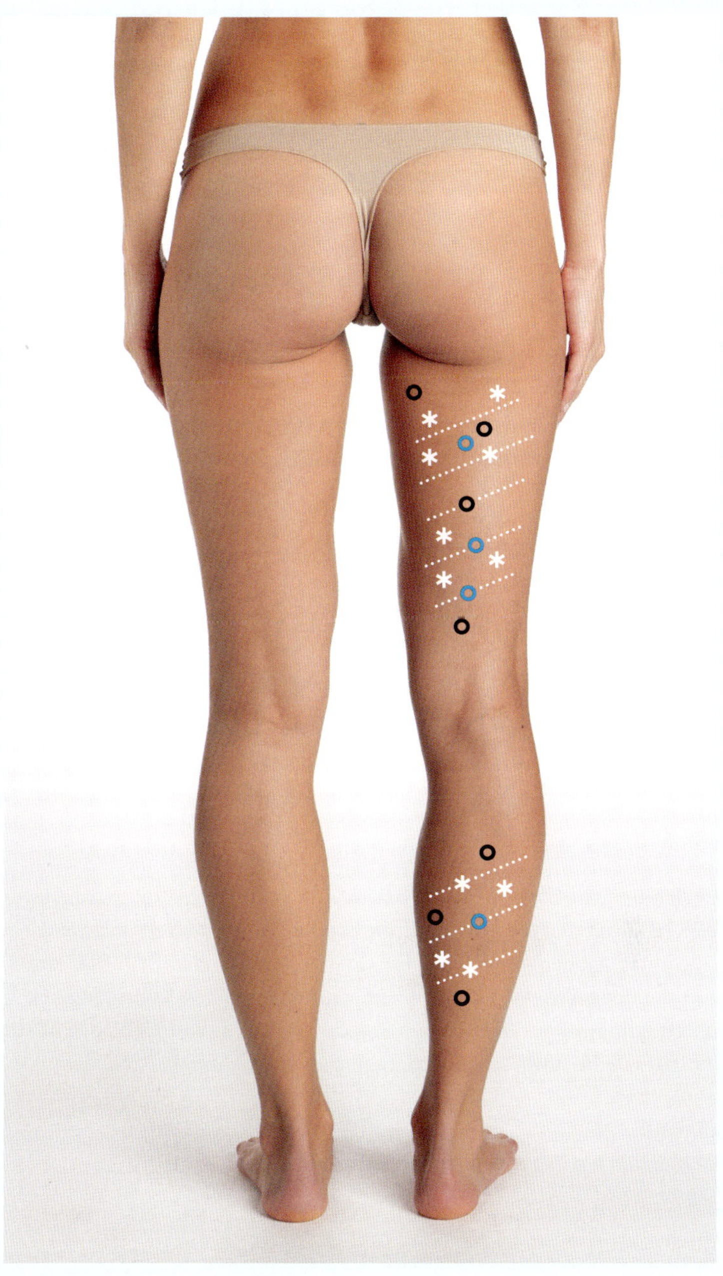

- Epidermale Ziehtechnik (EZT)
- Papel (P)
- Infiltration (I)
- Mesoperfusion (MP)

Nagelmykose

Onychomykose

Technik	*Beispiel von Lösungsmischungen*	*Menge*
EZT	**Procain 2 %** **Pentoxifyllin** **HA-NCPR-Mix** *(Mischung mit unvernetztem Hyaluron [Hyaluron 2 % Toskani] und NCPR zu gleichen Teilen)*	**0,5 ml** **0,5 ml** **0,5 ml**
Q	**Eine begleitende lokale Mikrovakzination wird empfohlen (s. S. 132 f.).**	**0,2 ml**

Bemerkungen:
Unabdingbar sind die zusätzliche langfristige antimykotische Therapie mit einem Nagellack (z. B. Ciclopoli®) und die regelmäßige fachgerechte Entfernung des infizierten Nagelmaterials. Hygieneregeln sind strikt einzuhalten!

Da es sich um eine chronische Pilzbesiedlung in einem minder durchbluteten und schlecht versorgten Bereich handelt, sind die lokale Zufuhr von Mikronährstoffen und die Verbesserung der Mikrozirkulation die entscheidenden Faktoren für einen Behandlungserfolg. Die Vorgehensweise erfolgt analog bei Zehen- und Fingernägeln. Sie kann auch zur allgemeinen Kräftigung und Verschönerung der Fingernägel unter ästhetischen Gesichtspunkten durchgeführt werden. Der Effekt tritt naturgemäß nicht sofort ein, ist aber recht zuverlässig nach ein bis zwei Monaten feststellbar.

Häufigkeit:
Behandlungen am Tag 0, 15 und 30, dann bei Bedarf.

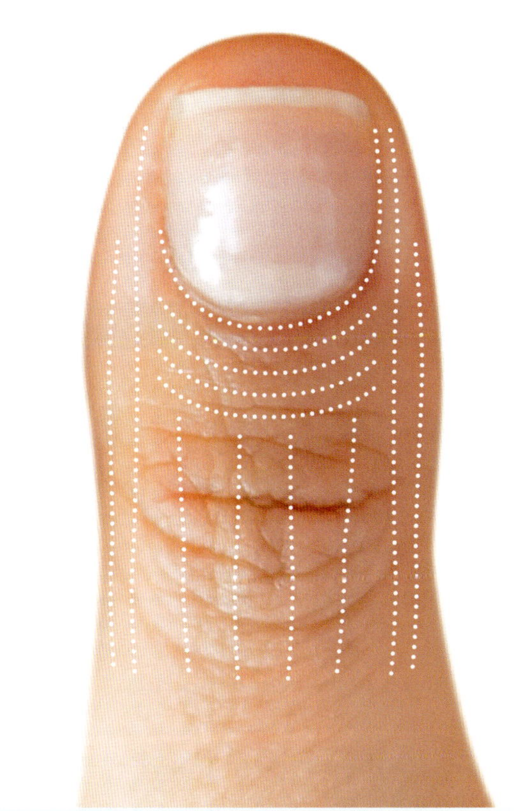

Epidermale Ziehtechnik (EZT)

Narben (unästhetisch, schmerzhaft)

Keloide, Striae

Technik	Beispiel von Lösungsmischungen	Menge
Frische Narben und Striae **EZT, P, I**	**Procain 2 %** **Silicor** **Aethoxysklerol® 0,5 %**	**1,0 ml** **1,0 ml** **1,0 ml**
	> Carboxytherapie wöchentlich im Wechsel mit Mesotherapie	
Alte Narben und Striae **EZT, P, I**	**Regenerating Cocktail** **DM-Silk** **HA-NCPR-Mix** *(Mischung mit unvernetztem Hyaluron [Hyaluron 2 % Toskani] und NCPR zu gleichen Teilen)*	**1,5 ml** **1,0 ml** **0,5 ml**
	> Carboxytherapie wöchentlich im Wechsel mit Mesotherapie	
Hypertrophe Narbe oder Keloid **I**	Sonderfall: **Dexamethason (Lipotalon®)** *oder* **Triamcinolon-Kristallsuspension pur, von Hand, streng intraläsionär**	**0,5–1,0 ml** *(je nach Größe)*

Bemerkungen:
Narben, die zu Schmerzen und anderen Beschwerden neigen, haben häufig ein verändertes Aussehen und eine veränderte Hautstruktur. Sehen und Tasten kann man z. B.:

- *Einziehungen*
- *Verquellungen, Narbenwülste*
- *Verhärtungen*
- *Adhäsionen, mangelnde Verschieblichkeit*

Anfangs wird die Mesotherapie im wöchentlichen Wechsel mit der Carboxytherapie durchgeführt. Noch frische Wundgebiete können von peripher mit dem Gas durchflutet werden. Die Anregung der Mikrozirkulation (Hyperämie, Neovaskularisation) trägt wesentlich zu einer störungsfreien Wundheilung bei.

In den meisten Fällen ist vorher eine Anästhesiesalbe aufzutragen. Die multiplen Mikroinjektionen sorgen schon allein, wie das medizinische Needling mit den Nadelrollern, für eine Glättung und Korrektur bestehender Narben – und zwar durch eine Induktion der Kollagenbildung über die Aktivierung der Fibroblasten der Haut. Es werden körpereigene Wundheilungsprozesse ausgelöst, die durch die zusätzlich applizierten Wirkstoffmischungen wirksam unterstützt werden.

Bei Aknenarben oder Volumendefekten kann mit einem dermalen Hyaluronfiller intraläsionär nachgeholfen werden (z. B. Teosyal® PureSense Redensity [II], Teosyal RHA® 1 oder 2). Bei den frischen Striae sollte immer die Umgebung, also auch periläsionär, mit dem Regenerating Cocktail behandelt werden, um weitere Risse des Hautbindegewebes zu verhindern.
Vorsicht ist bei hypertrophen Narben oder Keloiden geboten, für die eine andere Therapieform mit einer intensiven antifibrotischen oder antiinflammatorischen Wirkung zu wählen ist. Da es zurzeit in Deutschland keine injizierbare Kollagenase gibt, muss hier ausnahmsweise auf die lokale Kortisoninfiltration gesetzt werden.

Auch alte Narben können regeneriert werden, sodass sich in vielen Fällen mit etwas Aufwand ästhetisch zufriedenstellende Ergebnisse erreichen lassen.

Häufigkeit:
Meso- und Carboxytherapie einmal wöchentlich im Wechsel. Nach zwei bis drei Sitzungen ist ein Ergebnis bezüglich der Narbenfärbung und -qualität sichtbar, die Narbenreliefs sind abgeflacht. Das Ergebnis ist dauerhaft.

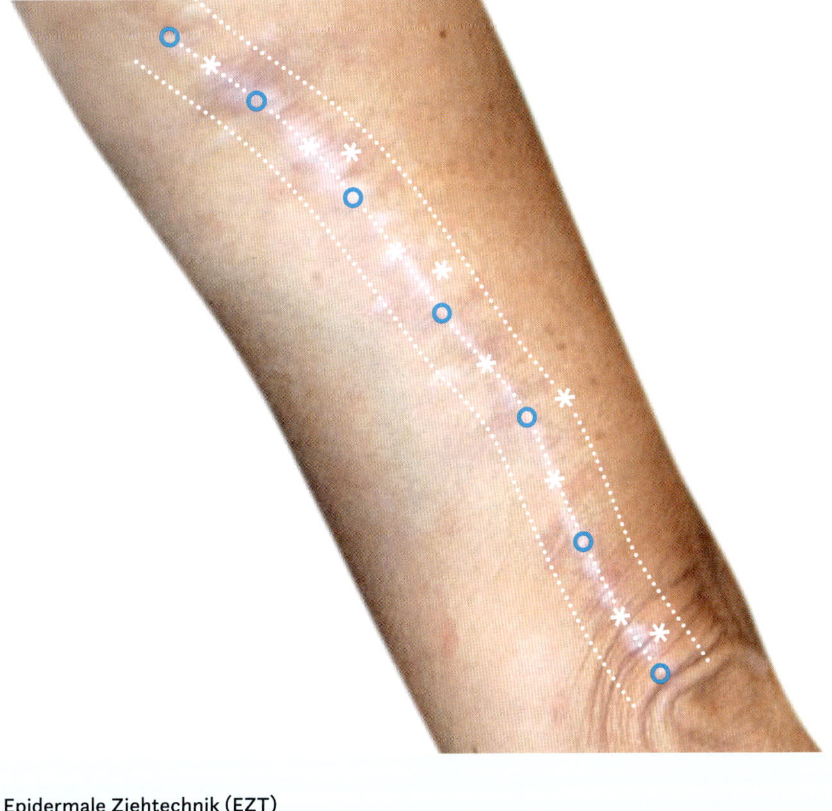

Epidermale Ziehtechnik (EZT)
Papel (P)
Infiltration (I)

Otitis (externa und media)

Cerumen, Gehörgangsekzem

....

Technik	*Beispiel von Lösungsmischungen*	*Menge*
Spritze 1 **EZT, P, I**	**Procain 2 %** **Piroxicam** **Bei Infekt: Cefasept®** *oder* **Infi-Echinacea-Injektion** **Bei Ekzem: Regasinum® antallergicum** *oder* **desensoLoges®**	**0,5 ml** **0,2 ml** **0,5 ml** **0,5 ml**
Spritze 2 **Q**	**StroVac® verdünnt 1 : 20**	**0,2 ml**

Bemerkungen:
Die Behandlung ist eine wichtige Stütze für die klassische, vom HNO-Arzt verschriebene Therapie. Insbesondere bei chronischen oder rezidivierenden Otitiden mit Otorrhö ist diese kombinierte Mesotherapie sehr häufig wirksam. Bei der unkomplizierten Mittelohrentzündung sollte ein Antibiotikaeinsatz kritisch gesehen werden.

Zur Vorbeugung, Pflege des Gehörgangs oder Auflösung von Cerumen (nur bei intaktem Trommelfell): Filme Oto Ohrenspray (Tocopherol Acetat) verordnen. Cerumen lässt sich dann relativ leicht am nächsten Tag mithilfe einer 20-ml-Einmalspritze und lauwarmen Wassers ausspülen.

Häufigkeit:
Bei Bedarf, anfangs zweimal mit einem Monat Abstand.

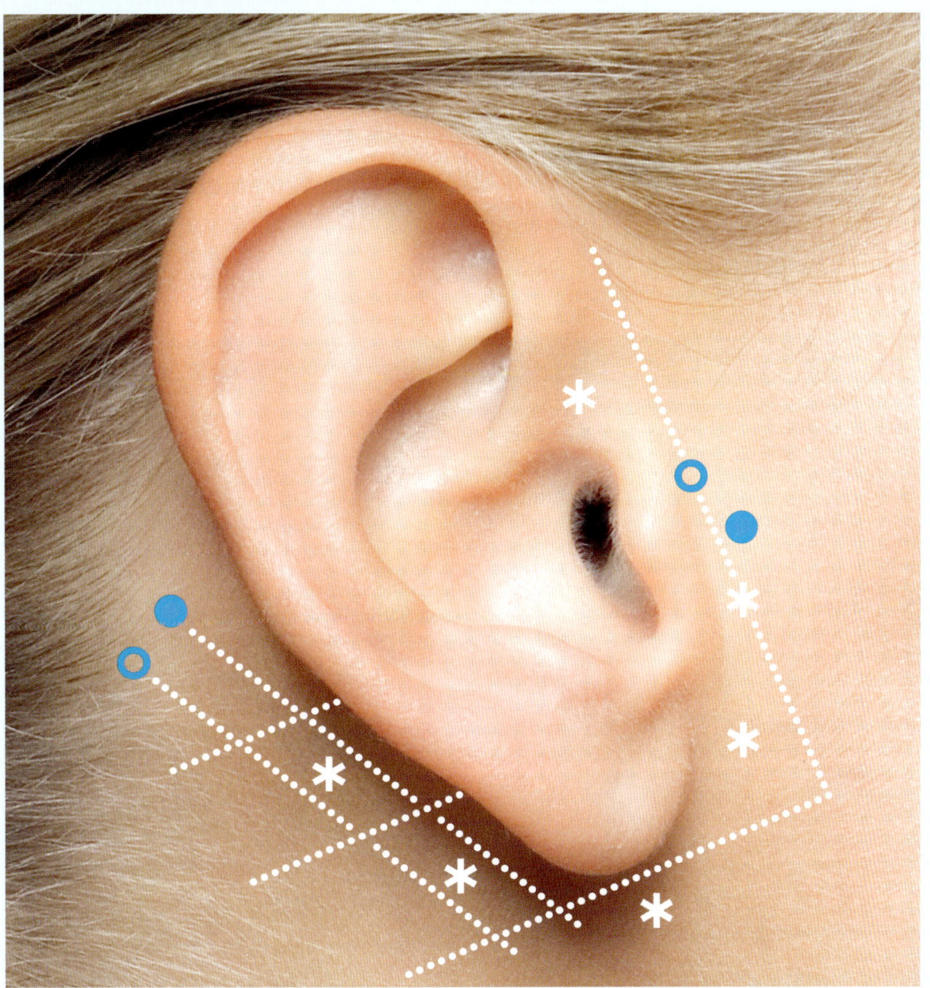

Epidermale Ziehtechnik (EZT)
Papel (P)
Infiltration (I)
Quaddel (Q)

Parodontose

Gingivitis, Implantatvorbereitung, Zahnfistel, Zahnherd, Zahnzyste

Technik	Beispiel von Lösungsmischungen	Menge
Spritze 1 **EZT, P, I** *(I: in die Umschlagfalte, auch tiefer in Richtung Zahnwurzel) alles manuell!*	**Procain 2 %** **Wala Periodontium/Silicea comp.** **HA-NCPR-Mix** *(Mischung mit unvernetztem Hyaluron [Hyaluron 2 % Toskani] und NCPR zu gleichen Teilen)* **Calcitonin 100** **Piroxicam**	**1,0 ml** **0,3 ml** **0,3 ml** **0,2 ml** **0,2 ml**
	> Weitere Adjuvanzien in diesem Bereich: Pentoxifyllin, Vitamin C (Youssif et al. 2016), Cefasept®, Silicor, Thrinamide, Traumeel®, Infi-Echinacea-Injektion	
Spritze 2 **Q (mukosal)**	**StroVac® verdünnt 1 : 20**	**0,5 ml**

Bemerkungen:
Die Behandlungen sind für biologisch arbeitende Zahnärzte, aber auch ganzheitliche Praktiker von größtem Interesse. Nicht umsonst nimmt in der Neuraltherapie die „Herd- bzw. Störfeld-Sanierung" schon immer einen wichtigen Platz ein.

Heute stehen vor allem die Zahnerhaltung sowie die Behandlung von chronischem Zahnfleischschwund im Vordergrund. Bei habituellen Frühgeburten und der „Silent Inflammation" als gesundheitlichem Risikofaktor ist der Zusammenhang mit chronischen Entzündungen im Mundbereich nachgewiesen. Sicher behandelt der Kieferchirurg – wie auch sonst alle Chirurgen – an Ort und Stelle, kennt aber pharmakologisch kaum etwas anderes als die örtliche Betäubung. Sie werden sehr schnell Anhänger der Mesotherapie, wie man an den Implantologen sehen kann, die regelmäßig das Sanierungsgebiet z. B. mit PRP-Injektionen vorbereiten, um die Erfolgsquote zu verbessern und Komplikationen zu vermeiden. Orale homöopathische Unterstützung kann durch Odonton Echtroplex® (3 x 10 Tr.) gegeben werden.

Häufigkeit:
Anfangs wöchentlich, bei Besserung quartalsweise bzw. bei Bedarf.

Spezialinfo für Zahnärzte

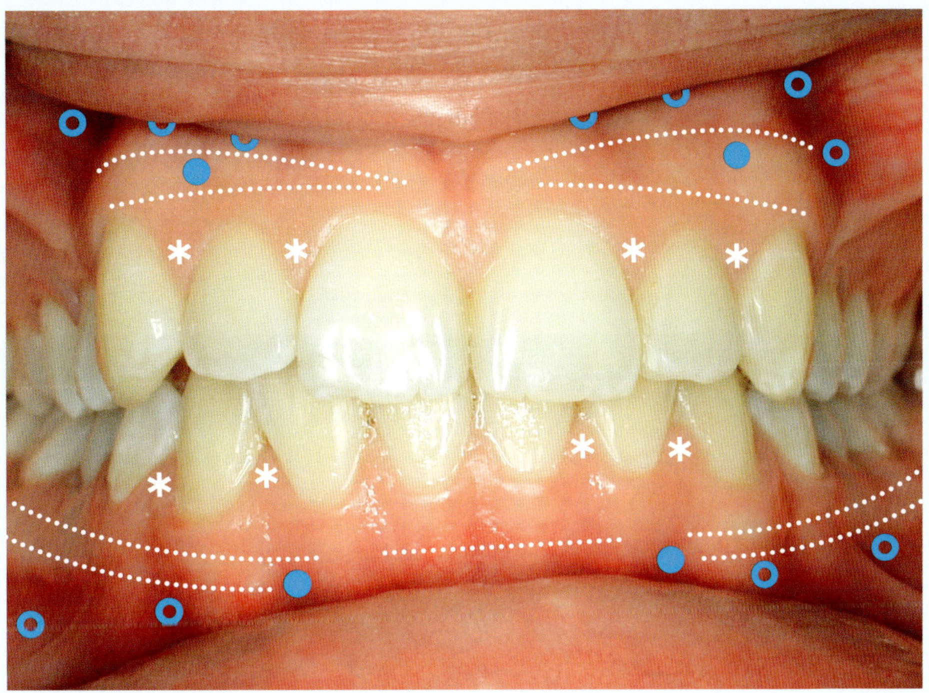

Epidermale Ziehtechnik (EZT)
Papel (P)
Infiltration (I)
Quaddel (Q)

Paronychie

Panaritium, Ulzerationen (Finger, Zehen)

Technik	*Beispiel von Lösungsmischungen*	*Menge*
EZT, P	**Procain 2 %** **Cefasept®** **Piroxicam**	**0,3 ml** **0,3 ml** **0,2 ml**

Bemerkungen:
Mesotherapie, soweit keine chirurgische Sanierung notwendig ist, bzw. eine podologische Behandlung mit Nagelspange bei eingewachsenen Nägeln. Zur Vermeidung von Rezidiven sollten die Patienten darauf aufmerksam gemacht werden, dass die Zehennägel, anders als die Fingernägel, nicht abgerundet geschnitten werden dürfen, sondern nur gerade!

In diesem schon normalerweise überempfindlichen Gebiet – noch sensibler bei vorhandener Infektion oder bei Ulzerationen – sind nur leichte epidermale Techniken erträglich. Die Behandlung ist im Falle einer beginnenden Entzündung, die sich in Form einer einfachen lokalen Lymphangitis zeigt, sehr effektiv.

Zusätzlich empfiehlt sich eine kleine O_3-Begasung über einen Fingerling oder das Auftragen von Ilon®-Salbe classic (bei Abszedierung) bzw. Mirfulan® (bei Ulzerationen) durch den Patienten zu Hause.

Häufigkeit:
Bei Bedarf.

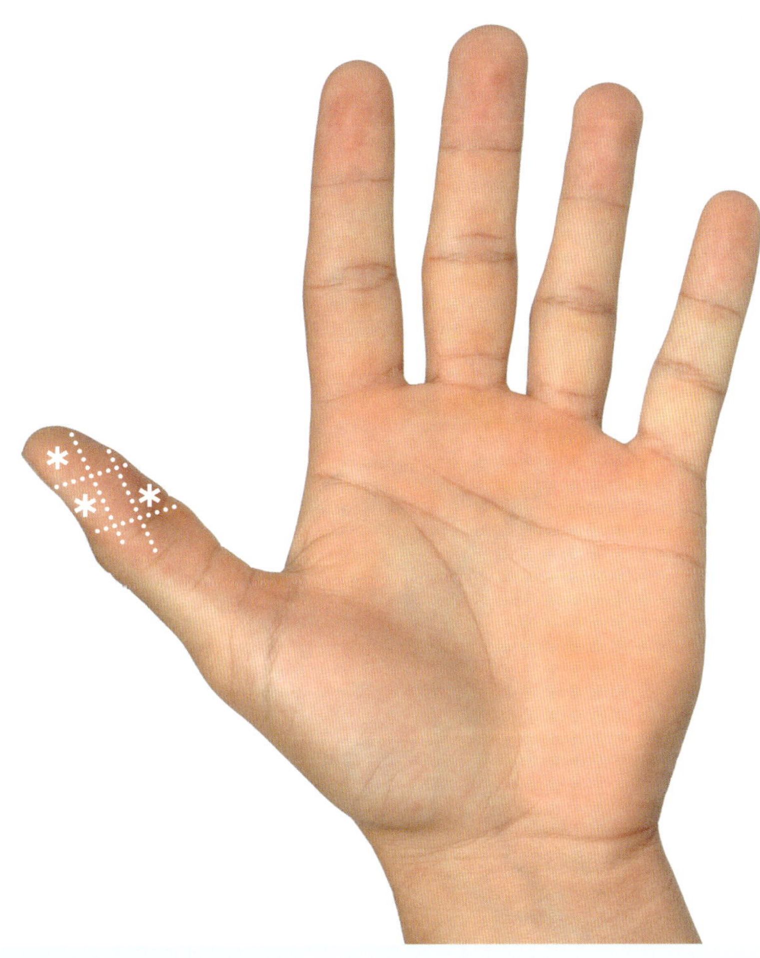

Epidermale Ziehtechnik (EZT)
Papel (P)

Phantomschmerz

Technik	*Beispiel von Lösungsmischungen*	*Menge*
1. Sitzung **P, I, MP**	**Procain 2 %** **Pentoxifyllin** **milgamma® N Injektionslösung** *oder* **Thrinamide** **Calcitonin 100**	**1,0 ml** **1,0 ml** **0,3 ml** **0,3 ml**
2. Sitzung **Q** *(nach einem Monat, wenn nötig)*	**Lokale Mikrovakzination**	**0,5 ml**

Bemerkungen:
Phantomschmerzen sind schmerzhafte Empfindungen in Körperteilen, die aufgrund einer Amputation oder eines Traumas beim Betroffenen gar nicht mehr vorhanden sind. 60–80 % der Betroffenen leiden, u. U. auch chronisch, unter Schmerzen an nicht mehr vorhandenen Extremitäten. Ursache für die Beschwerden sind eine fehlerhafte Repräsentation und Signalverarbeitung im sensomotorischen Kortex des Gehirns.

Je früher eine Behandlung beginnt, am besten gleich postoperativ, desto besser.

Bei der Mesotherapie sollen mindestens 50 % der Mischung pro Sitzung am Ende des Stumpfes am Tag 0 als intradermale Nappage appliziert werden. Der Rest kommt als langsame Infiltration in die empfindlichsten Punkte. Meist sind weitere unterstützende Maßnahmen erforderlich, wie z. B. eine Spiegeltherapie zur Verbesserung der zerebralen Reizverarbeitung. Beim Verlust der oberen Gliedmaße haben sich myoelektrische Prothesen bewährt. Eine weitere Option ist die TENS (transkutane elektrische Nervenstimulation)-Therapie, die der Patient selbst regelmäßig anwenden kann.

Häufigkeit:
Je eine Sitzung monatlich, ab der 3. Sitzung auch mit Mesoperfusion.

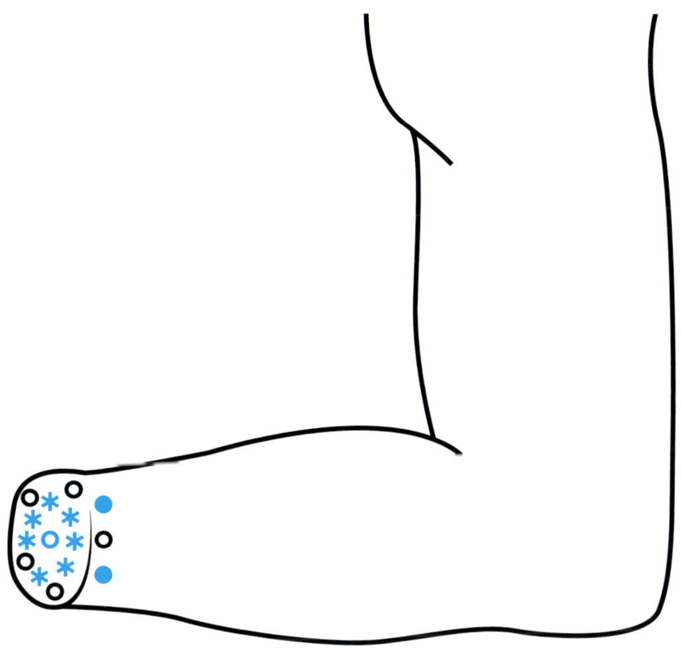

- Papel (P)
- Infiltration (I)
- Quaddel (Q)
- Mesoperfusion (MP)

Plantarwarze

Stechwarze

Technik	Beispiel von Lösungsmischungen	Menge
Spritze 1 **P, I** *(1-ml-Spritze benutzen)*	**Lidocain 2 %** **Piroxicam**	**0,1 ml** **0,1 ml**
Spritze 2 **P, I** *(1-ml-Spritze benutzen)*	**StroVac® 1 : 20 verdünnt**	**0,1 ml**

Bemerkungen:
Sinnvoll ist generell eine Vorbehandlung mit Guttaplast® (Salicylsäure-Pflaster) und nach ein paar Tagen die (unblutige) Abtragung der abgestorbenen weißen Hornschichten mit dem Skalpell.

Cave: ***infektiöses Virusmaterial!***

Vor der Mesoinjektion der Mischungen wird die sehr feine Mesotherapie-Kanüle (Mesorelle® 0,23 x 4 mm oder TSK Invisible Needle™) mit einem Schlag trocken direkt in die Warze gesetzt. Zuerst werden 0,1 ml des Inhalts der 1. Spritze sehr langsam gespritzt und nach ca. 10 Sekunden Warten dann der Inhalt der 2. Spritze durch dieselbe Kanüle injiziert. Bei mehreren Warzen ist das Vorgehen analog. Vor dem Einstich wird eine kurze Betäubung mit Kältespray empfohlen.

Häufigkeit:
Einmalig, Kontrolle und erneute Entfernung der Hornschicht/Warzenreste nach zwei bis drei Wochen.

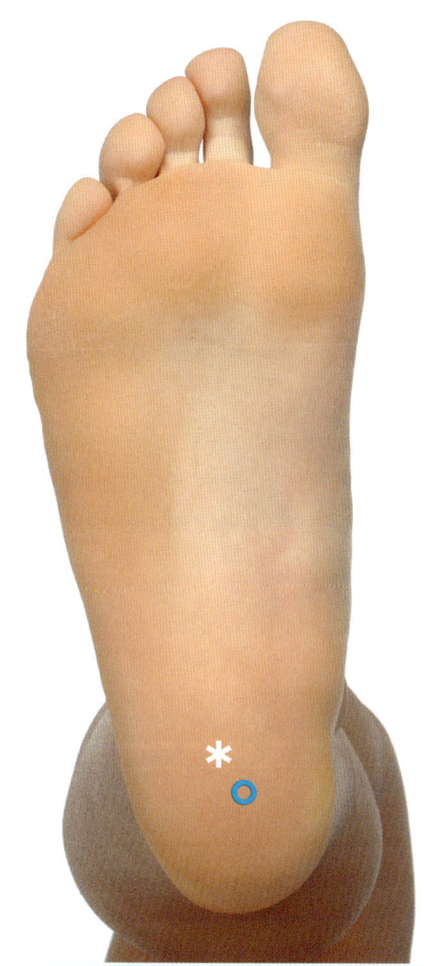

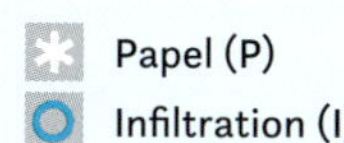

Papel (P)
Infiltration (I)

Prostataerkrankungen

Benignes Prostatasyndrom (BPS), chronische Prostatitis

Technik	*Beispiel von Lösungsmischungen*	*Menge*
Spritze 1 **EZT, P, I**	**Procain 2 %** **Pentoxifyllin** **Piroxicam** **Miorel®** *abwechselnd mit* **Calcitonin 100**	**0,3 ml** **0,3 ml** **0,1 ml** **0,3 ml**
Spritze 2 **Q**	**Lokale Mikrovakzination zur Immunmodulation**	**0,5 ml**

Bemerkungen:
Wichtig sind einige Mesoinjektionen zwischen Anus und Skrotum (Perineum). Gute Ergebnisse zeigen sich häufig bei unklaren, urologisch unauffälligen Schmerzsyndromen sowie bei der Pollakisurie. Ultima Ratio bei der chronischen neurogenen Prostatitis ist die Infiltration der Prostata mit 50–100 Einheiten BTX.

Für die orale Mitbehandlung gibt es neben schulmedizinischen mehrere pflanzliche Mittel, z. B. aus der Sägepalme (mit antiandrogener Wirkung), der Brennnesselwurzel oder Kürbiskernen.

Häufigkeit:
Um einer Verschlimmerung oder Komplikationen vorzubeugen, sind Wiederholungssitzungen alle drei Monate möglich, ansonsten bei Bedarf.

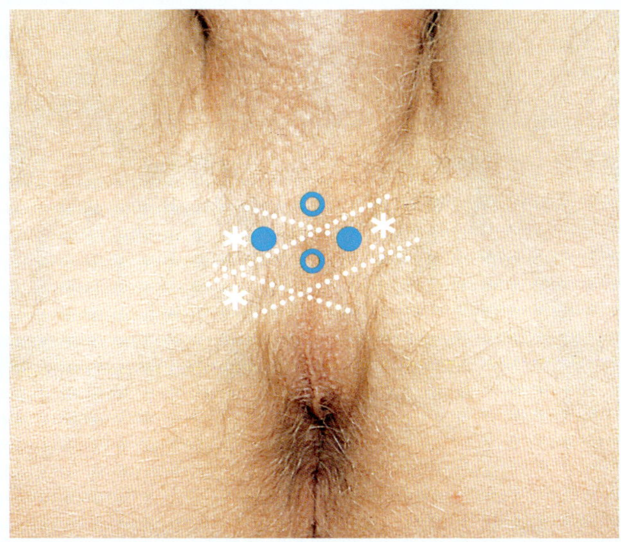

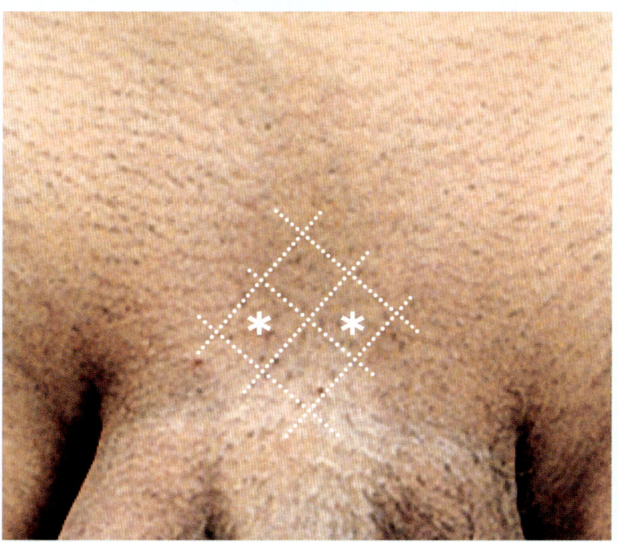

Epidermale Ziehtechnik (EZT)
Papel (P)
Infiltration (I)
Quaddel (Q)

Pruritus

Intertrigo, Prurigo nodularis, Urtikaria

(s. a. Ekzem S. 86)

Technik	*Beispiel von Lösungsmischungen*	*Menge*
EZT, P, I	**Procain 1 %** **DM-Silk** **Rutine** **Tavegil®**	**3,0 ml** **3,0 ml** **0,5 ml** **0,2 ml**
Q	**Eine begleitende lokale Mikrovakzination wird empfohlen.**	**0,5 ml**

Bemerkungen:
Die erste Verbesserung der klinischen Symptome wird die Minderung des Juckreizes sein, manchmal tritt diese sofort ein. Sofern keine Infektion mit Bakterien oder Pilzen vorliegt, reicht vonseiten des Patienten eine entzündungshemmende Pflege (z. B. Mixa Atopiance Pflegender Körperbalsam) oder die Applikation eines Körperpuders (z. B. Wecesin® Pulver).

Häufigkeit:
Wiedervorstellung und Befundkontrolle nach ein bis zwei Wochen, Wiederholung der Behandlung bei Bedarf.

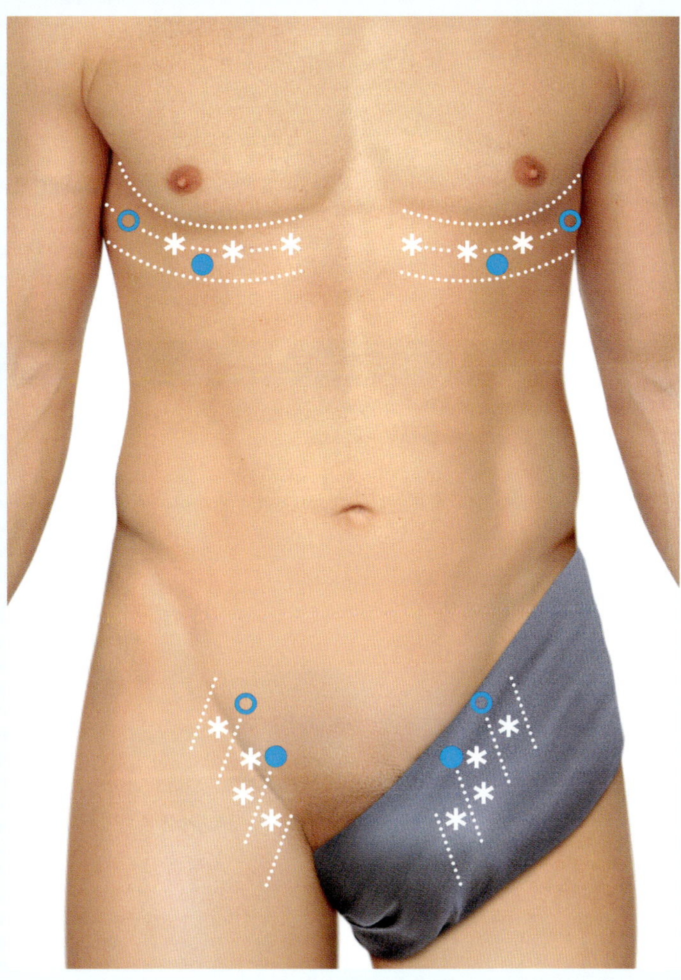

- Epidermale Ziehtechnik (EZT)
- Papel (P)
- Infiltration (I)
- Quaddel (Q)

Psoriasis

Technik	*Beispiel von Lösungsmischungen*	*Menge*
Spritze 1 **EZT, P** *(P: intra-läsionär)*	**Procain 2 %** **Regenerating Cocktail** **Asiacen** **HA-NCPR-Mix** *(Mischung mit unvernetztem Hyaluron [Hyaluron 2 % Toskani] und NCPR zu gleichen Teilen)*	**0,3 ml** **1,0–2,0 ml** **0,3 ml** **0,3 ml**
Spritze 2 **Q** *(periläsionär)*	**Lokale Mikrovakzination**	**0,3 ml**

Bemerkungen:
Die Mesomischung scheint wirkungsvoller und unschädlicher als die Anwendungen der klassischen Behandlungen zu sein. Sie kann sie in jedem Fall sehr gut ergänzen.

Gerade anfangs kann es zu kleinen Blutungen kommen, die Haut- und Kapillarfunktion wird aber im weiteren Verlauf stabilisiert. Bei geringer Krankheitsaktivität kann es auch zur Abheilung der Plaques kommen.

Als Hautpflege mit pflanzlichen Wirkstoffen im Behandlungsintervall kommt Rubisan® Creme (Mahonia aquifolium) oder RemiPsor® Phytosalbe infrage. Bei Kopfhaut-Plaques wird Psorinol® Active Shampoo empfohlen.

Häufigkeit:
Quartalsweise.

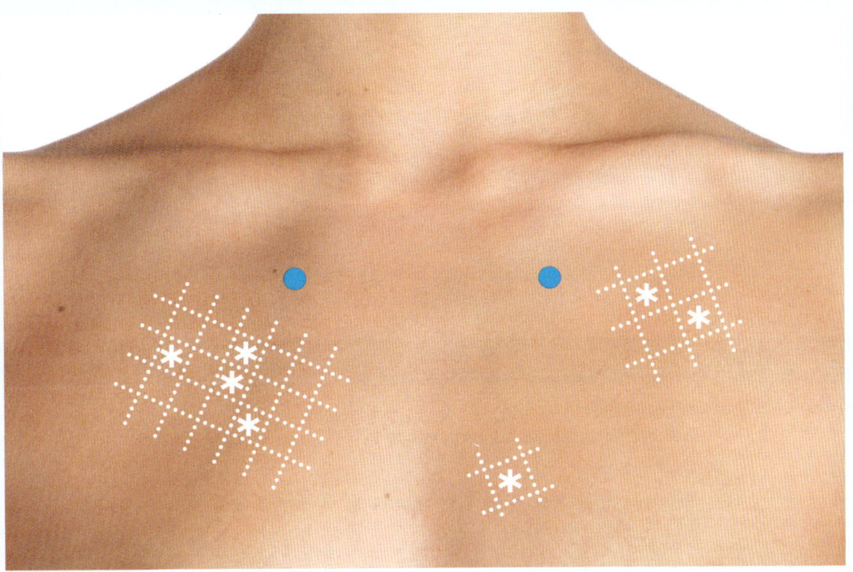

Epidermale Ziehtechnik (EZT)
Papel (P)
Quaddel (Q)

Psychosomatische Störungen

Asthenie (allgemein), vegetative Dystonie

Technik	*Beispiel von Lösungsmischungen*	*Menge*
EZT, P, I	**Procain 2 %** **Infidys®-Injektion** *oder* **dystoLoges® Inj.** *oder* **Maginjectable** **Diazepam** **Vitamin B-Komplex, z. B. milgamma® N Injektionslösung** *oder* **Thrinamide Toskani**	**1,0 ml** **1,0 ml** **0,2 ml** **0,2 ml**

Bemerkungen:
Die Behandlung soll abwechselnd dorsal und ventral erfolgen. Wenn der Patient darauf anspricht, kommt es nicht nur zu einer Besserung der Schmerzen, sondern vor allem zu einem ganz unerwarteten „Energieschub" – eines der besten Mittel, um eine Verbesserung des Allgemeinzustands bei erschöpften Erwachsenen und auch in der Geriatrie zu erzielen (quartalsweise Anwendung). Eine systemische Mitbehandlung erfolgt mit Horvitrigon forte (1 Amp. i.m. 1-mal/Woche) über einen Zeitraum vom sechs Wochen. Als orale Unterstützung zur vegetativen Entspannung bei Dauerstress sind Phosetamin® NE Tabletten (2 x 1 tgl.) geeignet. Bei chronischen Adaptationsstörungen wären z. B. rhodioLoges® Tabletten zu empfehlen. Als Infusion kommen in schweren Fällen 1 Ampulle Cholincitrat (das ehemalige Neurotropan) + danach Pascorbin® jeweils in 100 ml NaCl 0,9 % infrage, 1–2-mal/ Woche. Ansonsten sollte zu Sport und Bewegung anstelle der Einnahme von Tranquilizern geraten werden.

Häufigkeit:
Möglichst einen Abstand von zwei bis drei Wochen zwischen den Sitzungen einhalten.

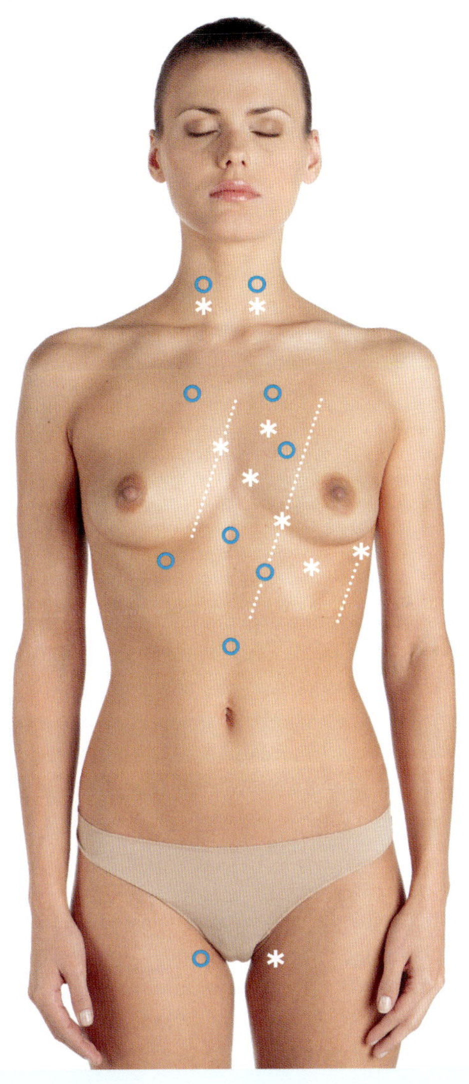

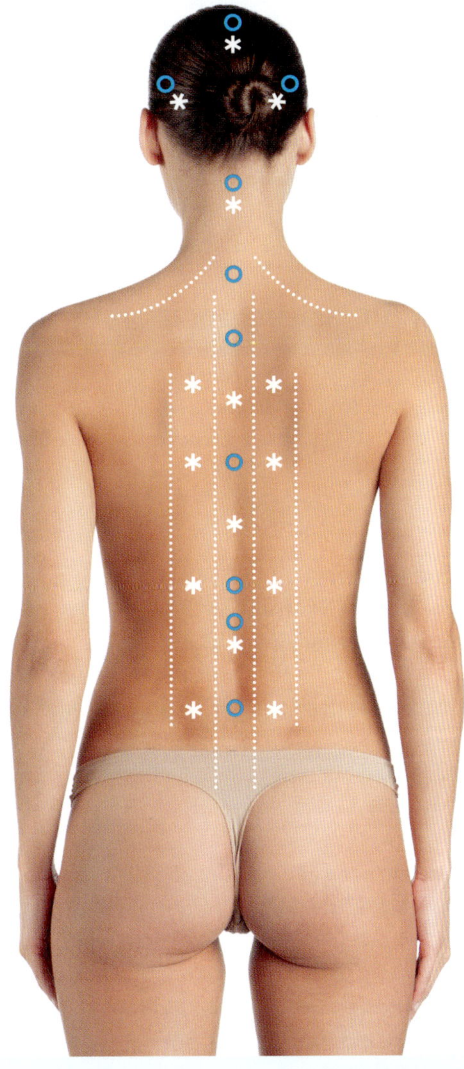

Epidermale Ziehtechnik (EZT)
Papel (P)
Infiltration (I)

Reizdarmsyndrom

Meteorismus, Obstipation

Nicht bei Colitis ulcerosa oder Morbus Crohn

Technik	*Beispiel von Lösungsmischungen*	*Menge*
EZT, P, I	**Procain 2 %** **Miorel®** **Infi-Colocynthis-Injektion** **1 Tr. Diazepam** *oder* **Maginjectable**	**1,0 ml** **1,0 ml** **1,0 ml** **0,5 ml**

Bemerkungen:
Funktionelle Verdauungsstörungen sind die Volkskrankheit der Gegenwart, zahlreiche Nahrungsergänzungsmittel und Spezialdiäten helfen, wenn überhaupt, nur solange sie eingenommen/eingehalten werden. Darmsanierungen sind nach der wissenschaftlichen „Entdeckung" des Mikrobioms sehr en vogue, brauchen aber viel Ausdauer. Vergessen wird gern, dass, wie so oft, Dauerstress aufgrund der permanenten Überlastung der vegetativen Regulation der Verdauungsorgane eine Ursache sein kann. Auch geht die traditionelle Esskultur in Zeiten von „Fast Food" und „To Go" verloren, was eine weitere Erklärung für das Auftreten von Reizdarm-Syndromen und Übergewicht als Massenphänomen liefert.

Eine einfache und oft schnelle Hilfe leistet die Mesotherapie, die ich gerne in Kombination mit dem Bioresonanztest nach Dr. Dörfler (Wasserburg) zum individuellen Ernährungscoaching einsetze. Oft finden sich in den herkömmlichen Allergietests so viele Nahrungsmittelallergien oder Unverträglichkeiten, dass die Betroffenen nicht mehr wissen, was sie überhaupt noch essen können. Manche Patienten brauchen orale Ballaststoffe (z. B. gemahlene Flohsamenschalen aus dem Drogeriemarkt), manche Bitterstoffe (z. B. Schwedentrunk® Elixier) oder Verdauungsenzyme (z. B. Enzym-Wied® classic Drg.).

Häufigkeit:
Bei Bedarf Wiederholungen nach jeweils zwei bis drei Wochen.

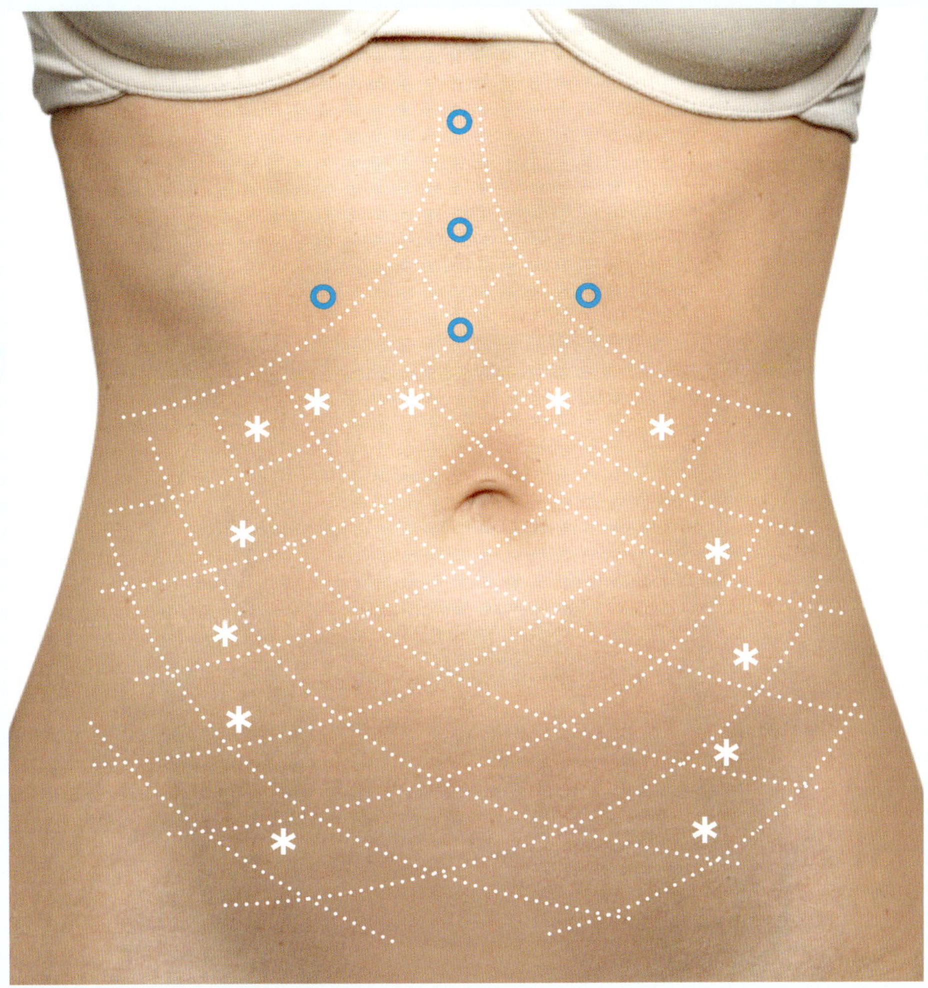

Epidermale Ziehtechnik (EZT)
Papel (P)
Infiltration (I)

Schlafstörungen

Insomnie

(s. a. Depression S. 78 und klimakterisches Syndrom S. 190)

Technik	*Beispiel von Lösungsmischungen*	*Menge*
EZT, P, I	**Procain 1 %** **Diazepam** **Maginjectable** **Pentoxifyllin** **Wiedemann Homöokomplex® C** *oder* **Calmvalera® Injekt**	**0,5 ml** **0,2 ml** **0,5 ml** **0,2 ml** **0,5 ml**
	> Zusätzlich auch epigastrisch und paravertebral behandeln	

Bemerkungen:
Ab der ersten Behandlung im temporalen, Karotiden- und parietalen Bereich sollte das gewohnheitsmäßige Tablettenschlucken von Benzodiazepinen oder Z-Drugs beendet oder wenigstens stark reduziert werden. Sämtliche chemische Mittel sind nur für Kurzzeitbehandlungen zugelassen. Es braucht oft mehrere Wochen, bis sich die guten Ergebnisse zeigen, aber manchmal sind sie auch sehr schnell erreicht, vor allem bei jungen Patienten.

Als orale Begleitbehandlung in schweren Fällen können die homöopathischen Sedaphin Tropfen (abends) oder das pflanzliche Pascoflair® (tagsüber) bzw. eine Kapsel Griffonia 5-HTP 200 mg oder retardiertes Melatonin (Circadin®), jeweils abends eine Stunde vor dem Schlafengehen, genommen werden.

Häufigkeit:
Anfangs einmal wöchentlich (ca. dreimal), dann quartalsweise, wenn nötig.

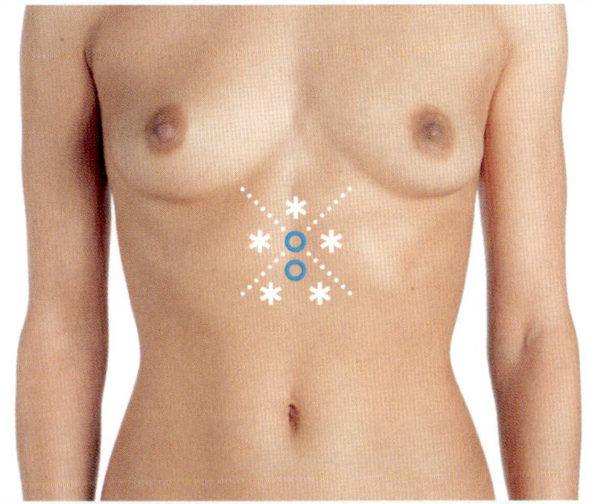

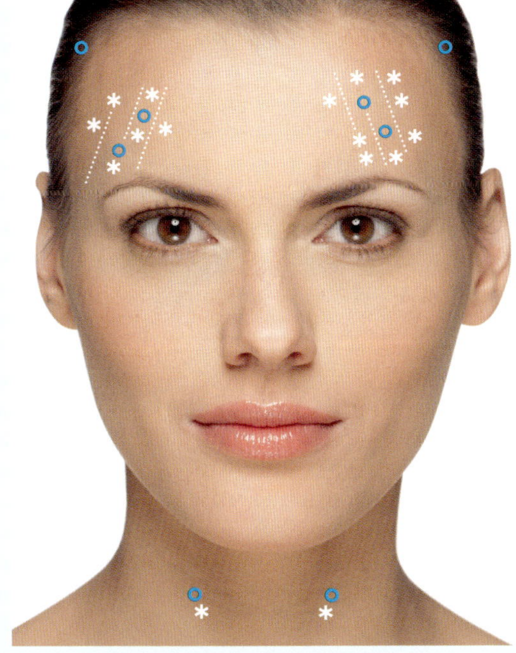

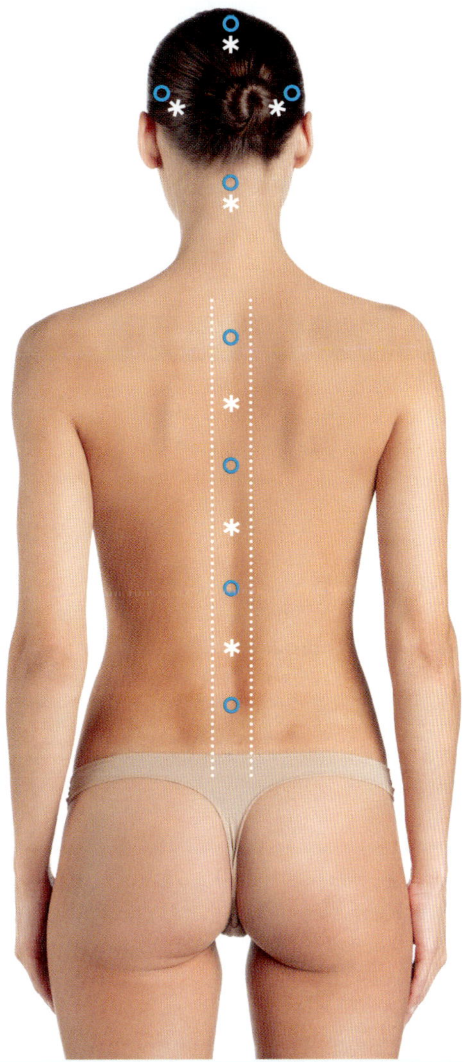

Epidermale Ziehtechnik (EZT)
Papel (P)
Infiltration (I)

Schmerz (algoneurodystroph)

CRPS (Chronic Regional Pain Syndrome), Morbus Sudeck

(Knie und weitere Gelenke/Bereiche)

Technik	*Beispiel von Lösungsmischungen*	*Menge*
EZT, P	**Procain 2 %**	**1,0 ml**
	Wiedemann-Homöokomplex® BH	**1,0 ml**
	Calcitonin 100	**0,5 ml**
	Dicynone® oder Pentoxifyllin	**0,5 ml**

Bemerkungen:
Es handelt sich um eine Erkrankung, die oft einen folgenschweren Verlauf nimmt und für die es keine klassische medikamentöse Behandlungsoption gibt. Besonders erfolgreich ist hier die Mesotherapie in den frühen Stadien, bevor atrophische Veränderungen dominieren und eine chronische Behinderung eingetreten ist.
CRPS Typ 1 = sympathische Reflexdystrophie (SRD) = Morbus Sudeck
CRPS Typ 2 = Kausalgie

Im akuten Stadium zeigen sich Überwärmung, Schwellung, gestörte Schweißsekretion und Mikrozirkulation, sich nach distal ausbreitende, brennende Schmerzen, vorzugsweise an den Extremitäten. Die Schmerzen stehen in keinem logischen Zusammenhang mit dem auslösenden Ereignis (OP, Trauma, oft auch minimal [!], körperliche Überlastung). Bei genauem Hinsehen sind auch regelmäßig die typischen vegetativen Zeichen erkennbar. Häufig findet sich anamnestisch eine psychische Stigmatisierung.

Die Ergebnisse sind oft sehr eindrucksvoll – schon nach der ersten Sitzung – zur großen Überraschung sowohl des Patienten als auch des Arztes. Alle Orthopäden und Rheumatologen, die sich hinsichtlich der Mesotherapie skeptisch und zurückhaltend verhalten, sollten die Behandlung dieser sonst oft therapieresistenten Erkrankung ausprobieren.

In fortgeschrittenen Fällen kann im Behandlungsintervall eine spezielle Salbe verordnet werden: 50 g Linola® + 10 g Ambroxol (antiinflammatorisch, Na-Kanal-Modulator) + 5 g DMSO (Penetrationshelfer, antiinflammatorisch, reduziert oxidativen Stress, antiödematös, Detoxwirkung im Gewebe). Ambroxol und DMSO stehen auch in injizierbarer Form zur Verfügung – in vielen Fällen als Reservemittel oder bei hartnäckigen Fällen.

Häufigkeit:
Behandlungen am Tag 0, 15, 30 und 45 in allen betroffenen Bereichen, Gelenken und Ausstrahlungsgebieten.

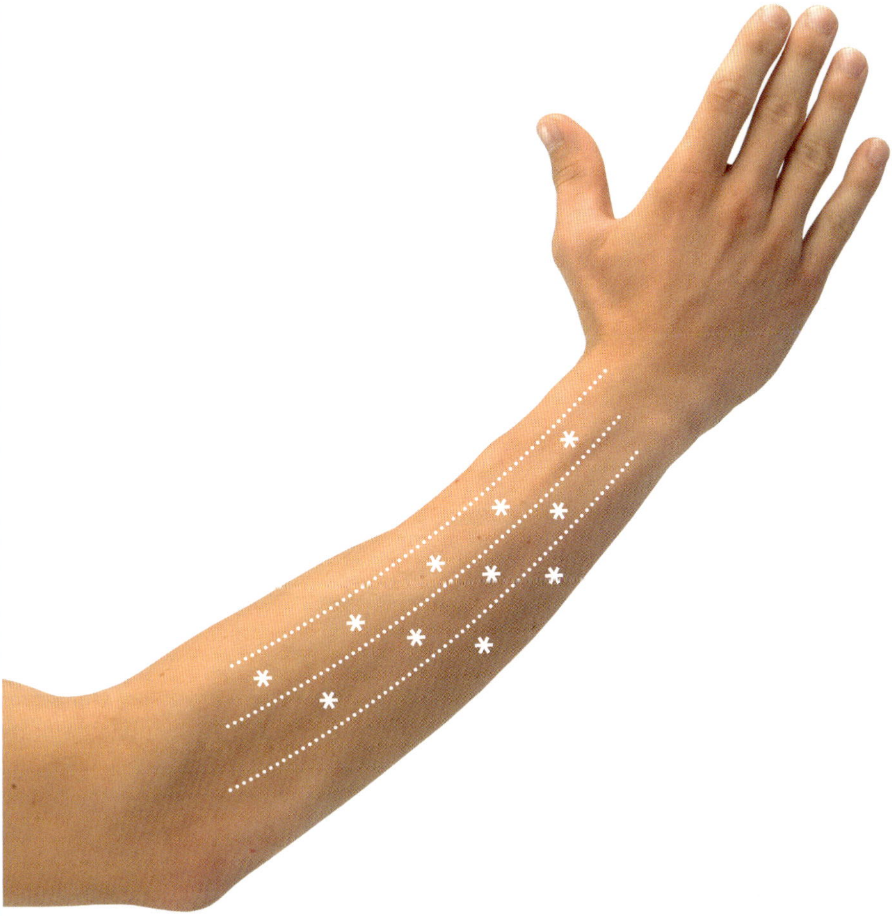

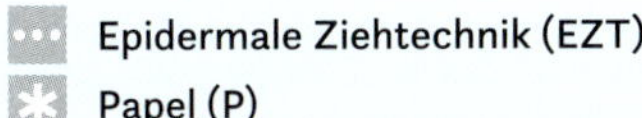

Epidermale Ziehtechnik (EZT)

Papel (P)

Schmerz (postoperativ)

CPSP (Chronic Postsurgical Pain, z. B. nach einer Thorakotomie)

Technik	*Beispiel von Lösungsmischungen*	*Menge*
EZT, P, I	**Procain 1 %**	**2,0 ml**
	Symphytum Rö-Plex®	**1,0 ml**
	Rutinel (Steinklee-Extrakt)	**0,5 ml**
	Piroxicam	**0,3 ml**

Bemerkungen:
Durch die lokale Behandlung kann oft auf die Gabe von systemischen Schmerzmitteln oder Antibiotika verzichtet werden.

Chronische Schmerzen nach einer Operation sind kein seltenes Phänomen. Zwei Jahre nach dem Eingriff klagen fast 15 % der Patienten über Dauerschmerzen, die auf den Eingriff zurückzuführen sind. Die postoperative Anwendung sorgt für eine bessere Resorption von Ödemen und Hämatomen und schnellere Genesung. Die Behandlung wäre aber besonders bei Patienten mit gesundheitlichen Risiken (z. B. bei chronischen Systemerkrankungen wie Diabetes, COPD, Raucher, immungeschwächten oder geriatrischen Patienten) indiziert und hilfreich.

Viele Chirurgen, speziell Schönheitschirurgen, wenden die Mesotherapie auch präoperativ an, um eine bessere lokale Mikrozirkulation und nachfolgend eine optimale Wundheilung und Vernarbung zu erzielen. Als Unterstützung können oral Arnika-C30-Globuli postoperativ oder Infi-Symphytum N Tropfen (3 x 10 Tr. vor dem Essen) eingenommen werden.

Häufigkeit:
Wenn notwendig, eine zweite Sitzung nach einer Woche.

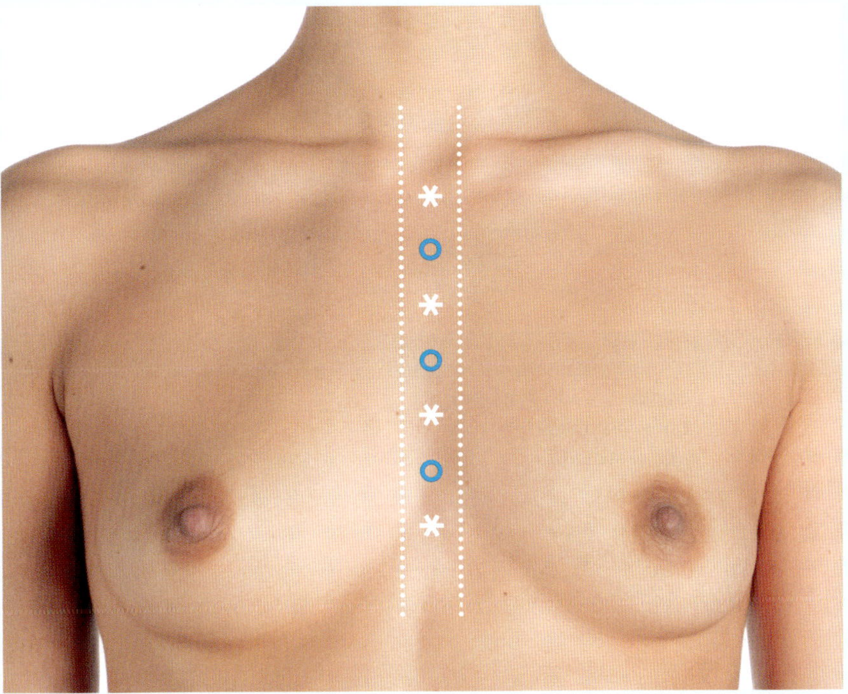

Epidermale Ziehtechnik (EZT)
Papel (P)
Infiltration (I)

Schmerz (unspezifisch, chronisch)

Fibromyalgie (Small-Fiber-Neuropathie)

Technik	*Beispiel von Lösungsmischungen*	*Menge*
EZT, P, I *(I: Druckschmerz, Punctum maximum, Triggerpunkte, Gelosen, Muskel- und Sehnenansätze)*	**Procain 1 %** *oder* **Ambroxol** **Silicor (Silicea)** **Calcitonin 100** **Piroxicam** **Miorel®** **Infi-Bryonia-Injektion**	**1,0 ml** **1,0 ml** **0,2 ml** **0,2 ml** **0,5 ml** **1,0 ml**

Bemerkungen:
Bei dieser Indikation sollte – wie immer – zuerst eine gut fundierte Diagnose gestellt werden, bevor mit einer symptomatischen Mesotherapie behandelt wird! Chronischen Rückenschmerzen liegen in den häufigsten Fällen muskuläre Verspannungen zugrunde. Eine orale Magnesiumgabe (z. B. Magnesium Verla® N Konzentrat, Magnesium-Diasporal®) sowie Bewegungstherapie, Krankengymnastik oder ergonomische Verbesserungen am Arbeitsplatz sind zu empfehlen.
Die gezielten Infiltrationen erfolgen an allen Druckschmerzpunkten (Punctum maximum), Triggerpunkten, in Gelosen, an Muskel- und Sehnenansätze.
Die Wirkung der Mesotherapie kann in chronischen Fällen durch eine Carboxytherapie (zusätzliche CO_2-Insufflation) gesteigert werden. Als Unterstützung können oral pflanzliche 5-HTP-Kapseln mit 400 mg Griffonia-Extrakt (2 x 1 tgl., z. B. über *www.herbano.com*) eingenommen werden.

Sonderfall Fibromyalgie:
Eine Fibromyalgie ist zu erkennen:

- *an der ausgeprägten „Ganzkörper"-Symptomatik,*
- *an Chronizität und hohem Leidensdruck,*
- *vorzugsweise bei Frauen,*
- *an zahlreichen druckempfindlichen Triggerpunkten, z. B. an den Sehnenansätzen.*

Die Behandlung ist aufwendig und multimodal. Mit allein einer lokalen Mesotherapie kann kein dauerhafter Erfolg erwartet werden, obwohl sie durchaus – beginnend im schmerzhaftesten Bereich – zum Einsatz kommen kann.

Häufigkeit:
Sitzungen alle zwei Wochen, auch über mehrere Monate.

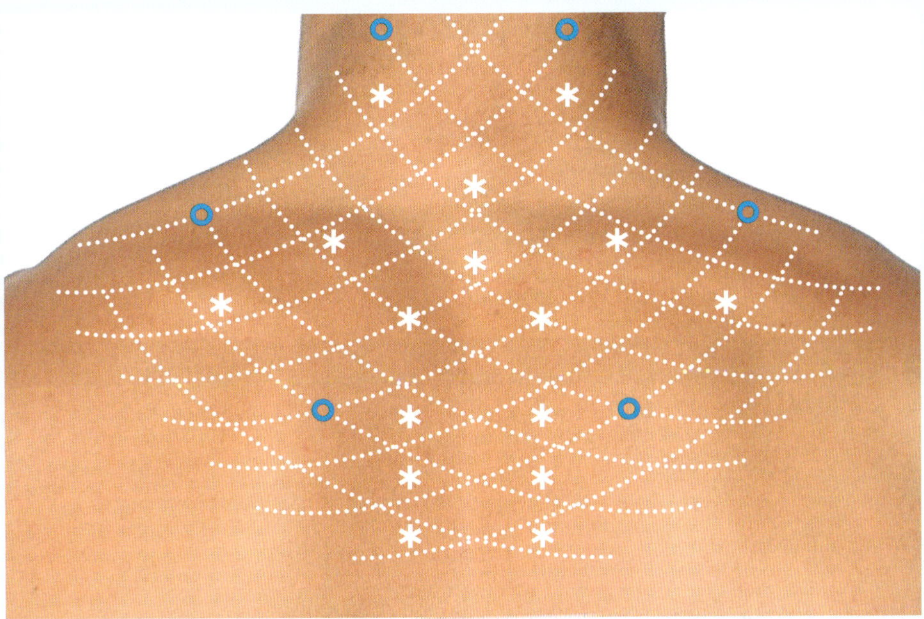

Epidermale Ziehtechnik (EZT)
Papel (P)
Infiltration (I)

Schmerzen der Füße

Hallux valgus, Metatarsalgie, Morton-Neurom

(s. a. Fersensporn S. 94)

Technik	*Beispiel von Lösungsmischungen*	*Menge*
EZT, P, I	**Procain 2 %**	**0,5 ml**
	Calcitonin 100	**0,2 ml**
	Piroxicam	**0,1 ml**
	HA-NCPR-Mix *(Mischung mit unvernetztem Hyaluron [Hyaluron 2 % Toskani] und NCPR zu gleichen Teilen)*	**0,2 ml**
	arthroLoges® Inj.	**0,5 ml**

Bemerkungen:
Hallux valgus ist eine der Indikationen für eine sehr erfolgreiche Mesotherapie, die in vier von fünf Fällen eine chirurgische Intervention zu vermeiden hilft.

Die Heilung ist beim Hallux, wie bei allen Arthrosen, nicht vollständig, aber nach zwei Sitzungen kann der Fuß meist wieder schmerzfrei belastet werden. Die Hautrötung verblasst zunehmend und die Schwellung verliert häufig 30–50 % des ursprünglichen Volumens, wenn es nicht bereits zu einer knöchernen Gefügeveränderung des Fußes gekommen ist. Zur Symptombekämpfung kann die Technik auch beim Vorfußschmerz, Morton-Neurom, Senk- und Spreizfüßen, Hammerzehen usw. eingesetzt werden.

Häufigkeit:
Anfangs einmal wöchentlich (ca. dreimal), dann quartalsweise, wenn nötig.

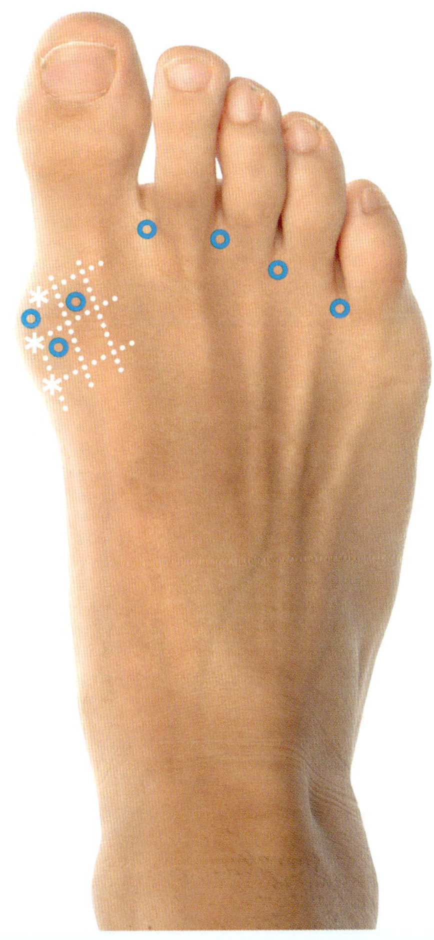

Epidermale Ziehtechnik (EZT)
Papel (P)
Infiltration (I)

Schwerhörigkeit

Presbyakusis

Technik	*Beispiel von Lösungsmischungen*	*Menge*
EZT, P, I	**Procain 2 %**	**0,3 ml**
	Calcitonin 100	**0,2 ml**
	Rutinel	**0,2 ml**
	Pentoxifyllin	**0,3 ml**
	Infi-Vitamin-B15-Injektion N *oder* **Thrinamide**	**0,2 ml**

Bemerkungen:
Altersschwerhörigkeit ist ein regelhaftes Nachlassen der Hörfähigkeit, welches mit Hörgeräten versorgt wird. Viele Patienten wollen sich damit aber nicht abfinden und – ganz wie bei der Alterssichtigkeit – fragen sie nach medizinischen Behandlungen, um den Prozess aufzuhalten. Zunehmend sind auch jüngere Leute betroffen, die z. B. durch Schalltraumata (laute Musik!) geschädigt sind.

Die Mesotherapie bietet hier eine kurative Behandlungsmöglichkeit. Gleich beim ersten Kontakt muss der Gehörgang untersucht und Cerumen ausgeschlossen werden. Häufig geben die Patienten nach wenigen Behandlungen eine subjektive Besserung des Hörvermögens an. Eine Erfolgskontrolle ist aber nur durch entsprechende audiometrische Testungen beim HNO-Arzt gewährleistet.

Ein Klassiker ist die Geschichte des „tauben" Schuhmachers von Bray-Lù aus dem Jahr 1952, der nach der Behandlung wieder hören konnte. Dieses Schlüsselerlebnis von Dr. Michel Pistor führte zur „Erfindung" und nachfolgend weltweiten Verbreitung der Mesotherapie.

Die Ergebnisse können gut und dauerhaft sein (s. a. Ohrgeräusche und Schwindel). Wie immer gilt aber, dass definitiv Zerstörtes – in diesem Fall die Haarzellen im Corti-Organ des Innenohrs – nur begrenzt funktionell wiederhergestellt werden kann. Es gibt aber wissenschaftliche Erkenntnisse, dass die die Sinneszellen umgebenden Stützzellen reprogrammiert werden können und eine gewisse Regeneration möglich erscheint (Shu et al. 2019).

Häufigkeit:
Anfangs dreimal mit zwei Wochen Abstand, dann quartalsweise, ähnlich wie bei der Alterssichtigkeit.

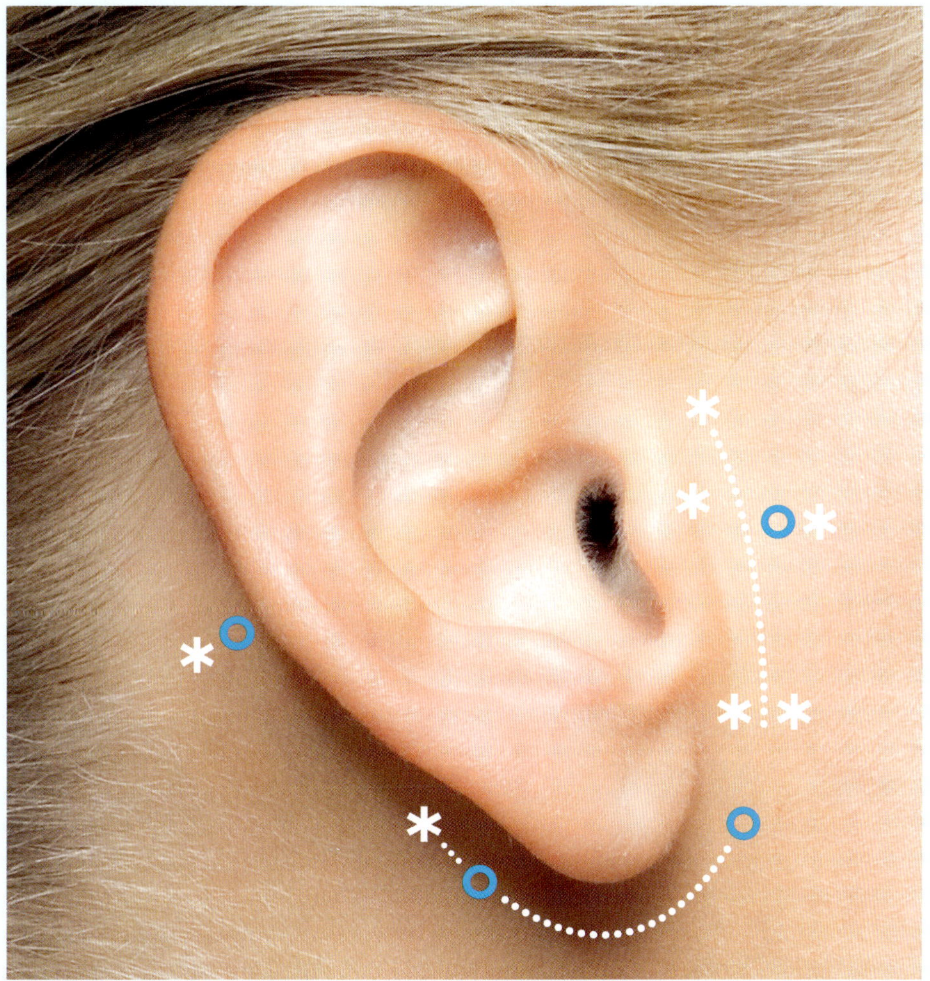

··· Epidermale Ziehtechnik (EZT)
* Papel (P)
○ Infiltration (I)

Schwindel

Morbus Menière, zerebrale Durchblutungsstörung

Technik	Beispiel von Lösungsmischungen	Menge
P, I	**Procain 2 %** **Pentoxifyllin** **Vertigoheel®** *oder* **Infi-Secale-Injektion** **Piroxicam**	**0,5 ml** **0,3 ml** **0,5 ml** **0,1 ml**

Bemerkungen:
Da die Mesotherapie unschädlich ist, können ohne Risiko die verschiedenen Formen des Schwindels angegangen werden. Es ist eine der eindrucksvollsten Behandlungen der Mesotherapie.

Die Infiltrationen unter den Augenbrauen werden von Hand in eine gehaltene Hautfalte appliziert. Es ist empfehlenswert, die Behandlungsergebnisse durch einen HNO-Arzt überprüfen zu lassen. Oral kommt bei chronischem Verlauf neben dem bekannten Gingko-Extrakt (Tebonin® konzent® 240 mg) auch memoLoges® mit Brahmi, griechischem Eisenkraut und B-Vitaminen infrage. Als verschreibungspflichtiges, aber gut verträgliches Akut-Arzneimittel haben sich beim Schwindel Arlevert® Tabletten bewährt.

Bei entsprechender Symptomatik sollte eine spezielle Testung und die sofortige spezifische Behandlung des benignen ***paroxysmalen Lagerungsschwindels*** vorgenommen werden. Dieser erfordert keine Mesotherapie, sondern die Durchführung des sog. Befreiungsmanövers. Hier sind keine vaskulären Ursachen ausschlaggebend, sondern eine mechanische Irritation des Gleichgewichtsorgans im Innenohr durch Otolithen in der Endolymphe der Bogengänge.

Häufigkeit:
Dreimal alle zwei Wochen, dann einmal monatlich.

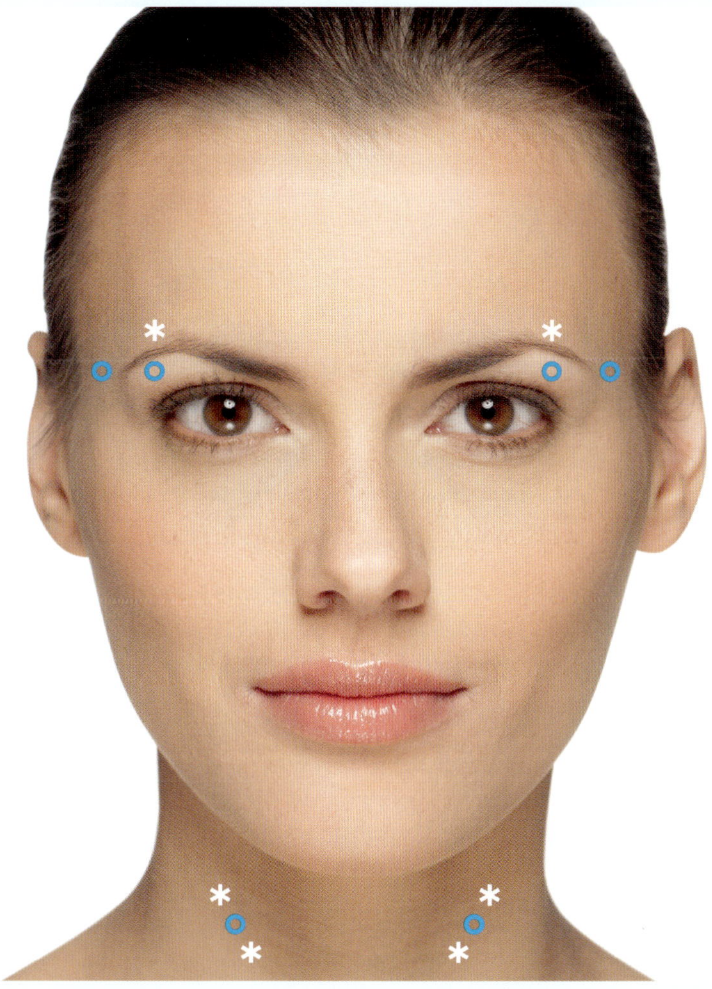

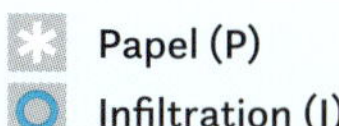
Papel (P)
Infiltration (I)

Sinusitis (akut und chronisch)

Rhinitis

Technik	*Beispiel von Lösungsmischungen*	*Menge*
Spritze 1	**Procain 2 %**	**0,2 ml**
EZT, P, I	**Piroxicam**	**0,1 ml**
	Bei Infekt: + **Infi-Eupatorium-Injektion N**	**0,3 ml**
	Bei Allergie: + **Regasinum® antallergicum** *oder* **DesensoLoges®**	**0,3 ml**

Bemerkungen:
Die Mesotherapie sowohl für den banalen Schnupfen als auch den Heuschnupfen ist am besten in der akuten Phase anzuwenden. Sofern noch keine Mikrovakzination (präventiv) erfolgt ist, sollte diese nach Abklingen der akuten Beschwerden unbedingt durchgeführt werden.

Beim Erwachsenen kann die Behandlung unterstützt werden durch orale Zinkgaben (z. B. Unizink 50, 2 x 2 Tbl.), Bromelain-POS® (2 x 1 Tbl.) sowie Horvitrigon forte (1 Amp.) als Akutspritze einmalig i.m. Dadurch kann ein eventuelles Übergreifen auf die Nasennebenhöhlen mit den damit verbundenen Komplikationen verhindert werden. Auch für Kinder geeignet sind Umckaloabo® Tropfen oder Angocin® Anti-Infekt N, die beide wie Antibiotika wirken und Atemwegsinfektionen effektiv bekämpfen. Weitere bewährte Akutmittel sind z. B. Esberitox® mit Echinazin oder Imupret® N Dragees, wovon alle zwei Stunden 2 Stück eingenommen werden können. Auf ASS, Paracetamol oder abschwellende Nasentropfen sollte möglichst verzichtet werden. Speziell für die Sinusitis geeignet ist das pflanzliche Kombipräparat Sinupret® extract und/oder Wasserdampfinhalationen, z. B. mit einem Zusatz von Pinimenthol® Erkältungsinhalat.

Häufigkeit:
Bei Bedarf, normalerweise reicht eine Sitzung im Jahr aus.

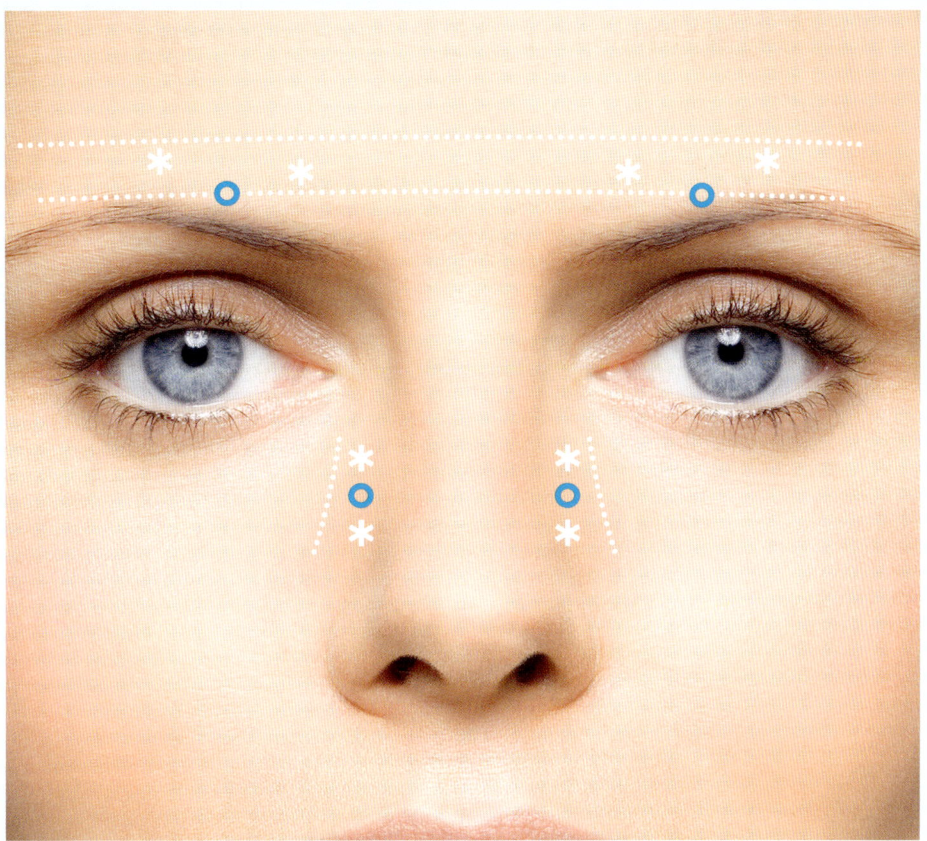

Epidermale Ziehtechnik (EZT)
Papel (P)
Infiltration (I)

Tendinitis der Achillessehne

Achillodynie, Sehnen(teil)ruptur

Technik	*Beispiel von Lösungsmischungen*	*Menge*
Spritze 1 **EZT, P, I** *(I: periläsionär)*	**Procain 2 %** **Pentoxifyllin** **Calcitonin 100** **Piroxicam** **HA-NCPR-Mix** *(Mischung mit unvernetztem Hyaluron [Hyaluron 2 % Toskani] und NCPR zu gleichen Teilen)*	**0,3 ml** **0,3 ml** **0,2 ml** **0,1 ml** **0,2 ml**
Spritze 2 **EZT** *(kranialer Übergang zur Waden-muskulatur)*	**Procain 2 %** **Silicor** **Miorel®**	**0,3 ml** **0,3 ml** **0,3 ml**

Bemerkungen:
Bei diesen Indikationen wird nicht systematisch die Ruhigstellung empfohlen, sondern eine bestimmte „Erhaltungsaktivität“ bzw. Dehnübungen sollen stattfinden. Die Mesotherapie hilft oft Kortisoninjektionen einzusparen, die bei diesen Indikationen nicht ganz risikolos sind (Risiko der iatrogenen Sehnenruptur). Es muss bei der Mesotherapie vermieden werden, die Sehne selbst zu treffen, wobei die Injektionen aber ganz in der Nähe der Sehne, im geschädigten Bereich, zu platzieren sind. Diese Region erfordert besondere Aufmerksamkeit, weil hier ein subkutanes Fett-Bindegewebe-Polster weitgehend fehlt.

Die zweite Spritze ist notwendig, um den Muskelzug vorübergehend zu vermindern.

Eine weitere Entlastung kann durch eine Fersenerhöhung (Schuheinlage oder höhere Schuhabsätze) erreicht werden.

Häufigkeit:
Im Akutfall reicht eine einzige Sitzung, bei chronischen Prozessen Wiederholungen alle 14 Tage.

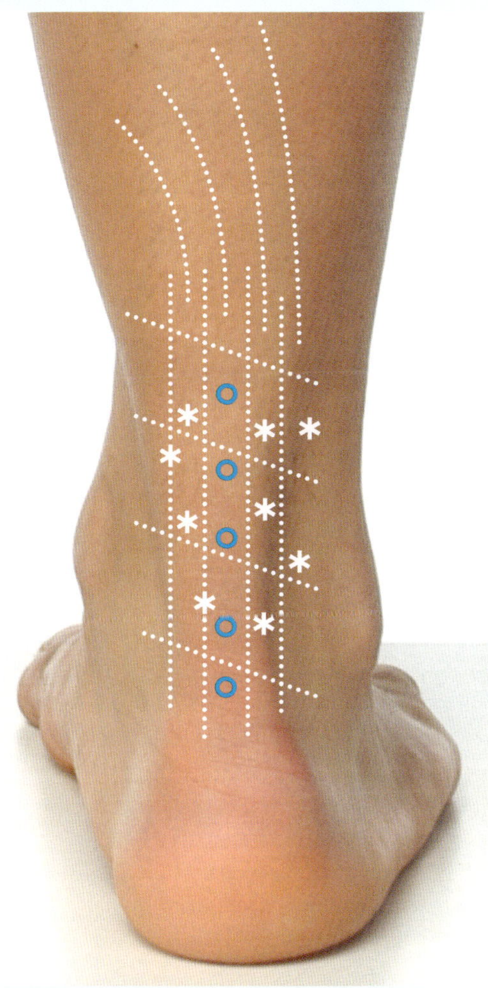

Epidermale Ziehtechnik (EZT)
Papel (P)
Infiltration (I)

Tinnitus

Hörsturz

Technik	*Beispiel von Lösungsmischungen*	*Menge*
EZT, I	**Procain 2 %** **milgamma® N Injektionslösung** *oder* **Thrinamide** **Diazepam** *oder* **Maginjectable** **Pentoxifyllin** **Infi-Vitamin-B15-Injektion N**	**1,0 ml** **0,3 ml** **0,3 ml** **0,5 ml** **0,5 ml**

Bemerkungen:
Die Mischung wird um das betroffene Ohr herum verteilt: epidermal plus eine Infiltration vor dem Tragus, zwei weitere unter dem Ohrläppchen und die letzte am Mastoid. Diese Behandlung scheint noch wirksamer zu sein, wenn an den vier auf der Zeichnung mit O gekennzeichneten Punkten eine Mesoperfusion vorgenommen wird. Bei Stressbelastung wird gleichseitig eine Infiltration am Vorderrand des M. sternocleidomastoideus (Übergang des unteren zum mittleren Drittel) gesetzt. Das entspricht der Projektion des Ganglion stellatum und bewirkt eine leichte Sympathikusblockade für den Kopf. Dasselbe gilt für das Ganglion cervicale superius. Die therapiebedingte Auslösung eines Horner-Syndroms wird heute nicht mehr akzeptiert.

Häufigkeit:
Eine Sitzung pro Monat und Abbruch, wenn nach der dritten Sitzung die Ergebnisse gleich null sind. Telefonische Rückmeldung des Patienten im vierten Monat, da ein zeitlich verzögerter Wirkungseintritt möglich ist.

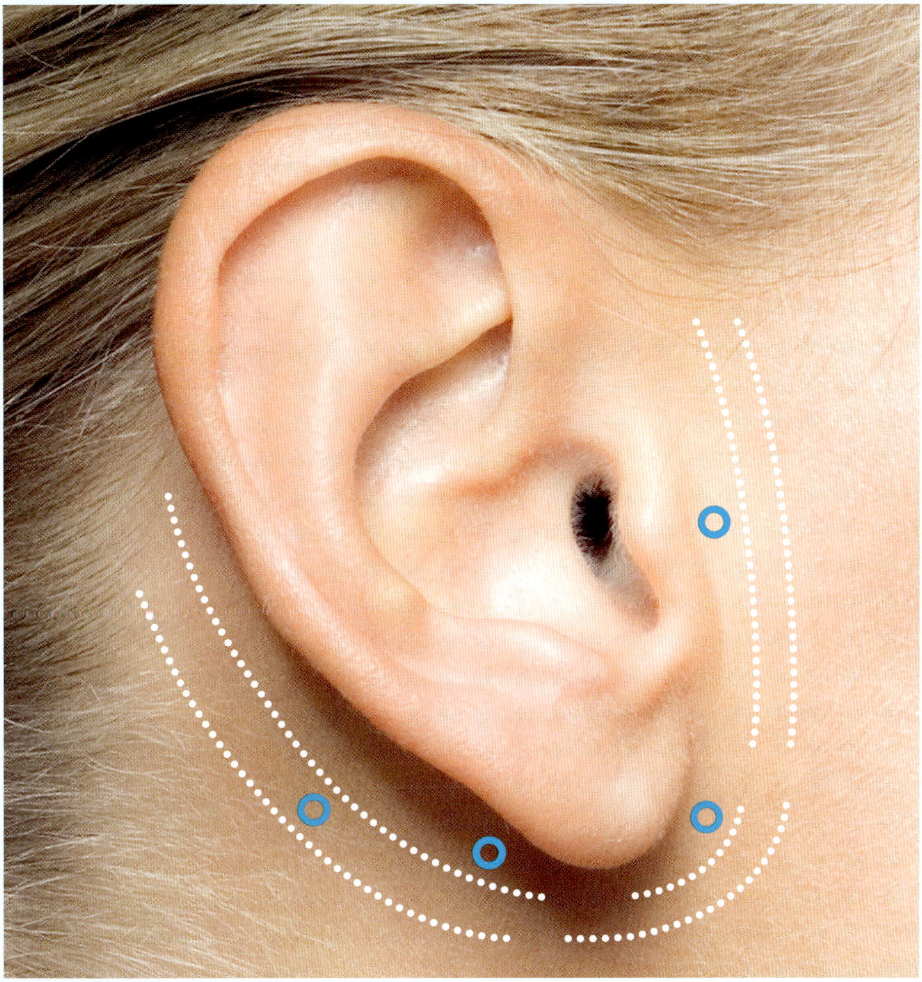

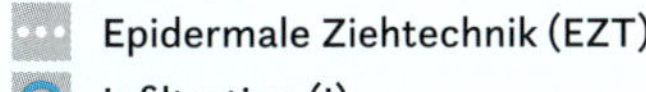
Epidermale Ziehtechnik (EZT)
Infiltration (I)

Trigeminusneuralgie

Atypischer Gesichtsschmerz, kraniomandibuläre Dysfunktion (CMD)

(s. a. Interkostalneuralgien S. 108, Lumboischialgie S. 122)

Technik	*Beispiel von Lösungsmischungen*	*Menge*
Spritze 1 **EZT**	**Procain 2 %** **Gelsemium comp. Hevert injekt** **milgamma® N Injektionslösung** *oder* **Thrinamide** **Rutinel** **Maginjectable**	**0,5 ml** **0,3 ml** **0,1 ml** **0,3 ml** **0,3 ml**
Spritze 2 **Q**	**StroVac® verdünnt 1 : 20**	**0,5 ml**

Bemerkungen:
Der Patient kann bezüglich der lokalen Reaktionen, die nach der Mikrovakzination auftreten können, beruhigt werden. Sie werden nicht lange andauern und der Behandlungserfolg ist an das Auftreten dieser Gewebereaktion gebunden. Inwieweit bei einer Neuralgie das Immunsystem eine Rolle spielt, ist wissenschaftlich bisher nicht abgeklärt, empirisch spricht aber einiges dafür. In den oft schweren oder therapieresistenten Fällen mit manchmal jahrelangen Leidensgeschichten ist dieses Protokoll auf jeden Fall einen Versuch wert. Falls nötig, kann eine orale Ergänzungsmedikation mit Keltican® forte (1 x 1 Kps. tgl.) oder Carbamazepin (Anfangsdosis 2 x 100 mg tgl.) erfolgen.

Häufigkeit:
Kombinierte Behandlungen am Tag 0, 15 und 30. Falls am Tag 45 immer noch keine Verbesserung eingetreten sein sollte, wird zur Konsultation eines Neurologen oder Schmerzzentrums geraten.

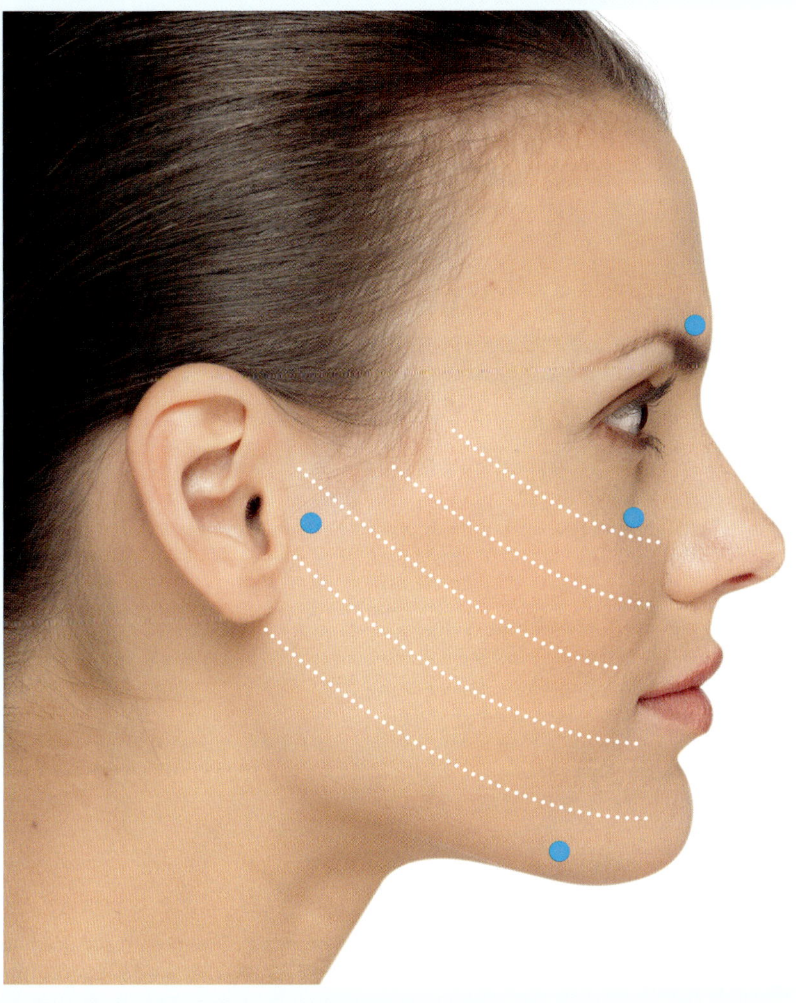

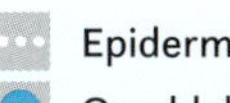

Epidermale Ziehtechnik (EZT)

Quaddel (Q)

Verbrennung (ambulant behandelbar)

Verbrennungsnarbe

Technik	Beispiel von Lösungsmischungen	Menge
I, MP	**Meaverin® 1 %**	**1,0 ml**
	Silicor	**1,0 ml**
	Asiacen *oder* **Regenerating Cocktail**	**0,5 ml**
	Piroxicam	**0,3 ml**
	Bei größerer Ausdehnung direkt anschließend eine Mesoperfusion über 1 Stunde mit:	
	Meaverin® 1 %	**2,0 ml**
	NaCl-Infusionslösung (0,9 %)	**9,0 ml**
	HA-NCPR-Mix *(Mischung mit unvernetztem Hyaluron [Hyaluron 2 % Toskani] und NCPR zu gleichen Teilen)*	**1,0 ml**
	> Benötigt werden ein Schlauchsystem und eine entsprechend programmierte Pistor 5. Dadurch werden eine gute Rehydratation und Schmerzstillung erreicht und u. U. kann eine Narbenbildung verhindert werden.	

Bemerkungen:
Akutfall – Im betroffenen Bereich werden Infiltrationen mit je 0,2 ml der ersten Mischung, anschließend eine Mesoperfusion mit der zweiten Mischung durchgeführt. Ausnahmsweise wird wegen der längeren analgetischen Wirkungszeit Meaverin® eingesetzt.

Verbrennungsnarben – Hier hat sich bereits die trockene Nadelung (d. h. nur flächige mechanische Mikroverletzungen) als wirksam erwiesen. Sie bewirkt eine Kollageninduktion und in Folge eine deutliche Verbesserung der Verwachsungen, Verziehungen und Verdickungen. Allerdings ist i. d. R. ein stationärer Aufenthalt notwendig, da u. U. bei 2–3 mm Einstichtiefe beim „Medical Needling" eine Vollnarkose erforderlich ist. Außerdem kommt es zu flächigen Blutungen und kurzfristige Verbandswechsel/Wundkontrollen sind erforderlich.

Ambulant empfiehlt sich die oben beschriebene Vorgehensweise der Mesotherapie, allerdings möglichst in Kombination mit einer Carboxtherapie in gleicher Sitzung. Die Hinzufügung von HA-NCPR-Mix dient der zusätzlichen Gewebelockerung und Hydratation.

Häufigkeit:
In der Regel einmalige Behandlung.

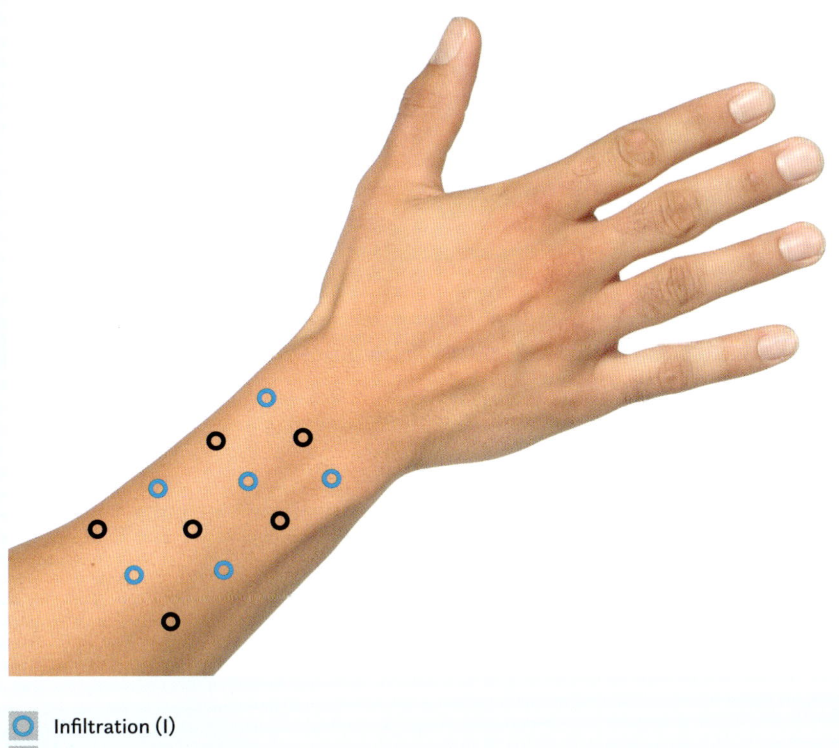

Infiltration (I)
Mesoperfusion (MP)

Wunde (chronisch)

Dekubitus, Ulcus cruris varicosum

(s. a. venolymphatische Insuffizienz S. 128)

Technik	*Beispiel von Lösungsmischungen*	*Menge*
EZT, P, I	**Procain 2 %** **Rutinel** **Pentoxifyllin** **Asiacen** *oder* **Regenerating Cocktail** **HA-NCPR-Mix** *(Mischung mit unvernetztem Hyaluron [Hyaluron 2 % Toskani] und NCPR zu gleichen Teilen)*	**0,5 ml** **0,5 ml** **0,5 ml** **0,5 ml** **0,3 ml**
	> Ergänzend Carboxytherapie in gleicher Sitzung periläsionär	

Bemerkungen:
Direkt im Bereich des Ulkus und auch im Randbereich wird eine vorherige Lokalanästhesie benötigt. Die echte mesotherapeutische Behandlung beginnt erst nach einer kurzen Wartezeit. Es kann hier durch die mechanischen Mikroinjektionen zu einer Blutung im Wundgrund kommen, die aber die Heilung unterstützt.

Zuerst ist der Wundgrund zu reinigen, z. B. mit einem Debridement und/oder enzymatisch, z. B. mit Iruxol® N Salbe über mehrere Tage. Bei infektiösen Belägen kommen medizinische Maden oder Manuka Honig MGO 550+ infrage, der sogar bei MRSA (Methicillin resistenter Staphylococcus aureus) noch wirksam ist. Ansonsten kann auch hier die Mikrovakzination zur langfristigen Immunstimulation ergänzt werden. Wer über einen Ozon-Generator verfügt, sollte eine Ozon-Begasung vornehmen. Diese ist nicht invasiv und für den Patienten angenehm, trotzdem sehr wirksam. Beim venösen Ulkus sollte immer ein Mesodrain bzw. eine entsprechende phlebologische Behandlung ergänzend durchgeführt werden, um eine dauerhafte Sanierung zu ermöglichen.

Häufigkeit:
Monatliche Wiederholung, in der Zwischenzeit Versorgung mit entsprechenden Wundauflagen.

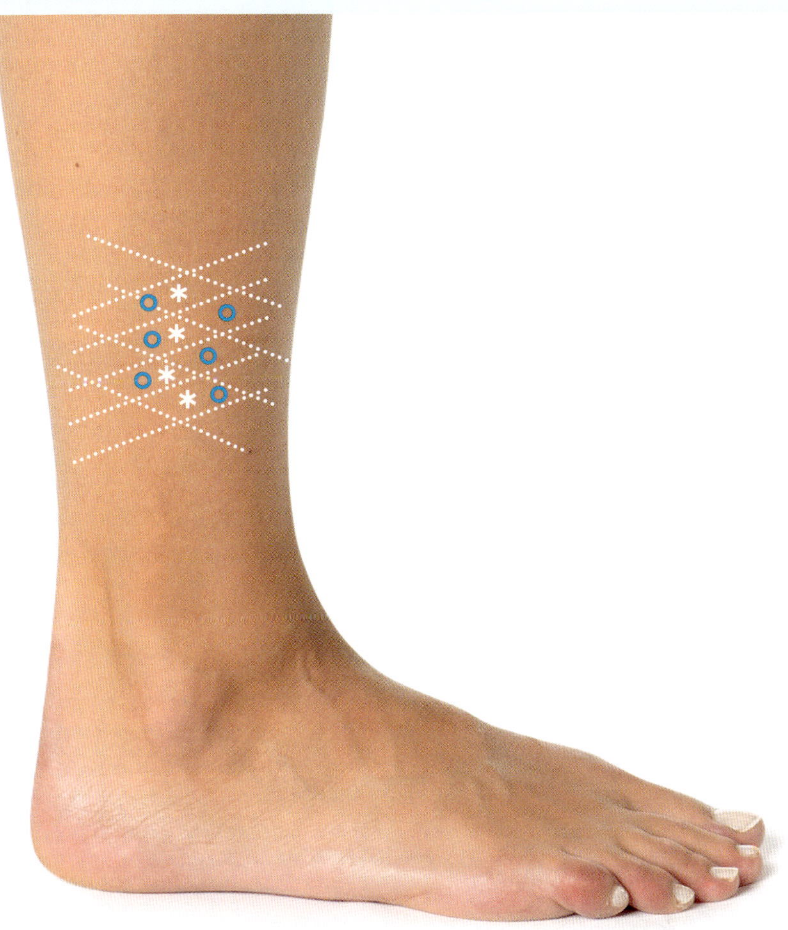

- Epidermale Ziehtechnik (EZT)
- Papel (P)
- Infiltration (I)

Zyklusstörung

Amenorrhö, Hypomenorrhö, Kinderwunsch, klimakterisches Syndrom

(s. a. Dysmenorrhö S. 82 und Schlafstörungen S. 164)

Technik	*Beispiel von Lösungsmischungen*	*Menge*
EZT, P, I	**Procain 1 %** **Wiedemann-Homöokomplex® O** *oder* **Mulimen®pro injectione** **Rutinel (Steinklee-Extrakt)** **Maginjectable**	**2,0 ml** **1,0 ml** **1,0 ml** **1,0 ml**
	> Ergänzend Carboxytherapie in gleicher Sitzung im Unterbauchbereich	

Bemerkungen:
Die Mesobehandlung erfolgt deshalb als Augenrahmen (Hypophysenprojektion!), weil mehrere Patientinnen, die wegen einer retroorbitalen Migräne so behandelt wurden, nach der Behandlung vom Wiedereinsetzen der Regelblutung berichtet haben. Die Injektionen über dem Unterleib (prävesikal), der Karotis und der Schilddrüse sind bei allen anderen gynäkologischen Indikationen zusätzlich indiziert. Folgende Akupunkturpunkte können ergänzend infiltriert werden: G 26 + G 30, KG 3 + KG 4 + KG 7, MP 6 + MP 9, B 30 + B 31, Le 5 + Le 8 (*entsprechendes Akupunkturschema s. QR-Code S. 8*).

Besonders bei chronischer Überlastung, Müdigkeit und Erschöpfung wirkt eine sechswöchige Serie mit 1 Ampulle Horvitrigon forte (1-mal/Woche i.m.) unterstützend. Diese ist auch bei Schlafstörungen, Hitzewallungen und Schweißausbrüchen wirksam. Ganzheitlich „verjüngend" (Haut, Haare, Immunsystem, hormonelle Regulation) wirkt langfristig eine Thymuskur mit 10–15 i.m.-Injektionen in möglichst täglicher Abfolge (1–2-mal jährlich). Aufgrund der anfallenden Kosten ist dies eher eine Luxusbehandlung. Thymus-Spritzen dürfen ***auf keinen Fall*** gleichzeitig mit Horvi-Enzymen verabreicht werden. Eine gleichzeitige Kombination mit der Mesotherapie ist aber immer möglich.

Häufigkeit:
Einmal pro Monat, falls erforderlich, in der Erhaltungstherapie quartalsweise.

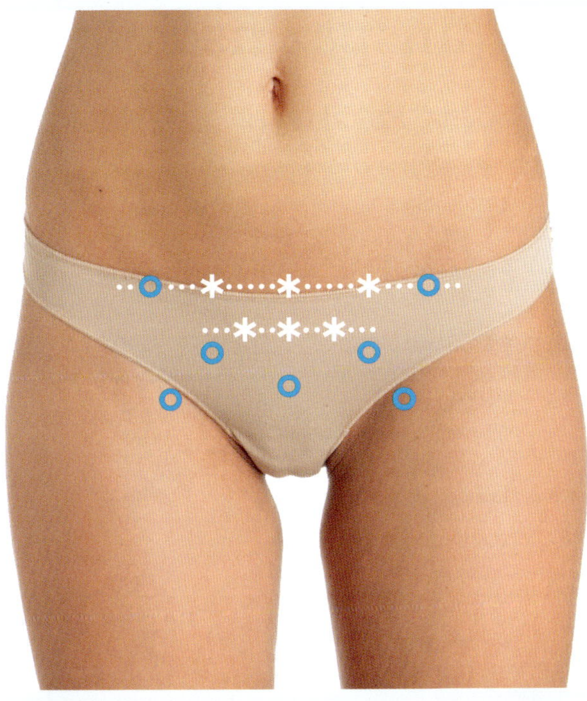

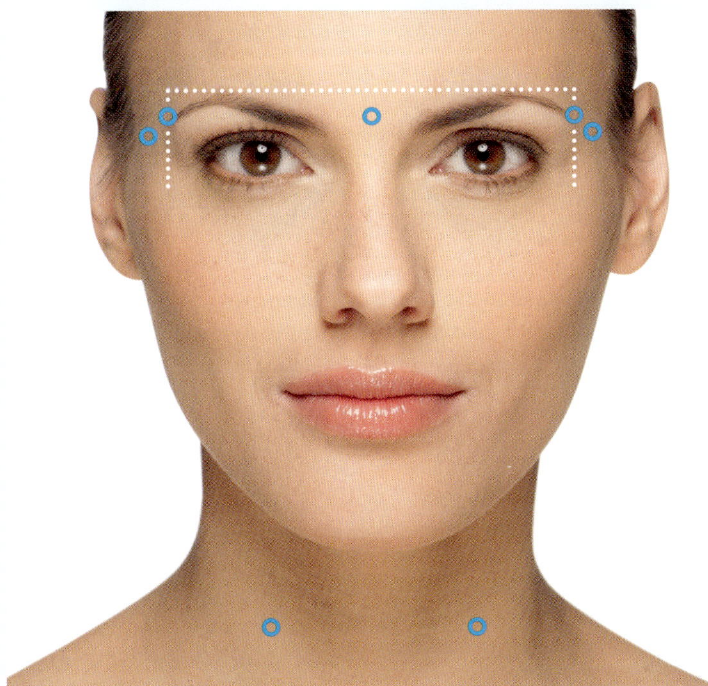

Epidermale Ziehtechnik (EZT)
Papel (P)
Infiltration (I)

Zystitis (unspezifisch)

Dranginkontinenz, Pollakisurie, Reizblase

Technik	Beispiel von Lösungsmischungen	Menge
Spritze 1 **EZT, P, I**	**Procain 2 %** **Miorel®** *oder* **Maginjectable** **Piroxicam** **Infi-Cantharis-Injektion N**	**0,5 ml** **0,5 ml** **0,2 ml** **0,5 ml**
Spritze 2 **Q**	**StroVac® verdünnt 1 : 20**	**0,5 ml**

Bemerkungen:
Die Mesotherapie erfolgt im prävesikalen Bereich, zusätzlich können perineale Mesoinjektionen, insbesondere bei älteren Patienten oder chronischer Prostatitis, indiziert sein.

Da heute häufig Therapieresistenzen auf Antibiotika zu beobachten sind, gilt es, diese in leichteren Fällen zu vermeiden, d. h. auch Rezidiven vorzubeugen. Dazu kann natürlich die In-Label-Anwendung von StroVac® (1 gesamte Dosis i.m. mit 2 Wiederholungen nach jeweils 1 Woche) gewählt werden. Oral bewährt haben sich Angocin® Anti-Infekt N Tabletten (3 x 2) im Akutfall oder Femannose® N zur Prävention (1 Beutel/tgl.).

Vor und nach der Behandlung sollte eine Urinkontrolle vorgenommen werden. Gerade bei älteren Frauen findet sich aber oft eine asymptomatische Bakteriurie oder eine habituelle Hämaturie bei den Routinekontrollen, die keine Intervention erfordern.

Häufigkeit:
Sitzungen am Tag 0, 30, 60, dann bei Bedarf.

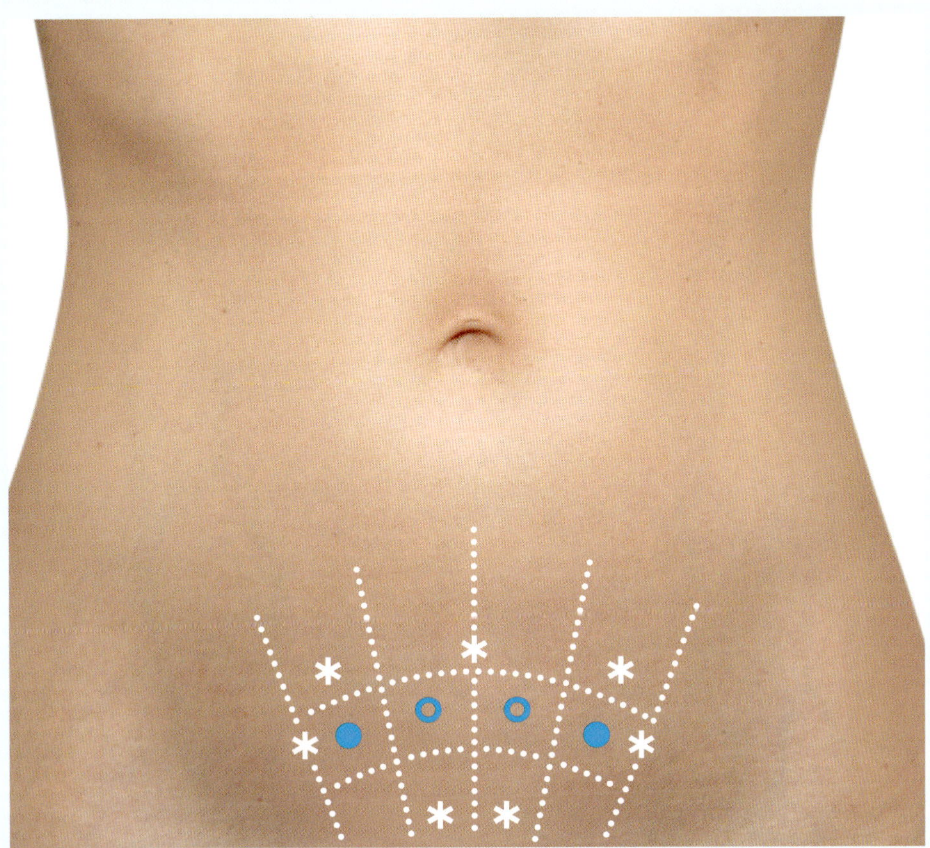

- ⋯ Epidermale Ziehtechnik (EZT)
- ✱ Papel (P)
- ○ Infiltration (I)
- ● Quaddel (Q)

Kompendium der kurativen
und präventiven Mesotherapie

Anhang

Mesotherapie-Kanülen und ihre Verwendung

1. **Microlance®** 0,3 x 13 mm: preiswerte Standardnadel für Cellulite, Haare, Schmerztherapie, Carboxytherapie. Universalkanüle für Mesotherapie per Hand, insbesondere für die epidermale Ziehtechnik, lineare oder Tower-Technik für HA-Filler.

2. **Microlance®** 0,4 x 13 mm: preiswerte Standardnadel für Lipolyse am Körper, subkutane Infiltrationen auch größerer Volumina, z. B. in der Schmerztherapie (Mesoperfusion, Hüftgelenke, LWS) oder Carboxytherapie subkutan bei größeren Fettdepots am Körper.

3. **Mesorelle®** 0,3 x 4 mm: klassische Meso-Kanüle für Mesolift, Schmerztherapie, Haarausfall, Cellulite, Hyperhydrosis axillae, Mesobotox, PROFHILO (bioesthetic points). Per Hand oder Gerät zu verwenden.

4. **Mesorelle®** 0,3 x 6 mm: Carboxytherapie intra- oder subkutan. Auch für gezielte Fillerapplikation, z. B. perioral, radiäre Lippenfältchen. Lipolyse im Gesicht/Halsbereich.

5. **Mesorelle®** 0,26 oder 0,23 x 4 mm: feinste Meso-Nadeln mit geringerem Durchfluss für punktuelle und epidermale Techniken bei hypersensiblen Patienten oder empfindlichen Bereichen, wie z. B. Kopf, Hände, Füße, perioral, periokulär. Wesentlich schmerzärmer. Carboxytherapie im lateralen Augenbereich.

6. **Mesorelle®** 0,3 x 25 mm: feine längere Nadel für intradermale lineare Applikation von HA (z. B. Redensity I, RHA 1) in oberflächliche Fältchen (Stirn, Hals, Lippenrand). Hohe Elastizität und leichtes Gleiten im Gewebe.

7. **Mesorelle®** 0,4 x 25 mm: speziell für lineare Technik für höher vernetzte HA-Filler, „Windmill"- oder „Fan"-Technik, größere zu unterspritzende Linien oder Bereiche. Besonders geeignet für atraumatische, schmerzfreie i.m.-Injektionen bei schlanken Patienten.

8. **Mesorelle®** 0,4 x 40 mm: für lineare Technik höher vernetzter HA-Filler und für i.m.-Injektionen bei größerer Fettschicht.

9. **FeelSoft Needle** 0,2 x 4 mm: UTW(Ultra Thin Wall)-Kanüle für minimalen Einstichschmerz und bestmöglichen Komfort. Größerer Durchfluss als bei anderen Nadeln gleicher Größe aufgrund der extrem feinen Wand. Speziell geeignet für PRP-Anwendungen (Haut und Haar).

10. **TSK Invisible Needle™** 0,2 x 9 mm: Hightech-Kanüle, ermöglicht quasi schmerzfreie Infiltrationen, z. B. bei hypersensiblen Patienten, in der Schmerztherapie, bei Mesohair, Behandlung oberflächlicher Fältchen (Stirn-, Mund- und Augenbereich), in der Zahnmedizin. Gute Stabilität und Durchfluss (nicht kompatibel zu den Meso-Injektoren).

Bezugsquelle:
www.mesotherapie-shop.de

Präparate

Präparat	*Form*	*Hersteller/Bezugsquelle*	*Zugang*
5-HTP-Kapseln (200/400 mg Griffonia-Extrakt)	Kapseln	Erhältlich über www.herbano.com	*frei verkäuflich*
Aethoxysklerol® 0,5 %	Ampullen	Chemische Fabrik Kreussler & Co. GmbH, Wiesbaden, www.kreussler.de	*rezeptpflichtig*
Agnucaston®	Tropfen	Bionorica SE, Neumarkt, www.bionorica.de	*apothekenpflichtig*
Aletris Komplex North®	Ampullen	St. Johanser Naturmittelvertrieb GmbH, Kirchheim, www.st-johanser.de	*apothekenpflichtig*
Allya®-Injektopas	Ampullen	Pascoe pharmazeutische Präparate GmbH, Gießen, www.pascoe.de	*apothekenpflichtig*
Alupent®	Ampullen	Hikma Pharma GmbH, Martinsried, www.hikma.de	*rezeptpflichtig*
Ambroxol-ratiopharm®	Ampullen	ratiopharm GmbH, Ulm, www.ratiopharm.de	*apothekenpflichtig*
Anästhesiecreme	Creme	Bestellformular über www.mesotherapie-shop.de	*rezeptpflichtig*
Angocin® Anti-Infekt N	Tabletten	Repha GmbH Biologische Arzneimittel, Langenhagen, www.repha.de	*apothekenpflichtig*
Anticellulite Cocktail	Vial	Toskani, Barcelona, Spanien, erhältlich über www.mesotherapie-shop.de	*frei verkäuflich*
Arlevert®	Tabletten	Henning Arzneimittel GmbH & Co. KG, Flörsheim a. M., www.hennig-am.de	*rezeptpflichtig*
Arnica C30	Globuli	DHU Arzneimittel GmbH & Co. KG, Karlsruhe, www.dhu.de	*apothekenpflichtig*
Arum triphyllum D6	Globuli	DHU Arzneimittel GmbH & Co. KG, Karlsruhe, www.dhu.de	*apothekenpflichtig*
Arum triphyllum Pentarkan® H	Tropfen	DHU Arzneimittel GmbH & Co. KG, Karlsruhe, www.dhu.de	*apothekenpflichtig*
Asiacen	Ampullen	Toskani, Barcelona, Spanien, erhältlich über www.mesotherapie-shop.de	*frei verkäuflich*
arthroLoges® Inj.	Ampullen	Dr. Loges + Co. GmbH, Winsen, www.loges.de	*apothekenpflichtig*
Augmentin®	Ampullen	GlaxoSmithKline GmbH & Co. KG, München, www.de.gsk.com	*rezeptpflichtig*
Bacteriostatic Sodium Chloride Injection	Vial	Pfizer (Hospira), www.pfizermedicalinformation.de, erhältlich über Kronen-Apotheke, Chemnitz, Tel. 0371-675170, Fax 0371-50349923, www.kronen-apotheke-chemnitz.de	*apothekenpflichtig*

Präparat	*Form*	*Hersteller/Bezugsquelle*	*Zugang*
Balea Aqua Tuchmaske	Sheet-Maske	dm-drogerie markt GmbH + Co. KG, Karlsruhe, www.dm.de	*frei verkäuflich*
BIO Ashwagandha Kps.	Kapseln	COSMOVEDA e.K., Freienhufen, www.cosmoveda.de	*frei verkäuflich*
Bromelain-POS®	Tabletten	URSAPHARM Arzneimittel GmbH, Saarbrücken, www.ursapharm.de	*apothekenpflichtig*
Broncho-Injektopas®	Ampullen	Pascoe pharmazeutische Präparate GmbH, Gießen, www.pascoe.de	*apothekenpflichtig*
BTX-Präparate (Botox®, Vistabel®)	Trocken-substanz	Allergan GmbH, Frankfurt a. M., www.allergan.de	*rezeptpflichtig*
BTX-Präparate (Dysport®, Azzalure®)	Trocken-substanz	Ipsen Pharma GmbH, München, www.ipsen.com/germany	*rezeptpflichtig*
BTX-Präparate (Xeomin®, Bocouture®)	Trocken-substanz	Merz Pharma GmbH & Co. KG, Frankfurt a. M., www.merz.com/de	*rezeptpflichtig*
Buscopan®	Ampullen	Sanofi-Aventis Deutschland GmbH, Frankfurt a.M., www.mein.sanofi.de	*apothekenpflichtig*
Calcitonin Rotexmedica 50/100 I.E. Injektionslsg.	Ampullen	Panpharma GmbH, Trittau, www.panpharma.eu	*rezeptpflichtig*
Calmvalera® Injekt	Ampullen	Hevert-Arzneimittel GmbH & Co. KG, Nussbaum, www.hevert.de	*apothekenpflichtig*
Carboxytherapie: Dolor-med-Koffergerät DIN EN ISO 17664, 2004: CE 0494	Medizin-produkt	Erhältlich über www.mesotherapie-shop.de	*frei verkäuflich*
Cefagil®	Ampullen	Cefak KG, Kempten, www.cefak.com	*apothekenpflichtig*
Cefasel®	Ampullen	Cefak KG, Kempten, www.cefak.com	*apothekenpflichtig*
Cefasept® S	Ampullen	Cefak KG, Kempten, www.cefak.com	*apothekenpflichtig*
Cefuroxim-ratiopharm® 750 mg p.i.	Vial	ratiopharm GmbH, Ulm, www.ratiopharm.de	*rezeptpflichtig*
Cerebrum compositum NM	Ampullen	Biologische Heilmittel Heel GmbH, Baden-Baden, www.heel.de	*apothekenpflichtig*
Cerebrum suis-Injeel®	Ampullen	Biologische Heilmittel Heel GmbH, Baden-Baden, www.heel.de	*apothekenpflichtig*
Cholincitrat (ehemals Neurotropan)	Ampullen	Erhältlich über Arnika Apotheke, München-Unterhaching, www.arnika-apo.de	*apothekenpflichtig*
Ciclopoli® gegen Nagelpilz	Nagellack	Almirall Hermal GmbH, Geschäfts-bereich Taurus Pharma, Bad Homburg, www.tauruspharma.de	*frei verkäuflich*

Präparat	*Form*	*Hersteller/Bezugsquelle*	*Zugang*
Cicuta Komplex North®	Ampullen	St. Johanser Naturmittelvertrieb GmbH, Kirchheim, www.st-johanser.de	*apothekenpflichtig*
Circadin®	Retard-Tabletten	Medice Arzneimittel Pütter GmbH & Co. KG, Iserlohn, www.medice.de	*rezeptpflichtig*
Conjonctyl®	Ampullen	In Frankreich nicht mehr erhältlich. Ersatz: Silicor (Toskani) über www.mesotherapie-shop.de	*frei verkäuflich*
corLoges® Injektionslösung	Ampullen	Dr. Loges + Co. GmbH, Winsen, www.loges.de	*apothekenpflichtig*
Crataegutt® 450 mg Herz-Kreislauf-Tabletten	Tabletten	Dr. Willmar Schwabe GmbH & Co. KG, Karlsruhe, www.schwabe.de	*apothekenpflichtig*
Crotalus forte	Ampullen	Horvi EnzyMed B.V., Hoogvliet, Niederlande, www.horvi.com	*frei verkäuflich*
Cudenox (Retinol)	Vial	Toskani, Barcelona, Spanien, erhältlich über www.mesotherapie-shop.de	*frei verkäuflich*
curcumin-Loges® plus Boswellia	Kapseln	Dr. Loges + Co. GmbH, Winsen, www.loges.de	*apothekenpflichtig*
dehydro-sanol tri®	Tabletten	Apontis Pharma GmbH & Co. KG, Monheim am Rhein, www.apontis-pharma.de	*rezeptpflichtig*
Dermatop® Creme	Creme	Sanofi-Aventis Deutschland GmbH, Frankfurt a.M., www.mein.sanofi.de	*rezeptpflichtig*
desensoLoges®	Ampullen	Dr. Loges + Co. GmbH, Winsen, www.loges.de	*apothekenpflichtig*
Diazepam-ratiopharm®	Ampullen	ratiopharm GmbH, Ulm, www.ratiopharm.de	*rezeptpflichtig*
Dicynone®	Ampullen	Erhältlich über Pharmacie du Cygne, 2 rue Sainte Croix, FR-57200 Sarreguemines, pharmacie.cygne @yahoo.fr, Tel. 0033 3 87 98 21 63	*frei verkäuflich*
DM-Silk	Ampullen	Toskani, Barcelona, Spanien, erhältlich über www.mesotherapie-shop.de	*frei verkäuflich*
Dolo Injektopas®	Ampullen	Pascoe pharmazeutische Präparate GmbH, Gießen, www.pascoe.de	*apothekenpflichtig*
Dulcamara Komplex North®	Ampullen	St. Johanser Naturmittelvertrieb GmbH, Kirchheim, www.st-johanser.de	*apothekenpflichtig*
Dysmenorrhoe-Gastreu® S R75	Tropfen	Pharmazeutische Fabrik Dr. Reckeweg & Co. GmbH, Bensheim, www.reckeweg.de	*apothekenpflichtig*
dystoLoges® Inj.	Ampullen	Dr. Loges + Co. GmbH, Winsen, www.loges.de	*apothekenpflichtig*

Präparat	*Form*	*Hersteller/Bezugsquelle*	*Zugang*
ECPR (Eye Complex Poli Revitalizing)	Vial	Toskani, Barcelona, Spanien, erhältlich über www.mesotherapie-shop.de	*frei verkäuflich*
Enzym-Wied® classic	Dragees	Wiedemann Pharma Gmbh, Münsing-Ambach, www.wiedemann-pharma.de	*frei verkäuflich*
Esberitox®	Tabletten	Schaper & Brümmer GmbH & Co. KG, Salzgitter, www.schaper-bruemmer.de	*apothekenpflichtig*
Euphrasia-Injeel	Ampullen	Biologische Heilmittel Heel GmbH, Baden-Baden, www.heel.de	*apothekenpflichtig*
FeelSoft Needle	Medizinprodukt	V-Lift Pro International, Villajoyosa, Spanien, www.vliftpro.org, erhältlich über www.mesotherapie-shop.de	*frei verkäuflich*
Femannose® N	Pulver	MCM Klosterfrau Vertr. GmbH, Köln, www.klosterfrau-group.de	*frei verkäuflich*
Filme Oto Ohrenspray	Ohrenspray	HULKA S.r.l., Rovigo, Italien, www.hulka.it	*frei verkäuflich*
formoline L112 extra	Tabletten	Certmedica International GmbH, Aschaffenburg, www.formoline.de	*frei verkäuflich*
fuculacca® injekt	Ampullen	INFIRMARIUS GmbH, Göppingen, www.infirmarius.de	*apothekenpflichtig*
Gabrilen® N	Ampullen	Trommsdorff GmbH & Co. KG, Alsdorf, www.trommsdorff.de	*rezeptpflichtig*
Gasteo®	Tropfen	Niehaus Pharma GmbH & Co. KG, Ingelheim, www.niehaus-pharma.de	*apothekenpflichtig*
gastriLoges® Inj.	Ampullen	Dr. Loges + Co. GmbH, Winsen, www.loges.de	*apothekenpflichtig*
Gelsemium comp. Hevert injekt	Ampullen	Hevert-Arzneimittel GmbH & Co. KG, Nussbaum, www.hevert.de	*apothekenpflichtig*
Gelsemium Komplex North®	Ampullen	St. Johanser Naturmittelvertrieb GmbH, Kirchheim, www.st-johanser.de	*apothekenpflichtig*
Glutamax C	Vial	Toskani, Barcelona, Spanien, erhältlich über www.mesotherapie-shop.de	*frei verkäuflich*
Glykolsäure-Peeling (Gel 70 % pH 2,1)	Gel	Erhältlich über Paracelsus-Apotheke, Köln, www.paracelsus-apotheke-koeln-app.de	*rezeptpflichtig*
Goldampullen Bock N	Ampullen	INFIRMARIUS GmbH, Göppingen, www.infirmarius.de	*apothekenpflichtig*
Guttaplast® (Salicylsäure-Pflaster)	Wirkstoff-Pflaster	Beiersdorf AG, Hamburg, www.beiersdorf.de	*frei verkäuflich*
Hair Cocktail Plus	Vial	Toskani, Barcelona, Spanien, erhältlich über www.mesotherapie-shop.de	*frei verkäuflich*

Präparat	*Form*	*Hersteller/Bezugsquelle*	*Zugang*
HCPR (Hair Complex Poli Revitalizing)	Vial	Toskani, Barcelona, Spanien, erhältlich über www.mesotherapie-shop.de	*frei verkäuflich*
Henry Schein® Sport Cooling Spray	Spray	Henry Schein Medical GmbH, Berlin, www.henryschein-med.de	*frei verkäuflich*
Heparin-Natrium-5000-ratiopharm®	Ampullen	ratiopharm GmbH, Ulm, www.ratiopharm.de	*rezeptpflichtig*
Heparin-ratiopharm® Sport-Gel 60.000	Gel	ratiopharm GmbH, Ulm, www.ratiopharm.de	*apothekenpflichtig*
Herpes simplex-Nosode-Injeel®	Ampullen	Biologische Heilmittel Heel GmbH, Baden-Baden, www.heel.de	*apothekenpflichtig*
Hewedolor-Procain 2 %	Ampullen	Hevert-Arzneimittel GmbH & Co. KG, Nussbaum, www.hevert.de	*apothekenpflichtig*
Heweneural 1 % (Lidocain)	Ampullen	Hevert-Arzneimittel GmbH & Co. KG, Nussbaum, www.hevert.de	*apothekenpflichtig*
Horvi C 5 (Curare)	Ampullen	Horvi EnzyMed B.V., Hoogvliet, Niederlande, www.horvi.com	*frei verkäuflich*
Horvi C 300	Ampullen	Horvi EnzyMed B.V., Hoogvliet, Niederlande, www.horvi.com	*frei verkäuflich*
Horvi Triturus	Ampullen	Horvi EnzyMed B.V., Hoogvliet, Niederlande, www.horvi.com	*frei verkäuflich*
Horvitrigon forte	Ampullen	Horvi EnzyMed B.V., Hoogvliet, Niederlande, www.horvi.com	*frei verkäuflich*
Hydrocortison-ratiopharm®	Creme	ratiopharm GmbH, Ulm, www.ratiopharm.de	*apothekenpflichtig*
Ilon®-Salbe classic	Creme	Cesra-Arzneimittel GmbH & Co. KG, Baden-Baden, www.cresra.de	*apothekenpflichtig*
Imap®	Ampullen	Janssen-Cilag GmbH, Neuss, www.janssenmedicalcloud.de oder Enmedica S.A. Manage, Belgien, www.eumedica.com	*rezeptpflichtig*
Imipramin-neuraxpharm® 10 mg	Tabletten	neuraxpharm Arzneimittel GmbH, Langenfeld, www.neuraxpharm.de	*rezeptpflichtig*
Imupret® N Dragees	Dragees	Bionorica SE, Neumarkt, www.bionorica.de	*apothekenpflichtig*
Infi Drosera®-Injektion N	Ampullen	INFIRMARIUS GmbH, Göppingen, www.infirmarius.de	*apothekenpflichtig*
Infi Bryonia-Injektion	Ampullen	INFIRMARIUS GmbH, Göppingen, www.infirmarius.de	*apothekenpflichtig*
Infi-Cantharis-Injektion N	Ampullen	INFIRMARIUS GmbH, Göppingen, www.infirmarius.de	*apothekenpflichtig*

Präparat	*Form*	*Hersteller/Bezugsquelle*	*Zugang*
Infi-Colocynthis-Injektion	Ampullen	INFIRMARIUS GmbH, Göppingen, www.infirmarius.de	*apothekenpflichtig*
Infi-Convallaria-Injektion	Ampullen	INFIRMARIUS GmbH, Göppingen, www.infirmarius.de	*apothekenpflichtig*
Infi-Damiana-Injektion N	Ampullen	INFIRMARIUS GmbH, Göppingen, www.infirmarius.de	*apothekenpflichtig*
Infidys®-Injektion	Ampullen	INFIRMARIUS GmbH, Göppingen, www.infirmarius.de	*apothekenpflichtig*
Infi-Echinacea-Injektion	Ampullen	INFIRMARIUS GmbH, Göppingen, www.infirmarius.de	*apothekenpflichtig*
Infi-Eupatorium-Injektion N	Ampullen	INFIRMARIUS GmbH, Göppingen, www.infirmarius.de	*apothekenpflichtig*
Infi-Myosotis-Injektion	Ampullen	INFIRMARIUS GmbH, Göppingen, www.infirmarius.de	*apothekenpflichtig*
Infiossan® Tropfen	Tropfen	INFIRMARIUS GmbH, Göppingen, www.infirmarius.de	*apothekenpflichtig*
Infi-Para H/L Injektion	Ampullen	INFIRMARIUS GmbH, Göppingen, www.infirmarius.de	*apothekenpflichtig*
Infi-Secale-Injektion	Ampullen	INFIRMARIUS GmbH, Göppingen, www.infirmarius.de	*apothekenpflichtig*
Infi-Symphytum N Tropfen	Ampullen	INFIRMARIUS GmbH, Göppingen, www.infirmarius.de	*apothekenpflichtig*
Infi-Tabacum-Injektion NTI	Ampullen	INFIRMARIUS GmbH, Göppingen, www.infirmarius.de	*apothekenpflichtig*
Infitramex®-Injektion	Ampullen	INFIRMARIUS GmbH, Göppingen, www.infirmarius.de	*apothekenpflichtig*
Infi-Vitamin-B15-Injektion N	Ampullen	INFIRMARIUS GmbH, Göppingen, www.infirmarius.de	*apothekenpflichtig*
Injekt®-F (Feindosierungspritze, 1 ml)	Medizin-produkt	B. Braun Melsungen AG, Melsungen, www.bbraun.de	*frei verkäuflich*
Iruxol® N	Salbe	Smith & Nephew GmbH, Marl, www.smith-nephew.com	*rezeptpflichtig*
ISO-Augentropfen C	Augen-tropfen	ISO-Arzneimittel GmbH & Co. KG, Ettlingen, www.iso-arznei.de	*apothekenpflichtig*
Kava Hevert® Entspannungstropfen	Tropfen	Hevert-Arzneimittel GmbH & Co. KG, Nussbaum, www.hevert.de	*apothekenpflichtig*
Keltican® forte	Kapseln	Trommsdorff GmbH & Co. KG, Alsdorf, www.trommsdorff.de	*apothekenpflichtig*
Latromactan	Ampullen	Horvi EnzyMed B.V., Hoogvliet, Niederlande, www.horvi.com	*frei verkäuflich*

Präparat	Form	Hersteller/Bezugsquelle	Zugang
Lidocain Röwo 0,5 %	Ampullen	medphano Arzneimittel GmbH, Rüdersdorf, www.medphano.de	*apothekenpflichtig*
Lidocain-Presselin® 1 %	Ampullen	Combustin Pharmazeutische Präparate GmbH, Hailtingen, www.presselin.de	*apothekenpflichtig*
Limptar® N	Tabletten	Cassella-med GmbH & Co. KG, Köln, www.klosterfrau-group.de/unternehmen/klosterfrau-healthcare-group.html	*rezeptpflichtig*
Linola Schutz-Balsam	Salbe	Dr. August Wolff GmbH & Co. KG Arzneimittel, Bielefeld, www.linola.de	*frei verkäuflich*
Lipikar Baume AP+	Balsam	L'ORÉAL Deutschland GmbH, Geschäftsbereich La Roche-Posay, Düsseldorf, www.larocheposay.de	*frei verkäuflich*
Lipotalon®	Ampullen	Recordati Pharma GmbH, Ulm, www.recordati.de	*rezeptpflichtig*
Livocab® direkt	Nasenspray	Johnson & Johnson GmbH, Neuss, www.jnjgermany.de	*apothekenpflichtig*
LomaHerpan® Creme	Creme	InfectoPharm Arzneimittel und Consilium GmbH, Heppenheim, www.lomaherpan.de	*apothekenpflichtig*
LÖWE Komplex Nr. 10 N Convallaria Tropfen	Tropfen	INFIRMARIUS GmbH, Göppingen, www.infirmarius.de	*apothekenpflichtig*
Lymphdiaral®	Ampullen	Pascoe pharmazeutische Präparate GmbH, Gießen, www.pascoe.de	*apothekenpflichtig*
Magen-Darm-Entoxin® N	Tropfen	Spenglersan GmbH, Bühl, www.spenglersan.de	*apothekenpflichtig*
Maginjectable	Ampullen	Erhältlich über Pharmacie du Cygne, 2 rue Sainte Croix, FR-57200 Sarreguemines, pharmacie.cygne@yahoo.fr, Tel. 0033 3 87 98 21 63	*frei verkäuflich*
Magnesium Verla® i.v./i.m	Ampullen	Verla-Pharm Arzneimittel GmbH & Co. KG, Tutzing, www.verla.de	*apothekenpflichtig*
Magnesium Verla® N Konzentrat	Pulver	Verla-Pharm Arzneimittel GmbH & Co. KG, Tutzing, www.verla.de	*apothekenpflichtig*
Magnesium-Diasporal®	Tabletten	Protina Pharmazeutische GmbH, Ismaning, www.protina.de	*apothekenpflichtig*
Manuka Honig MGO 550+	Lebensmittel	Manuka Health New Zealand Ltd, Te Awamutu, Neuseeland, www.manukahealth.co.nz, erhältlich z. B. über www.neuseeland-haus.de	*frei verkäuflich*
Maxalt® lingua	Lingualabletten	MSD Sharp & Dohme GmbH, Haar, www.msd.de	*rezeptpflichtig*

Präparat	*Form*	*Hersteller/Bezugsquelle*	*Zugang*
Meaverin® 0,5 – 1 – 2%ig	Ampullen	Puren Pharma GmbH & Co. KG, München, www.puren-pharma.de	*rezeptpflichtig*
memoLoges®	Tabletten	Dr. Loges + Co. GmbH, Winsen, www.loges.de	*frei verkäuflich*
Mesorelle®-Kanülen	Medizin-produkt	Biotekne srl., Bologna, Italien, www.biotekne.it, erhältlich über www.mesotherapie-shop.de	*frei verkäuflich*
Meso-Spritzen: BD Emerald™ 3-5-10-ml-Spritzen	Medizin-produkt	BD, Franklin Lakes, USA, www.bd.com, erhältlich über www.mesotherapie-shop.de	*frei verkäuflich*
Microlance®-Kanülen	Medizin-produkt	BD, Franklin Lakes, USA, www.bd.com, erhältlich über www.mesotherapie-shop.de	*frei verkäuflich*
milgamma®N Injektionslösung (enthält als Hilfsmittel 20 mg Lidocain/Amp.)	Ampullen	WÖRWAG Pharma GmbH & Co. KG, Böblingen, www.milgamma.de	*rezeptpflichtig*
Miorel®	Ampullen	Erhältlich über Pharmacie du Cygne, 2 rue Sainte Croix, FR-57200 Sarreguemines, pharmacie.cygne@yahoo.fr, Tel. 0033 3 87 98 21 63	*frei verkäuflich*
Mirfulan® Wund- und Heilsalbe	Salbe	Recordati Pharma GmbH, Ulm, www.recordati.de	*apothekenpflichtig*
Mixa Serie (Hautpflegelotionen)	Lotion	L'ORÉAL Deutschland GmbH, Düsseldorf, https://de.mixa.com	*frei verkäuflich*
Mucosa compositum	Ampullen	Biologische Heilmittel Heel GmbH, Baden-Baden, www.heel.de	*apothekenpflichtig*
Mulimen®pro injectione	Ampullen	Biologische Heilmittel Heel GmbH, Baden-Baden, www.heel.de	*apothekenpflichtig*
Myotec	Ampullen	Toskani, Barcelona, Spanien, erhältlich über www.mesotherapie-shop.de	*frei verkäuflich*
Na-EDTA 20 ml Flasche à 3 g Na-EDTA	Vial	Erhältlich über Infinity Pharma B.V., Helmond, Niederlande, www.mierlohout.nl	*rezeptpflichtig*
NCPR (Nutritive Complex Poli Revitalizing)	Vial	Toskani, Barcelona, Spanien, erhältlich über www.mesotherapie-shop.de	*frei verkäuflich*
NCTF® 135	Vial	Laboratoires Filorga, Paris, Frankreich, www.filorga.com	*frei verkäuflich*
Neurexan®	Tabletten	Biologische Heilmittel Heel GmbH, Baden-Baden, www.heel.de	*apothekenpflichtig*
Neuro-Injeel®	Ampullen	Biologische Heilmittel Heel GmbH, Baden-Baden, www.heel.de	*apothekenpflichtig*

Präparat	*Form*	*Hersteller/Bezugsquelle*	*Zugang*
NeyDesib® Nr. 78	Ampullen	vitOrgan Arzneimittel GmbH, Ostfildern/Stuttgart, www.vitorgan.de	*apothekenpflichtig*
Neythymun® Nr. 29 f+k	Ampullen	vitOrgan Arzneimittel GmbH, Ostfildern/Stuttgart, www.vitorgan.de	*apothekenpflichtig*
Nitrolingual® Spray	Oral-Spray	G. Pohl-Boskamp GmbH & Co. KG, Hohenlockstedt, www.pohl-boskamp.de	*rezeptpflichtig*
noreva Exfoliac®	Creme	Laboratoires Noreva GmbH, Köln, www.laboratoires-noreva.de	*frei verkäuflich*
noreva Postopyl®	Creme	Laboratoires Noreva GmbH, Köln, www.laboratoires-noreva.de	*frei verkäuflich*
octenisept® Wund-Desinfektion Spray	Spray	Schülke & Mayr GmbH, Norderstedt, www.schuelke.com	*apothekenpflichtig*
Odonton Echtroplex®	Tropfen	Weber & Weber GmbH & Co. KG, Inning, www.weber-weber.de	*apothekenpflichtig*
Ozonosan-Geräte	Medizin-produkt	Dr. J. Hänsler GmbH, Iffezheim, www.ozonosan.de	*frei verkäuflich*
Pascoflair®	Tabletten	Pascoe pharmazeutische Präparate GmbH, Gießen, www.pascoe.de	*apothekenpflichtig*
Pascorbin® (7,5 g Ascorbinsäure/50 ml)	Vial	Pascoe pharmazeutische Präparate GmbH, Gießen, www.pascoe.de	*apothekenpflichtig*
Payagastron®	Tropfen	Weber & Weber GmbH & Co. KG, Inning, www.weber-weber.de	*apothekenpflichtig*
Pentoxifyllin-ratiopharm® 300 mg/15 ml Konzentrat	Ampullen	ratiopharm GmbH, Ulm, www.ratiopharm.de	*rezeptpflichtig*
Phosetamin® NE	Dragees	Köhler Pharma GmbH, Alsbach-Hähnlein, www.koehler-pharma.de	*frei verkäuflich*
Pinimenthol® Erkältungsinhalat	Lösung	Dr. Willmar Schwabe GmbH & Co. KG, Karlsruhe, www.schwabe.de	*frei verkäuflich*
Piroxicam Hexal® 20 mg/ml	Ampullen	Hexal AG, Holzkirchen, www.hexal.de	*rezeptpflichtig*
Piroxicam-ratiopharm®	Ampullen	ratiopharm GmbH, Ulm, www.ratiopharm.de	*rezeptpflichtig*
Pistor 5 (Injektionsgerät)	Medizin-produkt	MI Medical Innovation, Chanac, Frankreich, www.mi-medicalinnovation.com, erhältlich über www.mesotherapie-shop.de	*frei verkäuflich*
Pistor Eliance (Injektionsgerät)	Medizin-produkt	MI Medical Innovation, Chanac, Frankreich, www.mi-medicalinnovation.com, erhältlich über www.mesotherapie-shop.de	*frei verkäuflich*
PPC/DC (ehemals Lipostabil)	Vial	Magistralarznei, Bestellformular über www.mesotherapie-shop.de	*rezeptpflichtig*

Präparat	*Form*	*Hersteller/Bezugsquelle*	*Zugang*
Profhilo®	Fertig-spritze	IBSA Group, Lugano, Schweiz, www.ibsagroup.com, erhältlich über www.mesotherapie-shop.de	*frei verkäuflich*
Propecia®	Tabletten	MSD Sharp & Dohme GmbH, Haar, www.msd.de	*rezeptpflichtig*
PRP-Bedarf (zugelassene Spezialröhrchen und Zentrifuge)	Medizin-produkt	Erhältlich über www.mesotherapie-shop.de	*frei verkäuflich*
Psorinol® Active Shampoo	Shampoo	Allergika Pharma GmbH, Wolfratshausen, www.allergika.de	*frei verkäuflich*
Purifying Cocktail	Vial	Toskani, Barcelona, Spanien, erhältlich über www.mesotherapie-shop.de	*frei verkäuflich*
Radiance Cocktail	Vial	Toskani, Barcelona, Spanien, erhältlich über www.mesotherapie-shop.de	*frei verkäuflich*
Regasinum® antallergicum	Ampullen	Rowa Wagner GmbH & Co. KG, Bergisch Gladbach, www.rowa.ie	*apothekenpflichtig*
Regenerating Cocktail	Vial	Toskani, Barcelona, Spanien, erhältlich über www.mesotherapie-shop.de	*frei verkäuflich*
RemiPsor® Phytosalbe	Salbe	Erhältlich über AntiPsoriasis.de, Köln, www.antipsoriasis.de	*frei verkäuflich*
rhodioLoges®	Tabletten	Dr. Loges + Co. GmbH, Winsen, www.loges.de	*apothekenpflichtig*
Rubisan® Creme	Creme	DHU Arzneimittel GmbH & Co. KG, Karlsruhe, www.dhu.de	*apothekenpflichtig*
Rutinel	Ampullen	Toskani, Barcelona, Spanien, erhältlich über www.mesotherapie-shop.de	*frei verkäuflich*
Salviathymol®	Lösung	MEDA Pharma GmbH & Co. KG, Bad Homburg, www.medapharma.de	*apothekenpflichtig*
Saroten®	Ampullen	Bayer Vital GmbH Geschäftsbereich Pharma, Leverkusen, www.bayervital.de	*rezeptpflichtig*
Schwedentrunk® Elixier	Lösung	INFIRMARIUS GmbH, Göppingen, www.infirmarius.de	*frei verkäuflich*
Sedaphin Tropfen	Tropfen	medphano Arzneimittel GmbH, Rüdersdorf, www.medphano.de	*apothekenpflichtig*
Silicor	Ampullen	Toskani, Barcelona, Spanien, erhältlich über www.mesotherapie-shop.de	*frei verkäuflich*
Sinupret® extract	Tabletten	Bionorica SE, Neumarkt, www.bionorica.de	*apothekenpflichtig*
Softsan® Protect Milbenspray	Spray	ÖKO Planet GmbH, Hösbach, www.softsan.de	*frei verkäuflich*
Soventol® protect	Lösung	Medice Arzneimittel Pütter GmbH & Co. KG, Iserlohn, www.medice.de	*apothekenpflichtig*

Präparat	Form	Hersteller/Bezugsquelle	Zugang
Spascupreel®	Ampullen	Biologische Heilmittel Heel GmbH, Baden-Baden, www.heel.de	*apothekenpflichtig*
spasmoLoges® Injektionslösung	Ampullen	Dr. Loges + Co. GmbH, Winsen, www.loges.de	*apothekenpflichtig*
Staphisagria D6	Globuli	DHU Arzneimittel GmbH & Co. KG, Karlsruhe, www.dhu.de	*apothekenpflichtig*
Staphylococcus-Injeel	Ampullen	Biologische Heilmittel Heel GmbH, Baden-Baden, www.heel.de	*apothekenpflichtig*
StroVac®	Trocken-substanz + Lösungs-mittel	Strathmann GmbH & Co. KG, Hamburg, www.strathmann.de	*rezeptpflichtig*
Symphytum Rö-Plex®	Ampullen	pharmarissano Arzneimittel GmbH, Bockenheim, www.pharmarissano.de	*apothekenpflichtig*
Synflex® 550 mg Tbl.	Retard-Tabletten	Erhältlich über Stadtapotheke Sterzing, Sterzing, Italien, www.apothekester-zing.com	*apothekenpflichtig*
Tavegil®	Ampullen	Novartis Pharma GmbH, Nürnberg, www.novartis.de	*rezeptpflichtig*
Tebonin® konzent® 240 mg	Tabletten	Dr. Willmar Schwabe GmbH & Co. KG, Karlsruhe, www.schwabe.de	*apothekenpflichtig*
Teosyal RHA® 1, 2, 3 und 4	Fertig-spritze	Laboratories Teoxane, Genf, Schweiz, www.teoxane.com	*frei verkäuflich*
Teosyal® PureSense Redensity [I]	Fertig-spritze	Laboratories Teoxane, Genf, Schweiz, www.teoxane.com	*frei verkäuflich*
Thrinamide	Vial	Toskani, Barcelona, Spanien, erhältlich über www.mesotherapie-shop.de	*frei verkäuflich*
Thymusextrakt	Vial	Bestellformular über www.mesotherapie-shop.de	*frei verkäuflich*
TKN HA MW 2 % (Hyaluronic Acid of Medium Molecular Weight)	Vial	Toskani, Barcelona, Spanien, erhältlich über www.mesotherapie-shop.de	*frei verkäuflich*
TSK The Invisible Needle™	Medizin-produkt	TSK Laboratory Europe B.V., Oisterwijk, Niederlande, erhältlich über www.mesotherapie-shop.de	*frei verkäuflich*
Tonico-Injeel® N	Ampullen	Biologische Heilmittel Heel GmbH, Baden-Baden, www.heel.de	*apothekenpflichtig*
Traumaplant® Schmerzcreme	Creme	MCM Klosterfrau Vertr. GmbH, Köln, www.klosterfrau-group.de	*apothekenpflichtig*
Traumeel®	Ampullen	Schwabe Austria GmbH, Wien, Österreich, www.schwabe.at	*apothekenpflichtig*

Präparat	*Form*	*Hersteller/Bezugsquelle*	*Zugang*
Triam Injekt®	Suspen-sion	Winthrop Arzneimittel GmbH, Frankfurt a.M., www.zentiva.de	*rezeptpflichtig*
Umckaloabo® Tropfen	Tropfen	ISO-Arzneimittel GmbH & Co. KG, Ettlingen, www.iso-arznei.de	*apothekenpflichtig*
Unizink® 50-Tabletten	Tabletten	Köhler Pharma GmbH, Alsbach-Hähnlein, www.koehler-pharma.de	*frei verkäuflich*
venoLoges® Injektionslösung	Ampullen	Dr. Loges + Co. GmbH, Winsen, www.loges.de	*apothekenpflichtig*
Vertigoheel®	Ampullen	Biologische Heilmittel Heel GmbH, Baden-Baden, www.heel.de	*apothekenpflichtig*
vigoLoges®	Ampullen	Dr. Loges + Co. GmbH, Winsen, www.loges.de	*frei verkäuflich*
Vitamin B12 forte Hevert injekt	Ampullen	Hevert-Arzneimittel GmbH & Co. KG, Nussbaum, www.hevert.de	*apothekenpflichtig*
Vitamin B12-Loges®	Ampullen	Dr. Loges + Co. GmbH, Winsen, www.loges.de	*apothekenpflichtig*
Volon® A 40	Suspen-sion	Dermapharm AG, Grünwald, www.dermapharm.de	*rezeptpflichtig*
Wala Euphrasia e planta tota D6	Ampullen	WALA Heilmittel GmbH, Bad Boll/ Eckwälden, www.walaarzneimittel.de	*apothekenpflichtig*
Wala Periodontium/Silicea comp.	Ampullen	WALA Heilmittel GmbH, Bad Boll/ Eckwälden, www.walaarzneimittel.de	*apothekenpflichtig*
Wala Robinia comp. Ampullen	Ampullen	WALA Heilmittel GmbH, Bad Boll/ Eckwälden, www.walaarzneimittel.de	*apothekenpflichtig*
Wala® Quercus Salbe	Salbe	WALA Heilmittel GmbH, Bad Boll/ Eckwälden, www.walaarzneimittel.de	*apothekenpflichtig*
Wala® Symphytum comp.	Ampullen	WALA Heilmittel GmbH, Bad Boll/ Eckwälden, www.walaarzneimittel.de	*apothekenpflichtig*
WCPR (Whitening Complex Poli Revitalizing)	Vial	Toskani, Barcelona, Spanien, erhältlich über www.mesotherapie-shop.de	*frei verkäuflich*
Wecesin® Pulver	Pulver	Weleda AG, Schwäbisch Gmünd, www.weleda.de	*apothekenpflichtig*
Wiedemann-Homöokomplex® BH	Ampullen	Wiedemann Pharma GmbH, Münsing-Ambach, www.wiedemann-pharma.de	*apothekenpflichtig*
Wiedemann-Homöokomplex® C	Ampullen	Wiedemann Pharma GmbH, Münsing-Ambach, www.wiedemann-pharma.de	*apothekenpflichtig*
Wiedemann-Homöokomplex® O	Ampullen	Wiedemann Pharma GmbH, Münsing-Ambach, www.wiedemann-pharma.de	*apothekenpflichtig*

Präparat	*Form*	*Hersteller/Bezugsquelle*	*Zugang*
Wiedemann-Homöokomplex® R	Ampullen	Wiedemann Pharma GmbH, Münsing-Ambach, www.wiedemann-pharma.de	*apothekenpflichtig*
Wiedemann-Homöokomplex® RS	Ampullen	Wiedemann Pharma GmbH, Münsing-Ambach, www.wiedemann-pharma.de	*apothekenpflichtig*
Wiedemann-Homöokomplex® T	Ampullen	Wiedemann Pharma GmbH, Münsing-Ambach, www.wiedemann-pharma.de	*apothekenpflichtig*
Xiapex®	Trocken-substanz	Pfizer Deutschland GmbH, Berlin, derzeit nicht in Deutschland erhältlich	*rezeptpflichtig*
Xylocain® Pumpspray dental	Spray	aspen Germany GmbH, München, www.aspengroupsites.com/aspen-in-germany/	*apothekenpflichtig*

Videoregister

Literatur

Attal N, de Andrade DC, Adam F, et al. Safety and efficacy of repeated injections of botulinum toxin A in peripheral neuropathic pain (BOTNEP): a randomised, double-blind, placebo-controlled trial. Lancet Neurol 2016; 15: 555–565.

Baba I. Resultats de la Meso-vaccination en Algérie. VIII. Congrés International de Mesotherapie. Sao Paulo: 1998 (deutsche Übersetzung im Kurskompendium Mesotherapie der DGM).

Cacchio A, De Blasis E, Desiati P, Spacca G, Santilli V, De Paulis F. Effectiveness of treatment of calcific tendinitis of the shoulder by disodium EDTA. Arthritis Rheum 2009; 61: 84–91.

Canzona F, Mammucari M, Tuzi A, et al. Intradermal Therapy (mesotherapy) in Dermatology. J Dermatol & Skin Sci 2020; 2: 22–25.

Cereser C, Ganzit GP, Gribaudo C. Injuries affecting the locomotory system during the game of rugby. Reports of 133 cases treated with mesotherapy. Giornale di Mesoterapia 1985; 5: 9–19.

Charton E, Bourdon F, Peno-Mazzarino L, Lati E, Meunier S. Actions of the Redensity Range Dermo-Restructuring Complex on the dermis. Poster presentation, AMWC, Monaco, 2012.

Chen L, Li D, Zhong J, Qiu B, Wu X. Therapeutic Effectiveness and Safety of Mesotherapy in Patients with Osteoarthritis of the Knee. Evid Based Complement Alternat Med 2018; 2018: 6513049.

Colombo I, Cigolini M, Combi F. Clinical results of the multicentric experimentation. Giornale di Mesoterapia 1981; 1: 50–52.

Costantino C, Marangio E, Coruzzi G. Mesotherapy versus systemic therapy in the treatment of acute low back pain: a randomized trial. Evid Based Complement Alternat Med 2011; 2011. pii: 317183.

Currò F, Bearzato A. Use of the S-adenosil l-methionine (Same) in the treatment of degenerative arthropathies of arthrosis. Nature 1981; 1: 99–107.

Deutsche Akupunktur Gesellschaft: Suchtakupunktur nach dem "NADA Protokoll". https://deutsche-akupunktur-gesellschaft.de/suchtakupunktur-nach-dem-nada-protokoll.html (aufgerufen: 26.05.2020).

Di Cesare A, Giombini A, Di Cesare M, Ripani M, Vulpiani MC, Saraceni VM. Comparison between the effects of trigger point mesotherapy versus acupuncture points mesotherapy in the treatment of chronic low back pain: a short term randomized controlled trial. Complement Ther Med 2011; 19: 19–26.

Durham PL, Cady R. Insights into the mechanism of onabotulinumtoxinA in chronic migraine. Headache 2011; 51: 1573–1577.

Ferrara PE, Ferriero G, Salini S, et al. Treatment of chronic persistent spinal pain with diclofenac mesotherapy in patients with spondylarthrosis. J Biol Regul Homeost Agents 2020; 34: 10.23812/19-457-L [Epub ahead of print].

Gribaudo CG, Canata GL, Ganzit GP, Gerbi G. Mesotherapy in the treatment of myoenthesitis of the leg in athletes. Giornale di Mesoterapia 1987; 7: 9–18.

Gribaudo CG, Ganzit GP, Astegiano P, Canata GL. Mesotherapy in treatment of the ileo-tibial band friction syndrome. Giornale di Mesoterapia 1986; 6: 9–17.

Gribaudo CG, Ganzit GP, Astegiano P. Mesotherapy in treating pubic myoenthesitis. Giornale di Mesoterapia 1982; 2: 15–24.

Gribaudo CG, Ganzit GP, Canata GL, Gerbi G. Patellar tendonitis: treatment with ergotein in mesotherapy. Giornale di Mesoterapia 1986; 6: 39–43.

Guazzetti R, Iotti E, Marinoni E. [Mesotherapy with naproxin sodium in musculoskeletal diseases]. [Article in Italian] Riv Eur Sci Med Farmacol 1988; 10: 539–542.

Halb L, Amann BJ, Bornemann-Cimenti H. Einsatz intra- bzw. subkutaner Botulinumtoxine bei Post-Zoster-Neuralgie. Nervenarzt 2017; 88: 408–414.

Hundgeburth A, Knoll B: Prospektive observative HCPR-Studie. Köln, München: Deutsche Gesellschaft für Mesotherapie, 2018.

Jäger C, Brenner C, Habicht J, Wallich R. Bioactive reagents used in mesotherapy for skin rejuvenation in vivo induce diverse physiological processes in human skin fibroblasts in vitro – a pilot study. Exp Dermatol 2012; 21: 72–75.

Kastner A. Mesotherapie – Einsatz in der Sportmedizin. Sportärztezeitung 04/2017. https://www.sportaerztezeitung.de/konservative-therapie-abo/articles/Mesotherapie (aufgerufen: 06.05.2020).

Knoll B. Bildatlas der ästhetischen Mesotherapie. Wirkstoffe, Dosierung, Anwendung. 2. Aufl. Berlin: KVM – Der Medizinverlag, 2017.

Knoll B. Mesotherapie bei Haarausfall. Naturmed Depesche 2018; Heft 3.

Lepore F, Savino V. Acute lumbo sciatic pain in athletes. Giornale di Mesoterapia 1983; 3: 39–41.

Mammucari M, Gatti A, Maggiori S, Sabato AF. Role of Mesotherapy in Musculoskeletal Pain: Opinions from the Italian Society of Mesotherapy. Evid Based Complement Alternat Med 2012; 2012: 436959.

Mammucari M, Maggiori E, Antonaci L, et al. Intradermal therapy recommendations for standardization in localized pain management by the Italian Society of Mesotherapy. Minerva Med. 2019. doi: 10.23736/S0026-4806.19.06278-5. [Epub ahead of print].

Mammucari M, Maggiori E, Antonaci L, Fanelli R, Gallo A, et al. Rational for the Intradermal Therapy (Mesotherapy) in Sport Medicine: From Hypothesis to Clinical Practice. Res Inves Sports Med 2019; 5: RISM.000619.2019.

Mammucari M, Maggiori E, Russo D, et al. Mesotherapy: From Historical Notes to Scientific Evidence and Future Prospects. The Scientific World Journal Volume 2020; Article ID 3542848. http://downloads.hindawi.com/journals/tswj/2020/3542848.pdf (aufgerufen: 12.05.2020).

Monticone M, Barbarino A, Testi C, Arzano S, Moschi A, Negrini S. Symptomatic efficacy of stabilizing treatment versus laser therapy for sub-acute low back pain with positive tests for sacroiliac dysfunction: a randomised clinical controlled trial with 1 year follow-up. Eura Medicophys 2004; 40: 263–268.

Narvarte DA, Rosset-Llobet J. Safety of subcutaneous microinjections (mesotherapy) in musicians. Med Probl Perform Art 2011; 26:79–83.

Ordiz I, Egocheaga J, Del Valle M. Antihomotoxic Mesotherapy in Sports Injuries of Soft Tissues. School of Sports Medicine, University of Oviedo (Spanien). o. J. https://www.ordizmesoterapia.com/articulos/Reckeveg%20prize.pdf (aufgerufen: 04.05.2020).

Palermo S, Riello R, Cammardella MP, et al. [TENS+ mesotherapy association in the therapy of cervico-brachialgia: preliminary data.] [Article in Italian]. Minerva Anestesiol 1991; 57: 1084–1085.

Parrini M, Bergamaschi R, Azzoni R. Controlled study of acetylsalicylic acid efficacy by mesotherapy in lumbo-sciatic pain. Minerva Ortop Traumatol 2002; 53: 181–184.

Pezone A, Villa L, Martini D. Clinical results of the multicentric experimentation. Giornale di Mesoterapia 1981; 1: 64–66.

Pharmazeutische Zeitung. Immunabwehr: Universal-Antikörper entdeckt. 18.05.2018. DOI:10.1038/s41590-018-0106-2. https://www.pharmazeutische-zeitung.de/2018-05/immunabwehr-universal-antikoerper-entdeckt/ (aufgerufen 20.08.2020).

Piantoni D, Cotichelli E, Di Gianvito P. Clinical results of the multicentric experimentation. Giornale di Mesoterapia 1981; 1: 60–63.

Robert Koch-Institut (Hrsg.) Gesundheitsberichterstattung des Bundes, Heft 41: Psychotherapeutische Versorgung. 2008. https://www.rki.de/EN/Content/Health_M onitoring/Health_Reporting/GBEDownloadsT/Psychotherapeutische_Versorgung.pdf? (aufgerufen: 30.03.2020).

Rollenske T, Szijarto V, Lukasiewicz, J, et al. Cross-specificity of protective human antibodies against Klebsiella pneumoniae LPS O-antigen. Nat Immunol 2018; 19: 617–624.

Saraceni V, Palieri G, De Pedis M. Clinical results of the multicentric experimentation. Giornale di Mesoterapia 1981; 1: 53–59.

Stemberger H. Die intradermale Impfung macht sich die überragende Kompetenz der dendritischen Zellen in der Haut für Antigenprozessierung und Antigenpräsentation zunutze, um mit einem Minimum an Antigen ein Maximum an protektiver Immunantwort hervorzurufen. o. J. https://www.ages.at/fileadmin/_migrated/cal_uploads/Stemberger_Reiseschutzimpfung.pdf (aufgerufen: 30.03.2020).

Shu Y, Li W, Huang M et al. Renewed proliferation in adult mouse cochlea and regeneration of hair cells. Nat Commun 2019; 10: 5530.

Stosius A. Bachelorarbeit 2017 A Retrospective Study regarding the long-term outcome of a broadband immunisation (Meso-Vaccination) with an unspecified vaccine StroVac® to prevent recurring respiratory infections and pollinosis. Naturheilkunde Journal August 2018, 106-107.

Walter, A. Mésothérapie Anti-Tabac. La revue de la Société Française de Mésothérapie 2002; 113 (Jan): 11ff.

Yussif NM, Abdul Aziz MA, Abdel Rahman AR. Evaluation of the Anti-Inflammatory Effect of Locally Delivered Vitamin C in the Treatment of Persistent Gingival Inflammation: Clinical and Histopathological Study. J Nutr Metab 2016; 2016: 2978741.

Zenker KS (Hrsg.). Psycho-Neuro-Immunologie. Heidelberg: Spektrum Akademischer Verlag, 1991.

Zhou J, Li T, Li L, Xue Y. Clinical efficacy of calcitonin compared to diclofenac sodium in chronic nonspecific low back pain with type I Modic changes: a retrospective study. J Pain Res 2018; 11: 1335–1342.

Index

V

W

Z